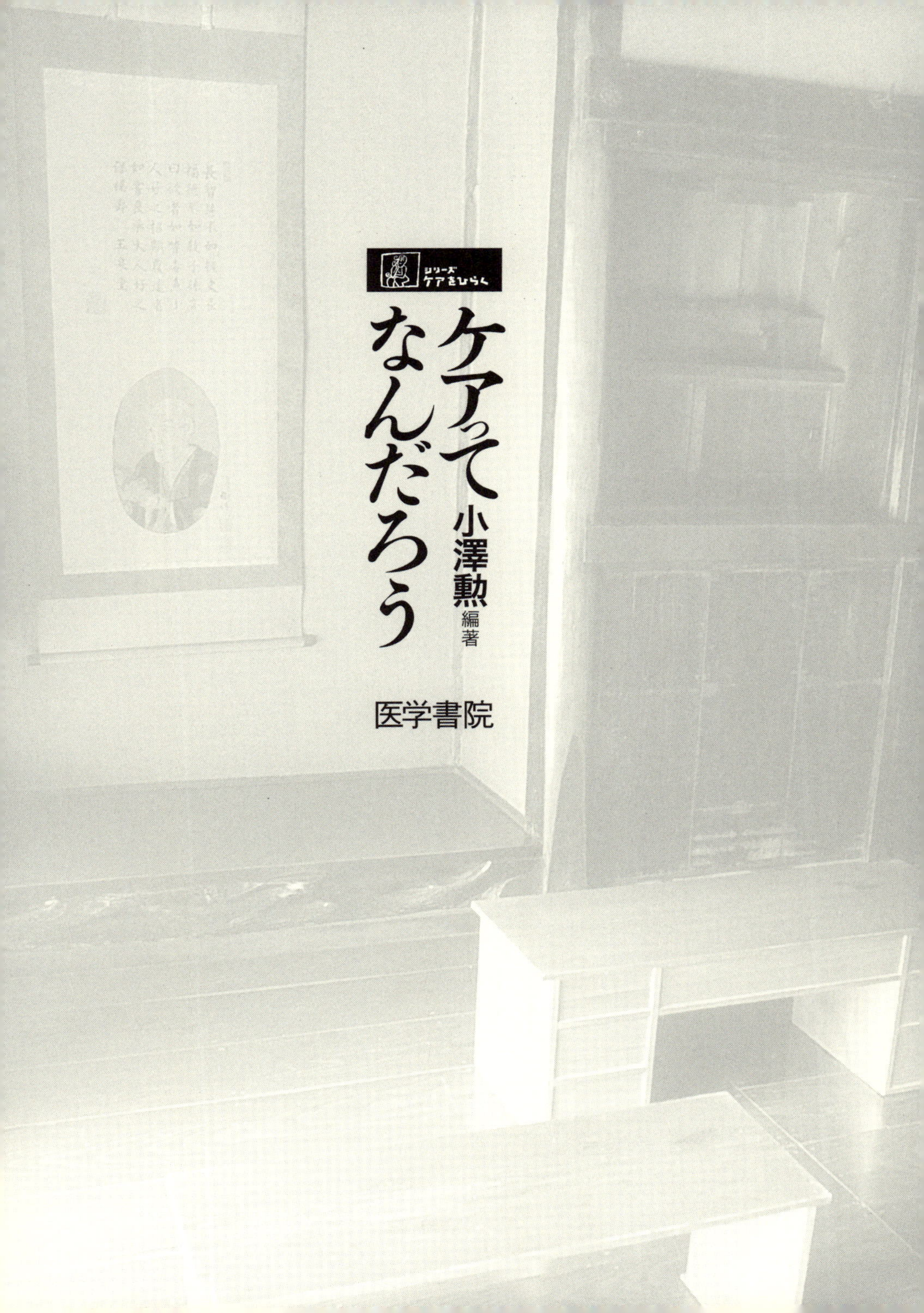

シリーズ ケアをひらく

ケアってなんだろう

小澤勲 編著

医学書院

ケアってなんだろう―目次

目次

少し長いまえがき——この本のなりたち

この本は、私の怠惰からこのような体裁になりました。

私は、以前から医学書院編集部の白石正明氏に「ケアする人のケア」の本を書くように依頼を受けていました。最初は、なんとか書けるのではないかと思い、「うーん」と首を傾げながらも、引き受けるような雰囲気だったのだろうと思います。ところが、書き出してみると、これが思いがけず難物でした。

でも、書き出すしかないかと考えて、このような文章を書きました。

★

基本課題の提示

どうすればよいケアができるかを考えていて、いつも行き着く課題がある。それは〈論理と感性〉〈技術とやさしさ〉の対立と統合とでも名づければよいのだろうか。

私はこの数年、認知症ケアの論理的基礎を確立しようと努力してきた。しかし、ある偉い先生に、講演会場で「あなたのように理屈をこねなくても、やさしいスタッフが認知症の人にすっと近づいてきて、何気なく手を取り、歩き出すだけで、それまで不安げに徘徊していた人の表情がふっとなごむ。それでいいではないか」と叱られたことがある。なかば賛同しながら、一方で「すべてのスタッフが、すべての場面でやさしくなれるわけではない。そこをどうするかが問題なのだ」と反論したい気持ちもあった。

また、ケアスタッフの中核にいる人から「感性の貧困なスタッフには何を言ってもだめですね。そういう人にはどう対応すればいいのでしょう」とか、「いつも〈背中〉を見せて育てているつもりなのですが、なかなかやさしいスタッフが育ってくれません。スタッフ教育はどうあればいいのでしょう」と訊ねられることがよくある。

そのようなときには、感性を求めるのではなく〈技術としてのやさしさ〉を求めたほうがよい、と答えてきた。むろん、これは愛想笑いして商売する人をイメージしているのではない。認知症の人がかかえている不自由を一人ひとりについて熟知し、それらに対する的確な援助を考えよ、さらには、単に認知症の症状、「異常行動」ととらえるのではなく、その背景に広がる物語を読み解き、いわば彼らの訴え、表現として考えよ、という意味合いで言ってきたのである。

しかし、たしかに〈感性〉としか表現のしようがないものはある。自著でも、こんなエピソードを紹介した。

ある太めのスタッフがみんなの見ている前でドタッという雰囲気でつまずいて倒れた。そのまま身動きしない。認知症のAさんが横に座り込んで、「どうしよう、死んじゃった」と彼女のからだを揺すっている。私もちょっと心配になって駆け寄ろうとしたとき、そのスタッフが突然上半身を起こして「おはよう」とAさんの手を取った。「わっ」とAさんは驚いて声をあげたが、すぐに「よかった！ 死んだんじゃなかったんだ」と涙声になった。それを見て、そのスタッフは「ごめん、ごめん」とAさんに抱きついてボロボロ涙を流して泣き出してしまった。泣きながら抱き合っている二人をみてみんな大笑いしていたが、なかにはもらい泣きしている人もいた。私は「冗談が過ぎるぞ」と叱ったが、目は笑っていたと思う。介護・被介護という固い関係が一時でも解けて、直接的で暖かな人と人との関係が現出したように感じたからである。

このようなスタッフは、必ずしも勉強家というわけではなく、言語化、論理化に優れた能力を発揮するとは言いがたいのだが、ある種のユーモアのセンスがあって、私はこのようなスタッフを大切にしていた。

その一方で、一生懸命にかかわってはいるのだが、どこかズレていて、一生懸命になればなるほど、相手をいらつかせ、不機嫌にしてしまうスタッフもいる。この異なりをどう考えたらよいのだろう。

「やさしくあれ」という規範

ケア現場では「やさしくあれ」という規範あるいは倫理が幅を利かせている。スタッフがケアに困り果てて中枢のスタッフに相談にいき、「受容しなさい」と言われ、なにか釈然としない表情で現場に戻ってくる。たしかに「受容」という言葉は、ケアのすべてを言い表している。しかし、すべてを言い表す言葉は、何も言っていないのと同じである。「受容せよ」と言われて解決するくらいなら、とっくのむかしに解決していたに違いない。そうはいかないから相談にきたのだろう。「私たちだって人間なのだから、受容できないことだってある」とつぶやき、口に出さないまでもこころの中で考えているのが、手に取るようにわかる。

多くの現場では、厳しい労働の対価としてはひどく安い給料で働いていて(なかには、学生時代のバイトのほうが収入は多かったという人もいる!)、それでも、決して安楽とはいえないケア現場で仕事をするのだから、人のために何かしたいという強い思いがないとケアの仕事は続けられまい。

私は医学部を卒業して以来、精神科医として仕事をし、まったく偶然なのだが、自閉症(広汎性発達障害）、不登校、ひきこもり、統合失調症（青年期の病いである）、感情病（かつては躁うつ病とよばれた中年期の病い）、そして認知症と、臨床の中心的対象を、人生の段階を順に踏んで変えてきたのだが、その間、自分がやさしい人間ではないといつも感じてきた。このような仕事には向かないのではないかと真剣に悩み、精神科医をやめようと考えたことも一度や二度ではない。しかし、なかなか決心できないまま現在に至っている。やさしくない自分が、やさしさが求められる現場で、どうすればやさしくできるか。それが、精神科医としての私の基本課題だった。

そのため妙にやさしくして、こころを病む人を依存的にさせ、自立できない患者をつくってしまっていたのではないかと、いまにして深く反省している。対の関係でしか見ていない自分があったということでもある。看護師さんたちから「先生の患者は看護しにくい。先生の言うことは聞くけれど、私たちの言うことはまったく聞いてくれない」とよく文句を言われたものだ。

若いころ、統合失調症者は身近に感じ、その気持ちもなんとなくわかったが、感情病に対しては、有り体にいって「現世の規範に縛られて、しょうもない！」と感じていて、うまく治療が進められなかった。だが、外来にうつ病者が増え、そうも言っていられなくなって、うつ病の精神病理をかなり勉強した。むろん、薬物療法は力強い「武器」になったが、それだけにとどまらず、病前性格、発症要因、経過、そして精神療法というか、どのように接すればよいのかを工夫した。そして、「あなたはうつ病という病気です」と告げ、「あなたは深夜、ライトをつけ、クーラーをきかせて、カーステレオを聞きながら、全速力で高速道を走ってきた（そのような無理をしたことが発症の要因になっている人が多いので、そのことを具体的に指摘する）。そしてバッテリーがあがってしまった。まだ走りつづけていると、バッテリーがだめになります。車のバッテリーは交換できますが、人間の場合はそうはいきません。ですから、いまは十分休んで、充電することです」と言い、診断書を書いた。

うつ病の人はなかなか休んでくれない。そういう病前性格の人が多い。だから、「肺炎と同じように、あなたはうつ病という病気なのだから、医者の言うことを聞きなさい」とやや命令的に伝えると、うつ病者は自分がさぼっているのではない、医師の指示に従って休養しているのだと考えることができて、ほっとするのだ。うまく伝わると、診察室に入ってきたときとはまったく違う安心した表情で帰っていかれる。そうならない人は、まだ聞き出せていない何か（休むに休めない状況をかかえているのが通常）があるのだ。

うつ病の精神病理を踏まえた接し方で、うつ病者にも少しやさしくなれた。ああ、そうなのか。〈やさしさに至る知〉が求められているのだと気づき、そう考えることで、やさしくないと自責しつづけていた私は、精神科医を続けることができたのだった。

★

ここまでは書いたのですが、それから先がどうしても書けなかったのです。おそらく、私がいままで書いてきた本のすべては、「ケアする人のケア」を念頭に置いて書いてきたのだろうと思い至りました。ですから、認知症の人をかかえる家族やケアスタッフに「先生の本を読んで少し元気になりました。明日からまたがんばります」と言っていただくと、医学界などで評価していただくよりずっとずっとうれしかったのです。

また、私の悪癖で、全力をあげて、そのときの自分の考えをすべて書き尽くそうとし、次のために書くべきことを残しておくことはしてきませんでした。というのはじつは弁解で、私の考えが次々と展開していくほど豊かではないということでしょう。現在は、さまざまな事情でケア現場から離れているので、ケア現場からしか考えられない私は行きづまってしまったのかもしれません。

いずれにせよ、書けなくなって時間が経ち、そろそろ白石さんもあきらめてくれただろう、と虫のいいことを考えていたのですが、そうは問屋が卸してくれませんでした。白石さんとお会いするたびに「あれはどうなっていますか。すでに企画は通っているのですよ」と迫られ、メールでも「そろそろ書けましたか。書けたところまででいいですから送ってください」という催促の連絡が入るようになりました。

困り果てて「では、対談から始めましょう」と答えました。予定では、私がまず百枚程度の原稿を書き、それを元に、何人かの方と対談をすることになっていたのです。その原稿抜きに、対談が始まりました。それがかえってよかったのではないでしょうか。それぞれの人が、それぞれの考えを自由に述べてくださいました。私はどちらかといえば、聞き役にまわって、対談相手の考えを引き出すことを念頭に置いていたと思います。

田口ランディさん

最初に対談させていただいたのが、作家の田口ランディさんでした。彼女の『コンセント』『モザイク』『アンテナ』などの小説、『神様はいますか』『ハーモニーの幸せ』などのエッセイは、どれもかなり変わった、独特の雰囲気のものだったので、ちょっと緊張して、正直、どんな変人が現れるかと思っていたら、とてもナイーブですが、「普通の人」(と言われることを、彼女は嫌うかもしれませんが)で、美人でした。彼女との対談はとてもおもしろく、何度も笑い合い、ときには涙ぐんだりして、体調の悪い私に時間を忘れさせてくれるものでした。

なかでも、バランス論はよかったのではないでしょうか。ランディさんの小説『コンセント』に、急性精神神病状態に陥る前のこころの混乱が書かれている文章があります。

《ここはどこだろう。……どの家ものっぺりと平べったくて、てかてか光っている。……風景からすべての意味が削ぎ落とされている。これは道、これは電信柱、これは門扉、これはポスト……。でも、何をするものかわからない。……嘘っぽくて、平淡で、ひどく無意味。細かい鉛色の粒々が空気中を満たしている。……それが歩くたびに皮膚に染み込んで、だんだん身体の中に入ってくる。ぷちぷちぷち、粒々が皮膚を覆い尽くし、どこまでが身体なのかわからなくなってくる。いやだ。……すでに私は私じゃないものになろうとしている》（幻冬舎文庫、二八五—二八八頁）

サルトルの小説『嘔吐』の文章を思い出す見事な記載です。『嘔吐』には有名な一場面があります。主人公のロカンタンが、公園でマロニエの根を見るのですが、それが根であることがわからなくなり、物事の意味も、その使用法、事物に人間が付した記号も消え去って恐怖に陥るのです。ランディさんの文章ととても似ているでしょう？

おそらく、もっとも苦しいのはこの時期でしょう。人は、この不安定で不安に満ち、混乱した状態に長くとどまることには耐えられないのです。ところが、「世界の仕組みも何もかも、すべてわかった！」と感じて、幻覚や妄想が出現すると、かえってこころが少し安定するのです。認知症にしても、統合失調症や強迫神経症にしても、こころの深奥の苦悩、混乱、不安とバランスをとるために独特の症状や行動が出現するのではないか、という卓見をお話しいただきました。私の考えもまったく同じです。

向谷地生良さん

次いで北海道で、統合失調症を中心に、独特の、すばらしい援助をしておられる、「浦河べてるの家」のソーシャルワーカー・向谷地さんとの対談。同じ病いをもつ者がみずからの体験や思いを仲間たちに囲まれて、言葉にする。幻聴を「幻聴さん」と名づけ、「幻聴さん」と礼儀正しく接すると「幻聴さん」も成長し(!)悪さをしなくなり、無二の友人になれる。なかには、「幻聴さん」と結婚した、と言う人もいる。このような話はまったく侮蔑の影がない笑いに迎えられ、それどころか尊敬のまなざしを向けられる。その結果、病いと闘い、ねじ伏せようとするのではなく、いわば病いと共存共栄していく道を探っておられるのだろう、と感じました。私のがんとの「つきあい」も同じだなあ、と思って拝聴しました。

向谷地さんは、彼らとともに講演に赴き、彼らにも話してもらう。二、三語話して「今日は調子悪いわー」と舞台裏にひっこんできても意に介さない。それでも講演料をもらって帰って、「今日は高い講演料だったね」と笑い合う。彼らとともに日高昆布の販売もしていて、年商一億円だという。一歩間違えるととんでもないことになりそうな関係だが、彼には独特の嗅覚のようなものがあるのでしょう。

認知症のケアを考えても、単に保護的にではなく、みずからの病い、障害を対象化しながらつきあっていくことが、今後の課題なのだろうとも考えました。すでに先駆的には、このようなケアが始まっています。

滝川一廣さん

私が若いころ「反・自閉症論」ともいえる『自閉症とは何か』という分厚い本を書いたとき、「なぜ、こんな考え方をするのかわからない」と鋭い批判をいただいた児童精神科医の滝川さんとの対談。おそらく、「このような考えは論理的であるかもしれないが、臨床的にはなんの役にもたたない」ということだったと思います。私自身もこれが自分の実践から生まれたものではなかったと反省し、以後、「自分の言葉」を探すことにしたのです。それが見つからないうちは書くまい、と思い定めました。

ただ、少し弁解すると、当時、私は「自閉症児を普通学級へ」という運動に参画しており、自閉症というカテゴリーを解体したいと考えていたのです。

滝川さんからは、認知症は、病い、障害であるにしても、それは「健康な」老い、さらには「生きるということ」と地続きであろう、というお話をうかがえました。最近、年をとると誰にでも起きる物忘れと認知症の物忘れの中間状態を軽度認知障害（mild cognitive impairment：MCI）と名づけるようになりました。滝川さんは、そのようなカテゴリーを次々とつくるのではなく、連続性をもった事態として考えたほうがよい、カテゴリーを次々に増やしていくと、どこで区切ればよいのかなどという無駄な議論が生まれる、とお考えになっているようでした。

私の本を読んでいただいて、これはなにも認知症に限りませんね、老いること、さらには生きるということ、生命の限りを迎えることが書かれているのですね、とおっしゃってくださる方がおられます。

西川勝さん、出口泰靖さん、天田城介さん

そのあとに、若手の社会学者・天田さんと出口さん、看護師（臨床哲学者とよんだほうがいいのかもしれませんが）の西川さんとの対談が続きました。

この三人とは対談前から出会っていたのですが、この出会いは、私にとってまさしく革命的な出来事でした。新たな視点を見つけておられるという畏敬の念と、医学界ではあまり評価されない私の論と、こんなにも共通の考えをもつ方が、若手の臨床社会学、臨床哲学の領域におられたのか、という「発見」でもありました。

たとえば、出口さんが「パッシング」という言葉で述べておられること（出口さんは《さりげなくすること、ごまかし、すりぬけ、隠ぺい、つじつま合わせ》と注釈しておられます）は、私が「コーピン

グ」という言葉で述べたこととほとんど同じです。つまり、認知症をかかえる人の不自由をさまざまな角度から述べたうえで、認知症を生きる人の姿、症状や行動は、その不自由がそのまま表現されているわけではない。みずからがかかえる不自由に抗い、闘い、でも「敵」は強敵ですから敗れて落ち込む。不自由などないふりをして取り繕い、かえって周囲に迷惑をかけることになる。私は、そのような症状や「異常行動」の成り立ちを「コーピング」あるいは「対処行動」という言葉で述べたのです。

このように、コーピングとパッシングはとてもよく似ているのですが、あえて違いを示せば、パッシングが「さりげなくする、ないふりをする」というところに力点があるのに対して、コーピングは「抗い、闘う」という「積極的」対処法も含めていることです。それは、パッシングという言葉は「ぼけゆく人」に対しても使われていますが、もともとは「パッシング・ケア」として、つまりケア側の行為として考えられているからでしょう。それに対してコーピングは、「家族にもコーピングはみられる」とも書きましたが、もともとは認知症をかかえる人の中核症状から周辺症状が生成される仕組みを見定めたい、という考え方から生まれたのです。やはり、力点の置き方が少し違うのでしょう。

三人の考えは、どこかで通底しています。「物語を読む」などとわかった「ふり」をするのではなく、「わからなさ」「言葉にはできない深奥」「からだを預ける者、預けられる者との抜き差しならない関係」を見つめねばならない。ケアに王道はない、「戸惑いながらのケア」こそが求められるべきであろう、という考えです。西川さんは、わかった「ふり」をするのではなく、戸惑いながら間合いを計り、ふれあい、ちょっとしたきっかけで通じ合う、そのようなケアこそが求められるべきだとおっしゃいます。

そのとおりです。そもそも他者の「物語を読む」などというのは、僭越で傲慢なことです。「物語」が忘れたい思い出にふれると、傷つけてしまうこともあります。過去なんて思い出したくもないという人がいても不思議ではありません。「物語」はしょせん、私たちの枠組みや都合に取り込む作業でもあります。しかし、だれもが人にやさしくなれるわけではありません。ですから、「物語を読む」ことで、少しやさしくなれる。そのような道を求めているだけです。それが人を傷つけることもある。そのことを忘れてはならない。そう考えてきました。また、家族やスタッフには「ふり」あるいは幻想が必要になることもある、とも思います。

天田さんのいうように、たしかに「なにも好きこのんで介護されているわけじゃあない」という本人と、「なにも好きこのんで介護しているわけじゃない」という介護者とのあいだには「深くて暗い川」があります。

どうすればその「抜き差しならない関係」から抜け出せるのでしょう。よくわかりません。でも、苦労の果てに、人によっては軽々とそこから離脱してお互いに清澄な笑顔をかわしあう人たちがいます。その人たちに「どうしてそんなに明るいの?」と問いかけても「さあ」とか「いまでも恨みつらみで生きてるんですよ」としか言われません。「よくわからないけど、いまのほうが当たり前。以前の私の生き方が間違っていたのよ」と言われる方もいます。

私はこう思うのです。彼らはこの世の枠組み・規範・常識、たとえば「金儲けする人は評価に値する」「地位が上がっていく人は偉い」「仕事の速い人はすばらしい」、その逆の人はだめ、という思い込みを介護の過程でお捨てになるのでしょう。また、ぎくしゃくすることが多い、日々の人間関係のわずらわしさから抜け出して、深くて豊かな人と人とのつながりを感じられるのでしょう。その世界は「言葉や論理の世界」を超えています。

認知症をかかえる人のこころに届くケアが積み重ねられると、彼らは少しずつ夾雑物を削ぎ落して「この世ならぬもの」あるいは「魂」とでも表現するしかないような境地に至ります。「悟りの境地」といってもいいでしょう。しかし、それは一人の力だけで、到達できる境地ではありません。多くの人のやさしさに支えられて到達するのです。ただ、この境地はきわめて脆弱で、状況が少し変化しただけで、また認知症が深まると、もろくも崩れ去ることもあります。

それでも、いったんその境地にふれた人は、規範や常識にがんじがらめになっていた現実世界から抜け出して光明を見た思いになられるのでしょう。そうして「抜き差しならない関係」から抜け出されるのです。

私がある地で講演したときに、知りあった男性がおられます。すでに九〇歳を越えておられるのですが、八八歳の深い認知症をかかえる奥様を在宅で介護されています。彼は失禁の後始末をしながらも、奥様に仏を感じ、思わず手を合わすことがあると、なんのてらいもなくおっしゃいます。すばらしいですね。

ただ、こうして辿り着いた世界は、現実世界のなかでは「虚構の世界」で、現実に足をすくわれることも多いのですが、そこには希望がある、そこからしか希望は生まれない、と思うのです。そう考えないと看取り終えた人が家族会に残って、後進の相談にのるというようなことはなさらないでしょう。

理解を超える時の重なり

三人の疑問は、たぶん認知症には限らず、人と人とはわかりあい、人生をわかちあえるのか、という疑問に辿り着くようにも思えます。いまの私は「ＹＥＳ」と答え、彼らは「??」と感じているのではないでしょうか。でも、彼らはかつての私など足元にも及ばないほどの「よきパパ」ぶりを発揮しておられますから、やはり「ＹＥＳ」でしょうかね。そういえば、田口ランディさんのエッセイに「人と人とは、わかりあえないという点においてのみ、わかりあえます」「わからなくても、理解しあえる奇跡のような瞬間がある」という文章があります。

たしかに、人がだれかと恋に落ちるときに、「物語」は後からついてくることはあるでしょうが、物語を読めないと恋することができないというわけではありませんね。

かつて私は認知症が深まり、言葉も失われ、睡眠・覚醒のリズムさえなくなって日中からウトウトしている人に対して、こう書いたことがあります。

《彼らのこころを理解することで関係をつくろうとする志に限界が訪れる。だが、そもそも人は理解が届かなければ人と関係を結び、人を慈しむことができないわけではない。食べる、排泄する、衣服を替える、入浴する、そういった日常生活への援助を日々続ける。そこから「ただ、ともにある」という感覚が生まれる。ともに過ごしてきた時の重なりが理解を超える》

ケアプランは不要か

三人とも、ケアプランはあまり意味がない、とお考えになっているようにも思えます。私もそう考えた時期がありました。しかし、ケアチームを組織しようとすると、それぞれがそれぞれに戸惑いながらケアにあたるように、と言うだけではどうしてもうまくいきません。やはり、ケアプランは役立ちます。ケアプラン自体がというより、そこに行き着く過程が、あるいは実践過程でのフィードバックが、というべきかもしれません。

プランを立てっぱなしではだめです。日常的営為のなかでお互いを検証し、たとえば、風呂から上がってすぐに着衣をさせようとするスタッフがいると「それはケアプランとは違うよ。着る順番にベンチに並べて、声かけして自分で着てもらって」と声がかかります。これは中枢部からではなく、お互いに、先輩に対しても、です。

こうして、三～六か月ごとに評価し、うまくいっていなければ、何が悪かったのか、最初のプランに無理があったのか、ケア実践がプランから大きくはずれていたからなのか、想定外の事態が起きたのにプランを立て直さなかったことに原因があるのか、などの話し合いをする。その話し合いの場が、スタッフ間、とくに異職種間の意思疎通に絶好の場を提供するのです。それが日常のケアにおける協働作業を円滑にします。私もできるだけ出席するようにしていました。

条件を打ち込むと、パソコンがケアプランを自動的に打ち出してくれるというソフトがありますが、とんでもないソフトですね。このソフトを開発した医師の講演を聞きに行って「みなさんは忙しいでしょうから、時間をとってプランを立てることなどしていませんよね。このソフトを使えば、あっという間ですよ」と言われました。下品な言い様ですが、ぶん殴ってやろう、そうまでしないにしても「現場をばかにするな！」と怒鳴りつけてやろうという思いが込み上げてきて、それを抑えるのに苦労しました。

ただ、プランはプランに過ぎません。マニュアルでさえありません。ケアプランを実践してみると、スタッフそれぞれの持ち味は決して失われないことに、すぐ気づきました。ケアプランは守るべき最低限の取り決めに過ぎません。ケアプランにあることとだけをやっていればよい、ということではありません。プラスアルファが必要なことはいうまでもありません。このことはすべてのスタッフに行きわたっていなければなりません。

身体性

三人の思考の基盤には身体への着目があるように感じました。人は、ある意味、身体という「物質」に閉じこめられている。それは重篤な病いをかかえるようになって、私は文字どおり身に染みて感じます。人と人とが通じ合えるかという疑問は、煎じつめれば、人はほかならぬ自分の身体を生きているという事実とどこかでつながっているのでしょう。

むろん、三人の身体論は「物としての身体」という考えを超えて深く、身体というより、哲学者・市川浩に倣って「身《み》」と表現したほうがよいのでしょう。これは、今回対談していただいた方々に共通する考えだったと思います。田口ランディさんの小説を読んでも、彼女は「異界」を描きながら、一方で身体（たとえば、におい）に執着して書く作家だと感じました。

身体ケア

しかし、ケア現場でまず求められるのは、文字どおりの身体ケアでしょう。

身体ケアがもっともよいこころのケアにならなければならない、相手にとって不快でない身体ケアがケアスタッフの負担も減らし、腰痛などの職業病を防ぐとも考えてきたのです。また「身体の表情を読む」ということも言ってきました。「身体の表情」に気をつけていると、それがこころのありかを示しているだけではなく、熱発の前兆を読み、無熱性肺炎や硬膜下血腫などの早期発見を可能にするのです。

京都西陣の一角に「高齢生活研究所」という場所があり、それと合体するように「むつき庵」が置かれています。主宰者は浜田きよ子さんという方です。彼女はすばらしい実践を重ねておられ、私が尊敬する一人です。著書もあります（『介護をこえて』ＮＨＫブックス、二〇〇四年など）。「むつき庵」に行くと、さまざまなベッド、ポータブルトイレ、助聴器、入浴介助用品などの「シニアグッズ」が所狭しと並べられていますが、圧巻なのはおむつで、数百種類のおむつが置かれています。

これらを家族や施設のスタッフと相談して、その人その人の不自由に応じて試用してもらい、うまくいったと喜ばれたものを業者から取り寄せて購入していただく。こうすると、「俺はずっとこのままか」

と嘆き、落ち込んでいた方も、生き生きと暮らしていただけるようになり、表情まで変わってくる。そのような例をいくつも教えていただきました。

おむつに例をとると、「漏れないように」という介護側の都合をまずはカッコに入れ、本人にとってどのような排泄介護が必要で快適かを考える。そうすると、おむつでぐるぐる巻きにされて、身動きすることさえむずかしかった方のおむつが取れた例もある、と言われます。

「たかが排泄」と侮るなかれ。このような地道な工夫がどれだけ大切かは、私の経験からも納得できます。身体介護の成功が生きる希望もつくるのです。

瀬戸内寂聴師

I部の対談編の最後に加えさせていただいた瀬戸内寂聴師との対談は、師のご厚意で収録させていただきました。ただ、この対談だけは、この本のために企画された対談ではありません。師とのこの対談が、ある理由からどこにも掲載されずに、私の手許に届き、師から「好きなように使っていいよ」と言っていただいたのです。

ここまで書いたときに、寂聴師から電話がかかってきました（こういう偶然もあるのですね。不思議です）。「まだ日本では発売されてはいないのだが、アメリカでは使われている抗がん剤があり、それを末期の肺がんを病む医師が使ってよい結果が出た。だれにでも効くというものではないらしいのですが、主治医と相談してください」というお話でした。お心遣いがありがたく、涙があふれました。

講演・連載

対談とインタビュー、西川さん、出口さん、天田さんの、それぞれに深い思想に裏打ちされた論文が付され（私への評価が高すぎるという感じはありましたが）、それで十分に読みごたえがあると思ったのですが、白石さんの発案で私の大学での公開講座で私が話したものを収めました。私の考えのアウトラインを示そうとなさったのでしょう。ただ、この講演はすでに上梓されている拙著『痴呆を生きるということ』『認知症とは何か』（ともに岩波新書）と重複する部分が多く、この二冊をお読みいただいている方は読み飛ばしてください。読まれていない方は、この講演にまず目を通していただくと、I部、II部をさらに興味深く読んでいただけるのでは、と思います。

さらに、「呆け老人をかかえる家族の会」（二〇〇六年六月三日に「認知症の人と家族の会」（略称「家族の会」）に名称が変更されました）の機関誌『ぽ～れぽ～れ』に一年間連載した文章を高見国生代表と機関誌の編集者のご厚意で収めました。《「ぼけ」を読む》という題で、認知症を描いた小説などを紹介し、私の短いコメントを付したものです。これは書いていてかなり気に入っていた文章です。連載が終わってすぐに、そのすべてを収録したのです。ケアをさまざまな角度から考えたいから、と白石さんは言われていました。

怠惰の効用？

このように寄せ集めの本ではありますが、私一人ではとうてい到達できなかったに違いない、ケアの広さ、深さをお読み取りいただけるのではないでしょうか。そうなれば、私の怠惰も捨てたものではなかったなあ、と自分を慰めてもいます。

あとは読者のみなさんの評価にゆだねるしかありません。よろしくお願いします。

I部 向かいあって考える

■

対談

田口ランディ×小澤勲
ケアと異界

小澤——田口さんってお呼びしたらいいですか？

田口——はい。こちらも小澤さんでよろしいですか？

小澤——ええ、いいですいいです。タグチさんってちょっと舌を噛みそうだな。

田口——どちらかというとランディさんって呼ばれることが多いですね。電話だとタヌキって聞こえるらしいです（笑）

小澤——じゃあランディさんにしましょうか。最初に申しあげておきますが、私はランディさんの本の精読をしていなくて……。今度お会いすることになって『コンセント』『アンテナ』『モザイク』『オカルト』、それからエッセイとしては『神様はいますか』『ハーモニーのしあわせ』『世界に抱かれるために』を読ませていただいただけなんです。

田口——それだけ読んでいただけたら十分でございます。恐縮です。

小澤——エッセイのなかに加藤清先生のお話が出てきますよね。私が京大の精神科に入局したのは四〇年以上前ですが、そのときの助教授が加藤清先生だったんです。仙人みたい、と書かれていたけれど、その当時から一風変わった方でした。

京大というのは何も教育をしてくれないところなんです。週に一回ぐらい偉い先生方が集まっ

田口ランディ（たぐち・らんでぃ）

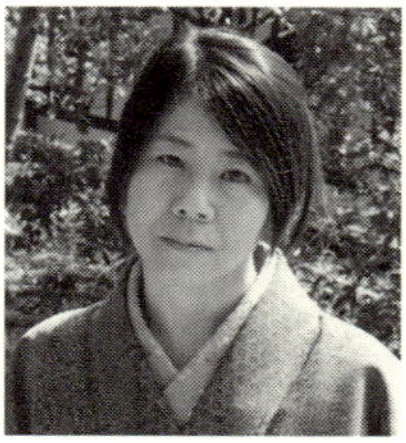

作家。10万部を超す登録数のメールマガジンで注目され、初の長編小説『コンセント』はベストセラーに。その後『アンテナ』『モザイク』『ミッドナイトコール』『富士山』『ドリームタイム』『ひかりのメリーゴーラウンド』などを発表。
エッセイ集に『もう消費すら快楽でない彼女へ』『ほつれとむすぼれ』『ハーモニーの幸せ』『鳥はみずからの力だけでは飛べない』『世界に抱かれるために』など。
取材旅行の合間にグループホームで介護を体験したりスウェーデンに研修に行くなど、ケアに興味をもっている。

て、とうていぼくらにはわからないむずかしい話をする。それを聞いているのが教育だということで。加藤先生は当時からあまり論文をお書きにならないし、そういう場でも発言をなさらないで、ときどき、ひょこっと何かおっしゃる。そういう方でした。

私は精神病理学をやっていたわけではないので弟子にはなりませんでしたが、加藤先生のまわりにはいまでもいろいろな人が集まっていますね。今回のランディさんとの出会いも、廻りめぐってそんな縁があるのなあと。

田口——加藤先生はちょっと特殊な感受性をもっていらっしゃる方ですね。そのことをきちんと自分のなかでコントロールしている知性があるので、すばらしいなと思います。

小澤——加藤先生があなたの本を読んで、「行ったっきりで帰ってこなくてあまりおもしろくない」とおっしゃったみたいだけれども、私の読んだ印象とはそこがだいぶ違います。むしろ、行ったり来たり、行ききらず帰りきらず、みたいなところで書いておられるような気がしますけれどもね。

田口——いま思うとあのとき加藤先生は、作品についてというよりも、あのころの私のことを言っていたのではないかという気がします。あんたは行ったきりだよ、と。でも、やっと最近、帰ってきたんです。先週もスウェーデンから戻ってきたばかりです（笑）

スウェーデンで感じた疑問

田口——スウェーデンでは、いくつかの高齢者の介護福祉施設を見学してきました。スウェーデンには認知症専門というところが少なくて、老人科のなかの認知症というような考え方ですね。私は介護のスキルは日本もかなり高いと思いますが、スウェーデンでは一人ひとりのスタッフがもっている「思想」というのか、「人をケアする」ことに対する認識がひじょうに高いと思いました。短い旅行だったのですべてを見たわけではないのですが、ベースになる人間に対する考え方が日本と違っているという印象を受けましたね。

けれども認知症だけに関して言えば、小澤さんがもっていらっしゃるような――彼らの側から言わせると――ロマンチックな考え方がないのです。私もじつは、ロマンチックなあるいはスピリチュアルなと言い換えてもいいのですが、そこから認知症に興味をもっていくのですけれども、そういうものは彼らからあまり感じられない。

小澤――そうかもしれないですね。認知症の方にむけた米国の絵本があるのですが［小澤注…近々、『わたし、大好き』という題で、童話屋という出版社から翻訳出版される予定です］、この本はこういうふうに使いなさいというマニュアルが延々と書いてある。絵を見るよりも先に、こういう質問をされたらこういうふうに答えなさいみたいな指示をするのはいかがなものか、と私は思うんです。良くも悪くもテクニックとしての認知症ケアという考え方は日本には少し欠けているのですが、諸外国ではそういう感じが強いと思いますね。

田口――彼らには、圧倒的に「人権とは何か」という認識があるのだと思いました。ただ、彼らのもっている人権意識は多くの部分は、キリスト教的な考え方によって支えられていますよね。だからスウェーデンの人たちにとって人間存在というのはキリスト教的なんです。ですけれど、それは私たちが考えている人間存在とズレる部分があり、その部分でとても違和感が残りました。

小澤――もうちょっと具体的に教えてください。

田口――どこの施設もたいへんすばらしいのです。まあ、よい施設だけを見て歩いたのでしょうが。あちらでは認知症の患者さん一人に対して二名のスタッフがつくのです。対応にも「この人の人生はこの人のものであり、彼らが望むことを私たちはサポートする」という考え方が徹底していてすばらしいと思いました。

でも、私はなぜかそこに入りたいとは思わないんですね。私の父も母も、きっとここには入りたくないだろうと。一緒に行った研修グループの女性は「すごいね。ホテルみたいだね。進んでいるね、スウェーデンは」と言っていましたが、私が「ここに入りたい？」と聞くとみんな「うーん？」と言うわけです。

小澤――わかるような気がします。

田口――それはもちろん環境の違い、文化の違いもあるのだけれども、私たちはどこかで人権や人間存在という言葉の、さらに「外側」について暗黙知しているところがあって、それがないところに行きたくないというか、さびしい感じをもってしまうというか。なんて言ったらいいのかな……。

小澤――やっぱりキリスト教で求めているのは「その人」ですよね。「私は私」を守ってくれるという意味で「人権」という言葉もあるのでしょう。

「私は私」というのは間違いない事実なのですが、私たちは、私を超えた何かに包まれているような感じがしないでもない。彼らにとってはそれがキリストなんでしょうが。クリスティーン・ブライデンさん（みずからの認知症体験を語る『私は誰になっていくの?』の著者▷p.178）は、最終的には神というところに行き着く。日本人の多くはなかなかああいう感じにはなれないですね。スピリチュアルなものといっても、一人の神、キリストというものではない何か。それは自然であったり、人と人とのつながりであったり、そういうなかに自分が網の目の一つのようにあって、生きている。そういう感じがあるのかもしれませんね。

流れ星の瞬間に立ち会いたい

田口——そのイメージはよくわかります。私が認知症の人に興味をもつようになったのはそういうところからなんです。まあ、最近になってやっと言葉にできるようになったのですが。

小澤さんと同じように私も、この世の中には目には見えないけれども物質も非物質もある一つの理《ことわり》によって動いているようなイメージ、しかしそのことについて私自身が忘れているというようなイメージをもっていたんですよ。あるとき、認知症の人を見ていたら、自分の状況と相似形だと思えたんです。「私ってふだんこういう状況で生きているんだな」って。

つまり、その人はただここにいるけれども、なにかによって存在させられている。だけどそれを忘れてしまっていて、こんなに戸惑いながらも生きている。いまの自分が戯画化されて見せられているようなインスピレーションを受けてしまったわけです。「私はいつもこういうふうにして、わからない世界に戸惑い、直感的に適応しながら生きているのかな」と。

小澤——ランディさんのエッセイのなかで、バランスという話がありましたよね。狂気でさえバランスなんだという話は正しいとぼくは思います。急性の精神病になる前に意味が断片的にバラバラになっていて、そのなかでどうしようもなくなっていくという記述がたしかあったと思います。私たちはそういう状態を「アポフェニー」と言ったりしますが、それが統合失調症のいちばんしんどい時期なんですよ。そこから幻覚が出たり妄想が出たりすると、ある意味、落ち着くのです。

それと同じように、認知症のいろいろな症状や行動もバランスです。ぼくはそれをコーピング（対処行動）といいましたが、言うに言えない、表現できない、さまざまなこころの揺らめきが症状なり行動なりに出ているという意味では、バランスだと思っているんです。そういうところをうまく乗り越えた後の彼らは、人間にとって不要なもの、後から付け加わったものがどんどん削ぎ落とされて、最後に「これは人間のいちばん根底にあるものだ」という感じで生きておられる。そういう方を見ているとね、とても感動的ですよ。すごい。悟りといってもいいぐらいの状態なんです。けれども問題は、やはり一人ではなかなかそこまで到達できないのです。周囲の人たちにうまく支えられて到達した澄明《ちょうめい》な境地です。逆にいうと、われわれはいらないものをいっぱい身に付けていたのだなぁと。そういうものがなくなってしまうとこういうふうに生きられるのだなぁと。そんな感じがします。

田口——私は、去年くらいからグループホームでお手伝いみたいなことをしながら働かせてもらって、観察という言い方とはちょっと違うのですが、一緒に過ごさせていただいていました。小澤さんがおっしゃったような認知症の方の悟ったようなところはまだ体験していないのです。でも生活を共にしていると、記憶と一緒にいろいろなものが削げ落ちていきながらも、落ちついた規則正しい生活をしていらっしゃる方たちのなかに、本能とは言いたくないのですが、すごく霊的な感受性みたいなものがあるような気がします。

それは確実に認知とは違う領域のものです。流れ星が現れては薄やみに消えていくみたいな、そんな瞬間に立ち会うことがありました。「あっ、流れ星だ!」みたいなもの。「いまのは何だったのだろう?」みたいなもの。そういうことを小さく繰り返してきているような状況なんですが、そこにすごく惹かれていくんですね。

小澤——すばらしいケアが届いている施設だと、流れ星が一日に何度か、長い時間見られるようになると思いますね。

▒「人間」という枠が窮屈すぎる

田口――自分が何をそこに求めているのかわからないんですが、「ケア」を見たい、体験したいというすごい欲望があって、それでついかかわりつづけてスウェーデンまで行っちゃった感じです。スウェーデンではスウェーデンを徹底的に学ばなくてはと思って、スウェーデンの考え方になるべく自分を添わせていこうと努力したわけなんですよ。でも、そうやってスウェーデンの考え方にのっとって自分の思考をまとめていったら、今度は老人介護とは何なのかがわからなくなってしまって……。私、老人があまり好きじゃなくなってしまった。

小澤――なんでですか?

田口――それはね、わからないのですけれども……。流れ星の話はスウェーデンではあまり受け入れられないんですよね。というか、みんなピンとこない。言語の壁があってわからないのかもしれないのですが。スウェーデンで語れることは、人間としてどう扱うか、だけです。その「人間」という枠が私には窮屈すぎる感じがする。

人間という枠の中で考えていると、この人はもうすぐ亡くなるのに大人二人がお金をかけてケアする意味が今度は逆にわからなくなってきちゃったんです。ところが彼らは、キリスト教的な価値観でそれを組み立てているから、それでいい。彼らとしては「きっちり死ぬまでその人の人生をまっとうさせればいい」という確固とした使命感、価値観、ケア論があり、それにのっとって責任感をもってやれるのですが、私にはそれが考えられなくなってきてしまった。いま日本でケアマネジャーさんやヘルパーさんが、人間という枠の中だけで教育されたら、みんなわからなくなるんじゃないかという気がふとして。

小澤——何がわからなくなるのですか。

田口——なぜ枯れ木に水をあげるのか。ひどい言い方ですが本質的なことです。私はもともとはそのようなことに対して肯定感があったのですが、スウェーデンである枠組みをドンと与えられたらかえってわからなくなってしまって。

小澤——老い先が短い人へのケアは認知症に限りませんよね。高齢者すべてがそうです。たしかにいまの世の中の規範から言えば、役に立つ人に医療は届かせるけれども、そうでない人には十分な医療は届かせない。はっきりとはだれも言いませんが、現実はそうなんです。なんでQOLなんていう言葉が出てきたかというと、アメリカの本などではひじょうに明確なんですよ。治療をしてもその効果があまりない人に対してはそこに医療費を投入するのはムダだ。そこで、治療をしなくてもなんとか不満を持たずに暮してもらうためにはどうしたらいいのかというところで、QOLという言葉が出てくる。

田口——そこなんです。

行きつ戻りつの人

小澤——スウェーデンでもどこでも、欧米では、人はどんなに重いハンディを背負っても自立に向かって努力しなさいという感じが強いです。人権という言葉の裏には、当然そういう義務みたいなものを要求されます。ぼくは正直いって、努力はするけれども、めちゃめちゃしんどくなっても「自立に向かってがんばれ」なんて言われるのはちょっと勘弁してよ、と思う。そういう気持ちがぼくらのどこかにありますよね。だから人権という視点からみると、認知症の人を一人の人間として見る必要はあります。けれども「一人の人間」としてしか見ないと、彼らはなんで生きているのか、なんでケアしているのかという話になってしまう。

でも、ランディさんの小説を読ませてもらっても、現実を生きる「私」は、自分がそこにありながらそこから離れた異界も一方で感じておられて、かといってそこにも行ききれないんですよね。現実の世界に生きる一方で、現実の規範にのっとらない異界もあっさりと切り捨てるわけにはいかない。そのような「行きつ戻りつ」がランディさんの小説の一つのテーマだと思うんです。

田口——はい。でも、ここ数年それをテーマに書いてきたのですが、認知症に興味をもったあたりから異界というものを具体的に想定することをやめはじめてしまったんですね。どちらかといえば、人間を描くことによってその異界を浮き上がらせなければ書いてもしょうがないんじゃないかという気がしてきて、まずいと思いながらも最近ものすごくヒューマニズムに走っちゃっているんです（笑）

小澤——私は、現世の秩序や規範から離れた世界が見えていないと、あるいはそういうものを現実と同等に見据えることができないと、認知症のケアってできないと思うんですよ。何の役に立つのかと言い出したら、彼らへのケアの意味は飛んでいってしまいます。政治家は「そういう大変な人たちを専門家が見ておかないと国民の労働力が低下するから」とかいろいろ言うかもしれないけれども、実際にケアにあたっている者はそういう考え方ではない。認知症の人と自分とのあいだに起こっている出来事が、現実のいろいろな規範なり常識なり価値観みたいなものを超えている。

そんな「違う世界」に没入することもまたよしと考えられない人にはケアはできませんよね。いまの世の中の規範というものに、私もランディさんもたぶん馴染まない人間なんですね（笑）。ごめんなさい、勝手にそういうふうに思っているだけかもしれませんが。

日常生活のなかで起こっているいろいろな嫌なことを含めて「だけど人生は甘美だ」というお釈迦様の言葉に最後は行き着くのかもしれないけれども、私にはまだそうは言い切れないものがある。私は、この世にあらざる人たち、なじまない人たちとの、あらざる関係みたいなものが、ようやく自分を支えているという感じがあるんですよ。だから、ほんとうはマニュアルやテクニックとして提示しなければいけないところでも、ぼくはなかなかそうしきれませんね。

田口――しないでください。それをなさる人はほかにいますから。小澤さんの本を読んで、言葉でこんなに表現できる人がいるのだと私は感銘を受けました。「ケア」は言語化するのがむずかしい領域で、とくに言葉にするのを拒絶しているようなところがあるから。書くためにはすごい労力がいります。

小澤――ぼくはずっとケアの現場にいて、スタッフに言いつづけてきたことを書いただけですから。こういうケアをしたほうがいいなという勘は私の頭の中にあるんですよ。スタッフのなかには見事に私の感覚的なものを現実のケアにしてくれる人もいれば、それでは駄目だと思うようなケアをする人もいる。でもそれに対して「受容できていない。やさしくない」と言ったのでは、だれも付いてきてくれません。感情的な非難を差し出すだけではうまくいかないんです。

本にも書きましたが、「＊＊さん、ご飯ですよ」と声をかけて、「ベッドから起きあがって転ばないように食堂に行ってください。今日は＊＊さんの好きな五目飯ですからね」と言ってすぐに視線は別のところに向いていたり、歩き出していたりする。ぼくがその場面にいて、スタッフを呼んで「やさしくない」とか言っても、忙しいから仕方がないという返答になってしまうのね。だから「同時に出されたいくつかの情報を統合して理解し行動に移すというのは、彼らにはすごく大変なことなんだよ。言われたことがようやくわかって『あっ、そう』と思ったときに、あなたがむこうを向いてしまっていたから、途端にあの人の笑顔が消えていたよ」――たとえばそういうことを毎日のように彼らに伝えていたのです。それを書いただけですから。

田口――同じ現場を見ていても視点が違えば別のものが見えるわけで、あそこに描かれているのはまぎれもなく小澤さんの視点なんですね。それがすばらしいと思ったんですね。一遍の小説を読んだようなな気がする。具体的に何が書かれていたという話ではなくて、もうちょっと別のものを受け取ったような印象です。

小澤――家族の方が「読んで、少し介護する元気が出ました」とか、ケアスタッフが「少し元気を出して仕事ができます」と言っていただいたときがいちばんうれしいです。論理としてどうこうというよりも、そういう雰囲気みたいなものがあればうれしいです。

田口――たいへんむずかしいことなんですけれども、そういうノウハウでない部分がものすごく現場の人の支えになっていくものだなあと思っていまして……もっと本を書いていただきたいです。

小澤――ありがとうございます。ただ、パソコンの前に座るのがだんだんきつくなってきました。

この世の居心地の悪さ

田口――小澤さんは先ほど、あちら側の世界を理解しないと臨床の現場ではむずかしいとおっしゃっていましたが、「あちら側」というものを小澤さんが意識するようになったきっかけは何かあるのですか。

小澤——なんででしょうね。よくわからない。ぼくは若いころ、世の中にあまり適応していなかったんですよ。この世界は居心地が悪いと感じていたことが、いちばん基本にあるのかもしれませんね。あまり具体的には言いたくないけれども、私自身がかなり複雑な家族環境のなかに生まれてきて、子どものころに、自分は生まれてくるべきではなかったのではないかという気持ちがあった。だから素直にすっと人に溶け込んでいくというよりは、孤高を保つというか、あえていえば嫌われ者でした。

田口——嫌われ者というのは？

小澤——みんなと溶け込んで、大騒ぎするという子どもではなかったみたいですね。おそらく教師にも嫌われていたのではないかと思います。ただ、変な話だけど成績がよかったので一目置かれていたのかもしれないけれども、こころの底では嫌な生徒だと思われていたのではないですかね。

田口——反抗的だった？

小澤——反抗的だし、ぼくは意地が悪かったです。あのね、有名な『どん底』という作品はもともと『夜の宿』というタイトルだったんですよね。あるとき教師が「教科書にある『夜の宿』のほかに、この作家で知っている作品はありませんか」と聞くからぼくはたまたま読んでいたゴーリキーのあまり有名じゃない題名をたくさん答えていく。先生は焦れたように「ほら、有名な作品があるでしょう」と言うんだね。「『どん底』って言わせたいんやな」とぼくはわかったんだけど、ずっと黙っているんです。たまりかねて先生が「ほら、『どん底』ってあるじゃないですか」。間髪入れずに「先生、それは『夜の宿』と一緒ですよ」と（笑）。そういう、かわいげのない子どもでした。

ただ、この教師は〝生徒指導係〟で、些細なことでいつも怒鳴り、一方で自慢話の好きな人でしたから、いま振り返るとひたすら懐かしいのですが、当時は機があれば復讐してやろうという気持ちがあったのだと思います。

四〇歳代ぐらいまでは、ぼくは自己評価がすごく低かったんです。みんなの中に入りきれないと思っていましたね。五〇歳ぐらいからぼつぼつと入れるようになってきた。

田口――五〇歳からですか。

小澤――ぼくはずっと自閉症や統合失調症を診ていたんですが、うつ病が嫌いだったんですよ。現世の枠組みのなかで上がったり下がったり、はじき出されたりすることでなんで病気になるんか、と思っていた。うつ病って、現世の枠組み、たとえば引っ越し、役職の上下などをきっかけとして発病するんです。でも外来にうつ病者が増えてきましたから、そうも言ってられなくなって、それなりに勉強をして、五〇歳ぐらいでようやくうつ病の治療がなんとかできるようになった。うつ病の人たちはこんな感じなんだなとわかったころから、ぼく自身も世の中の枠組みのなかにはまり込めた感じがあります。

世の中のつきあいとは違う何かをいつも自分は感じていたというか、そこを求めていたというのがある。若いころはうつ病の人の世界よりも統合失調症の人の世界のほうがはるかに私には身近でしたが、うつ病の人の世界が見えるようになって、やっと認知症の人も見えるようになったという感じがありますね。

認知症のこころの世界はうつ病と近いんですよ。「自分のなかでいろいろなものが喪われていって取り返しがつかないという不安と喪失感」というのは統合失調症よりもうつ病の精神病理に近い。もちろん基盤にあるものは全然違います。でも認知症の人も初期のころはそれまでの自分にしがみつくわけですよね。しがみつかないとやっていけない。そこへケアを届けていると、少しずつ自分を人に任せていく。いままでのようにがんばって「できる自分」を保たなくてもいいんだという感じになって、少しずつしんどさから抜けていかれるのです。

ものすごく攻撃的で怒鳴りまくっている認知症の人はどうしても押さえ込みたくなるから、精神科の医師などは統合失調症に使うような抗精神病薬を使うことがよくあります。でも、ぼくは抗うつ剤を出すのです。喪われていくことに対する不安、寂しさ、あきらめだとか、そういうものが彼らのなかにはあるのだろうと思いますね。

▒どうすれば降りられるのか

田口——そういう人たちは、他人からどういうふうに扱われると自分を取り戻して、落ち着けるようになるのですか。

小澤——一言でいうと、「そのままでいいんだよ」とか、「それ以上がんばらなくてもいいんだよ」と、伝えることとです。べてるの家（→p.045）じゃないけれども、降りるということができるようになるといい。がんも認知症も敵はヤワじゃないから、病いと闘うと負けてしまうことが多いんですよ。むしろ共存共栄で、和歌山あたりの方言でいえば「連れもて行こら」という感じ。でも、降りて行き着く世界が、いままでになくゆったりとしたやさしさに満ちていないと、降りられません。

「認知症です」と診断されて次の日から奥さんが下着を用意したり、先回りしていろいろなことをすると本人はイライラするんです。きっと、そのやさしさの裏に「おまえはぼけてるんだ」という事実を突きつけられているようにお感じになるのでしょう。

「まあ、なんとかなる」と、私は家族にはよく言っていました。目を放しても大丈夫ですよ。それで大きな事故になったり、極端な話、命を失ったりしても──まあ、そういう人はいませんでしたが──それはそれで致し方ないと思い定め、覚悟してかからないと認知症の在宅介護はできませんよ。

在宅で何かをしようというとき、完璧を目指すと絶対に駄目です。六〇点ぐらいでいきましょうと言ったら、「私は三〇点で行きます」と言った人がいてね。そういう開きなおりがないとできない。


田口──先日、柳原和子さんが書いた『がん患者学Ⅲ』を読んで私はたいへん感銘を受けるとともに、とまどいました。柳原さんはがんと共存する道を選んで実践できている方ですよね。たくさんの方が救いを求めて柳原さんにコンタクトしてくるわけですが、柳原さんはすごく葛藤しながらも、そういう方々と真摯に向き合う。そして、闘わないという道をなんとかして教えようとするのですが、教えることができないわけです。教えられない自分に対して、彼女はなんともいえない感情をもっていらっしゃるのだけれども。

これは何なのだろうと、考えても考えてもわからない。闘わないぞと言って闘う方もあり、闘うといって闘わない人もあり……。


小澤──正直、私にもわからない。私は肺がん末期という告知を三年ちょっとぐらい前に受けました。すでに転移していて手術不能。余命一年と言われました。さいわい三年以上生きているのですが、最初から不思議に平静だったのです。自分でもすごく不思議だった。六〇歳を過ぎたころに「自分はもう残り少ない」と思ったときのほうがドキドキしてどうしようという感じがあったのですが、告知を受けたときはひどく平静でした。

なぜか自分ではわからなかったのですが、おそらく長いあいだ認知症の人とともに生きているうちに、「生まれ、育ち、社会のなかで生きて、老いて病いを得、生命の限りを迎える」ということがとても自然な感じがしてきたんだろうと思うんです。まあ、あとから理屈をつけているだけかもしれませんがね。

「分割払いでいい」という希望

田口――私ごとでまったく関係がないのですが、二年前に台湾に行きました。そこで台湾のものすごい霊能者と偶然に会ったんですよ。その人は人間のこころが読めて、隠している深層心理が手に取るようにわかる人なんですって。まあちょっと、あやしいものがたくさんある国だから(笑)、ホントかいなという感じでその人に会いに行きました。

そうしたら、その人が私を前にして私のこころを読んでポロポロ泣くんです。私は元気だし悲しいこともないのに、なんでこの人は泣くのかしらと思っていたら、職業とか言っていないのにこう言うんです。「あなたは人にいろいろな物を書いて伝える仕事をしている人ですね。その書いたものでたくさんの人に生きる元気を与えたり、生きる意味を説いたりしているけれども、あなた自身はほんとうにそのことがわかっていないのに人に伝えている。自分もわかっていなくて、自分も探しているのに、すごく一生懸命に人のために元気を与えているので、ほんとうはあなたなんはひどく疲れているのです。いちばん強くそれを求めて探しているのは、ほんとうはあなたなんですよ。あなたのこころは、自分は何のために生きているのか、人は何のために生きているのか、人はどうして死ななければいけないのかとか、ものすごい悩みでいっぱいで夜も眠れないでしょう」と。

えーっと思いましたね。私は不眠症なんですよ。言われてたしかにその通りなので困ってしまいました。いまこうやって、小澤さんのお話を聞いているじゃないですか。私はやはり何かしらこのことを人に伝えたいと思うし、病いや老いと闘わずに生きていくのはどんなにすばらしいかをきっと書くと思うのですけれども、ですが私はわからないのですね。

もし、私ががんになったら絶対に闘う気がします。というのは、私はちゃんと見ていないんです、何も。死んでいく人も老いていく人も。兄や母の死を経験していますが、死を実感としてつかみ取るまで自分が側に居たわけではないんです。時間的にとか物質的にとかということではなくて、こころが。それをこのごろ強く感じる。きっと、すごく短い時間でも、私がまるごと相手の側に居られれば、なにかしらのものを受け止められる気がしているんですが、自分のなかの五分の一とか三分の一とかしか、全身全霊で人の傍らに居られないのです。

小澤——あたりまえじゃないですか。お年寄りと面とむかって傍らにいると、流れ星のようにある一瞬通じ合ったりしますが、仕事が終わると家に帰ったらかみさんと笑い合ったり喧嘩したりする。ウンコを投げつけられてもべつに汚いと思わないし、べつに相手に腹を立てないで仕事場にいる自分と、家にいる自分とは違いますからね。

おっしゃることはよくわかりますが、五分の一がずっと続くとやはり五分の五になりますから。

田口——五分の五に……。そうか、分割払いでもオッケーということですね。それはいいことを聞いた。

小澤——ぼくもかなりいい加減に仕事をしてきたけれども、長いこと生きているとそれなりのことがある。

田口——分割でもいいというお言葉に、すごく救われました。

小澤——ただ、その五分の一がそれなりに一生懸命でないと駄目なのでしょうけれども。私はほんとうにいい医者でもなければ、いい父親でもないし、いいダンナでもない。好き勝手なことばかりしてきて、最近子どもたちが心配して来てくれたり、孫を連れてきてくれたりするとね、俺は最後になってこんなにいい人生を過ごしていいのかと思ったりするんです。

田口——……すべてに全身全霊というわけにはいきませんものね……。

小澤——いろいろなところを分割払いでOKです。いつでも「ねがいましては」とゼロにはならないんじゃないですか。

ある家族の方が苦労して温泉に連れていってあげて——それはかなり苦労だったらしいのですが——ぼくが「今日、温泉に行ってきたんだってね。よかったね」と言うとご本人は「どこにも行っておらん」と言う。家族の人が怒ってしまってね。「なにも覚えていないのだったら、これから連れていかん」と怒り出した。でも家族の方に言ったんですよ。「絶対に何か残っていますよ」って。

行動は忘れても今日気持ちよかったという「記憶」はこころのどこかに必ず残っています。逆にどこにも連れていってもらえなければ、自分が見限られたという暗い思いが彼のこころの中には残りますよ。知的レベルでは落ちていくけれども、感情は間違いなく蓄積するのだから。そういう話は日常を見ているといっぱいあります。

あるご夫婦で、奥さんのほうが認知症が深い。ダンナのほうも認知症はあるけれども、それほどは深くはない。そういうご夫婦が自宅で二人暮らしをされていたのですが、ボヤを出したり、脱水で入院したりでもう在宅はむずかしいということになって老人ホームに入所申請をしました。だいたい女性のベッドが先に空きますので、奥さんを入れようとしたらダンナのほうがふたり一緒でなければ絶対にいやだと言う。そうですよね。長いあいだ二人で連れ添って暮らしてきて最後はバラバラというのは絶対におかしい。そう思って、かなり無理をして私たちの老人保健施設の二人部屋を空けてそこに入ってもらったのです。

ダンナは奥さんの面倒をとてもよくみるんです。奥さんは言葉をまったくなくし、常時失禁しているほどの深い認知症なんですが、スタッフが奥さんのおしめを替えるときに奥さんが大声をあげると「うちの家内に何をする」といつも怒鳴り込んでくるのです。スタッフは困っていた。あるときダンナが「先生に聞きたいことがあるんだけど」と私のところに来ました。「俺が突きすぎたから、うちのかみさんはおもらしをするようになりよったのかな」と言うんです。初めはわからなかったのですが、よく聞いてみると、セックスをしすぎたから失禁をするようになったのかと言うんです。それは違いますよ、と答えましたがね。

奥さんのほうはというと、彼がいつも傍らにいて手を握ったり話しかけても知らん顔している。つまり彼が奥さんを生涯、片想い的に惚れ抜いていたんですよ。奥さんのほうは知らん顔して、ちょっと迷惑げで、なんやこいつは？ ぐらいの感じ。ダンナということもわかっていないようなんです。ところがそのダンナが脳出血を再発し肺炎も併発して亡くなってしまった。

ぼくが、「ちゃんと奥さんに亡くなったと伝えようや」と言ったら、スタッフは「ダンナであることもわからなかったし、ダンナが一生懸命に世話してもうれしそうな顔をしなかったから、先生そりゃ無理やで」と言う。ぼくも迷ったのですが、やはり伝えるべきではないかと思って、奥さんを車椅子に乗せて、ご主人が亡くなった病院に連れて行きました。奥さんをベッドサイドの横に置いて、こう言いました。「いままでご主人は頑張ってこられたのだけれども、いまご主人はダメになられました」と。

亡くなったとも死んだとも言わなかったのです。奥さんはしばらくじっとしておられたのですが、突然眉間に皺を寄せて、「えーっ！」と叫ばれました。……私は立ち尽くしましたね。この人にそういうことがわかるとはだれも思っていなかったのに。そういうことはめずらしくないんですよ。

ひょっとしたら、認知症の人は私たちが考える以上にいろいろなことを感じたり、わかったり、まわりの人に傷つけられたり、まわりの人のちょっとした仕種で自分が救われたりすることがあるのだろうと思います。彼らの傍らでずっと暮らしていると、私のようにやさしくない人間も──こういうことをあまり言うべきではないと思うのだけれども──癒され、救われていたのだと思います。

いまの世の中の枠組みではとうてい体験できない、豊かでやさしさにあふれた瞬間がありますから、そういう体験がこころの中に蓄積してくると、自分の考え方が変わっていくように思いますね。私がそうだった。

田口──そんなことは人は急にできないですよね。子どものころからのちょっとずつの貯金を、最後に持っていくんですよね。その貯金が、いまの世の中、できなくなってしまったんだね。お年寄りと一緒に暮すとか、おじいちゃんの面倒をみるとか、全部が人生の貯金だったんですよね。最後にもらう積み立て貯金。

小澤──そう思います。

向谷地生良×小澤勲

「当事者の時代」に専門家はどこに立つのか

安心して再発する

小澤――べてるの家［★1］のご本とビデオは全部見せていただきました。すごいですね。久しぶりにこころの底から感動しました。

向谷地―あの系統のものを「おもしろいね、これいいね」と言ってくださる方と、ちょっと黙ってしまうタイプの人がいるみたいです。

小澤――黙ってしまうというのは、どんな感じ？　やはり圧倒されて。

向谷地―いままで見てきた世界とは違う、と戸惑いを感じられるのでしょうか。

小澤――たとえば、精神科医は黙ってしまう？

向谷地―そういう人が多いですが……、興味や関心をもってくれる精神科医も少なくないと思います。

小澤――ビデオを見ると、同じ病いの人がいろいろなことを話したり聞いたりしていますね。言っていることはけっこう深刻なんだけれども、みんな笑いながら聞いている。講演などでもみんな自分の体験を話すんですよね。すごくいいことだと思うんですけれど、その最中あるいはその直後に具

向谷地生良（むかいやち・いくよし）

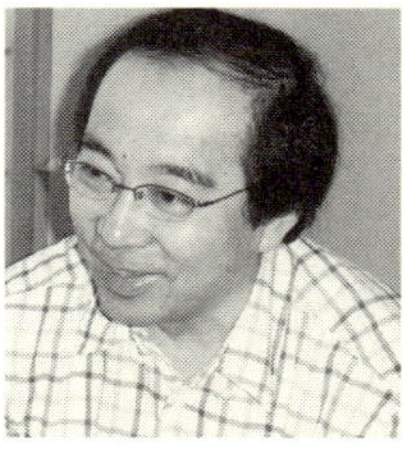

1955年青森県生まれ。北星学園大学社会福祉学科卒業後、浦河赤十字病院にソーシャルワーカーとして勤務。1984年に「浦河べてるの家」を当事者とともに設立。現在、北海道医療大学で教鞭もとり、札幌と浦河間、片道200 kmの道のりを週3回以上往復する。べてるの家の講演は道内・道外を合わせ年間100回以上に及ぶが、その多くに同行する。
浦河べてるの家の主な著書に、『べてるの家の「非」援助論』（医学書院、2002年）、『べてるの家の「当事者研究」』（医学書院、2005年）、単著に『「べてるの家」から吹く風』（いのちのことば社、2005年）など。ビデオシリーズに、『べてるの家の当事者研究』（全10巻）などがある。

合が悪くなる人はいないですか？

向谷地――そういうエピソードはしょっちゅうですね。

小澤――統合失調症が治っていくある段階で過去の病的体験をわぁーっと話す時期があるのですが、私は止めますね。診察室で「ちょっと次にしようや」って言って。これ以上しゃべるとまた再発しそうな気がしてね。若いころ、それをずっと聴いていて再発しそうになり、あわてた経験がありますす。そのへんはどんなふうにお考えですか？　そこを乗り越えないと次のステップに行けないという感じですか。

向谷地――病気だから治す、という一つの流れがあるし、どうしても医療の関係者はそれを促す立場ですね。それは当然なのですが、ただ一方でいつも私が大事だと思うのは、治ることの不安、回復することの恐怖、「自分が自分になる」ことへの恐れが当事者のなかにある、ということなんです。常にそのせめぎあいのなかで生きている。彼らがすごいと思うのはそこなんですね。だから、治りたいというのは彼らの願望でありつつ、一方で治療者側にむけたポーズでもあって、内心はむしろ、このなかにとどまっていたいという力がものすごくある。むしろ「健常者な

★1　浦河べてるの家は、いくつかの通所授産施設、グループホーム、共同住居と、有限会社からなるコミュニティ。主に精神障害をかかえた一六歳から七〇歳代までの約一五〇人が、北海道浦河町で多種多様な活動をおこなっている。「弱さを絆に」「三度の飯よりミーティング」「安心してサボれる会社づくり」「精神病でまちおこし」などをキャッチフレーズに、年商一億円、年間見学者二五〇〇人、年間講演回数一〇〇回以上――いまや過疎の町を支える一大地場産業となった。幻聴や妄想を語り合う「幻覚&妄想大会」、統合失調症者のセルフヘルプグループ「Schizophrenics Anonymous：SA」等々の世界の精神医療の最先端の試みが、ここ北海道の浦河という小さな町では既に根を下ろしていたことで注目を集めている。

んかになったら困るよな。八時間労働が待っているんだよな。もうちょっと病気にさせてくれ」みたいな（笑）

でも私たちは、むしろそういうことがあったとしても、「それも順調だから」と言ってしまおう、と。そのような感覚のなかで、彼らは安心して再発する。再発するということも含めた「揺らぎ」みたいなものは基本的にオッケーだと、あまり深刻にとらえないという感覚ですよね。

小澤――それはすごいな。

向谷地―そのへんは浦河の精神科医もかなり鷹揚に考えています。〝ミスターべてる〟といわれる早坂潔さんが入院してきた直後でまだ精神的に不安定な状態なのに、川村先生（川村敏明・浦河赤十字病院精神神経科部長）は「せっかく予定されてたんだから行ってきたら？」っていう感じで、そのままこんぶの販売に行かせてしまったんです。かんじんの販売では調子が悪くてガタガタしていることが多かったのですけれども、逆にお客さんが心配してこんぶを全部買ってくれた。それで「調子が悪いほうがこんぶが全部売れる！」ってエピソードになっていくわけなんです。

小澤――そういう地域、社会を彼ら自身がつくっていったということですよね。

向谷地―そうですね。調子の悪さもちゃんと外に見せていく。他所《よそ》ではそんな無謀なことはしないですよね。

小澤――都会ではそうも言っていられないこともたくさんあるしね。アパートから追い出されるという話がごくふつうにあるので困ります。

決して「疾病利得」というようなレベルの問題ではなく、幻覚とか妄想はある種の防衛ですね。混乱して、意味が断片になっていってしまってほんとうにしんどい時期に、妄想とか幻覚が出てくるとそれなりにおさまる。だからその幻覚や妄想にたとえば「幻聴さん」という名前を付けて、治さないというか放っといてあげる。なるほど。健常者になることへの恐れという視点からみると、おっしゃる意味はよくわかりますね。

いい加減にすると失敗がなくなる

向谷地──『痴呆を生きるということ』を読ませていただいたのですが、あのなかで語られている世界に、べてると共通するような、病気をかかえている人に対するまなざしをすごく感じました。

小澤──認知症すべてではないのですが、たとえばアルツハイマー病などは正直いって治すという感覚がぼくのなかにはないですからね。「認知症をかかえてどう生きるか」、その一点でかかわるしかないのでね。

認知症の人も最近はべてるの方のように、いろいろなお話をしてくださるようになりました。ただやっぱりね、統合失調症の方のように「再発してまたそこから回復して次のステップに上がる」というようところはね、正直いってあまりないんですよね。だから、彼らが自分らの思いを語ることに対しては、かなり慎重でなければならないと考えています。

それこそ「非援助論」じゃないけれど、本人が生きることを見ないで保護ばかりしている保護主義的になるとまずいとは思うのです。だから認知症のケアも、自分が思いを語るという方向に動いている。ただそのときに──ぼくは医者だからかもしれないのですが──そこで起こる混乱に対してはどうしても配慮しますね。ケア現場だとそこで混乱してもすぐにケアでお返しできるけれども、講演のようなところで混乱されたものは長引いたりして大変だという気はします。

向谷地──さっきの早坂潔さんたちと講演に行ったとき、彼が講演会場で「これから話をします。えー、浦河は浦河は、えーと浦河は、人口何万だったけ」と、話しはじめたら「あれ？　あれ？」となっちゃって、だいたい一分か二分ぐらい話すと「今日は俺だいぶ悪いわ。ちょっとバトンタッチだ」と言って、話を聞きにきただけの一緒に来たメンバーを舞台に上げて、自分はもう壇上から降りちゃってたばこを吸っている。それで講演料を一万か二万もらっているんだから、「すごい講演料だな」ってみんなから言われて（笑）

小澤──そういう関係ができて、そういうふうに処理できればいいですよね。

向谷地──そういういい加減さみたいなものですね。私なんかもたまにはドキドキすることがあるんです。三、四人で講演に行きますよね。みんなが話しはじめると潔さんがたばこを吸いにいく。帰ってこない。そうするともう一人がトイレいいですかっていなくなって、最終的に四人だれもいなくなってしまって私ひとりになってしまったり。東京の広尾で講演している最中に、水戸の実家まで帰ってしまった人もいましたし。でもおもしろいなというのは、自分を律する基準が「まわりの目」にあるときって、うまくいかないのです。

小澤──追いつめられてしまうんですね。

向谷地──はい。でも「自分のなかに基準をもっていいという基準」を共有すると、そういうことが全然失敗にならない。そのへんが、彼らと一緒に何かをするうえで、いちばん大事なポイントかなという感じがしています。

小澤──認知症も一緒なんですけれどもね。失敗してもいいんだ、いろいろなことができなくなってもいいんだと思えるようになれば楽なんですが、なかなかそこに到達するのがむずかしい。やはり認知症のまわりの人たちは、規範や常識という世界のなかで生きておられるので。

ぼくは老人保健施設にいたのですが、施設のなかでは、それでいいんじゃないのという雰囲気でできるんです。けれども、じゃあ家に帰ったら、地域のなかでそれが言えるかとなると、なかなかむずかしい。ただ、そういうふうにいままでの暮らし方、規範からふっと抜け出してしまう家族の方もおられてね、それはすばらしいですよ。

とてもきちっとしておられて、家には塵ひとつ落ちていない方がおられました。良妻賢母という感じの人でしたが、在宅介護をはじめられて、いままでのようにはゆかず、はじめはずいぶんイライラしておられました。ところが、ある時点から「きたないと思ったら、そう思う人が掃除したらいいのよ」と考えられるようになって、とても楽になられました。本に書いたかもしれないけど、おふたりで外国旅行まで行かれたんですよ。ルーブル美術館で迷子になって探していたら、フランス人の守衛さんとおばあちゃんが笑いながら話をしていて、フランス語なんて全然わからないのに手を振って帰ってきた。「うちのおばあちゃんはすごい」とうれしそうにその方が話してくれたんですよ。

向谷地──早坂潔さんも、台湾に国際交流にいったときに、ぜったいに向こうの言葉なんかわからないはずなのに、突然一緒になってうなずきはじめて、通訳なしで話しだした(笑)。だいぶ調子が悪いんじゃないかなってみんな言っていましたけれども。

小澤──おもしろいね。

▒共同作業で自分を語る

小澤──べてるの家でやっているのは、自分の病気や症状を対象化することですよね。今日お尋ねしたかったのは、そのように対象化できるまでに至る過程、自分のことが語れるまではどんな道筋があるのか、ということなんです。それをお教えいただきたい。

向谷地——たとえば、体感幻覚が厳しくて、鏡をみるたびに顔中に落書きがされている当事者がいます。「死ね」「おまえは彼女もできない」とか、まるで耳なし芳一の話のようにからだ中にそれが浮かび上がる。「だれだ、俺のからだに落書きをするのは！」と周囲とトラブルが絶えなくて、それだけじゃなくて外に出るとみんなから悪口を言われるからと通行人に大声を張り上げたり、たびたび強制入院せざるをえない。

そんな彼と四、五年かかわっていて、二年前からは浦河で暮らすようになったんです。デイケアのワーカーの同僚が彼に殴られちゃったりする事件もあって大変でした。でも自分の苦しみをどう対象化するかという点で、彼には学ばされることがたくさんありますね。

小澤——体感幻覚はしんどいと思うわ。幻視や妄想などよりしんどいと思う。

向谷地——そうなんです。からだそのものが実感する異物感、違和感。具体的に痛いとか、剝がされる感じがする、臓器が刺される感じがすると言うんですね。

小澤——体感や痛みというのはもっとも個人的な感覚ですから。妄想とか幻聴はそれなりに共感できるけれども、体感幻覚の共感はむずかしいですよね。

向谷地——まわりにいる私たち自身がそういうエピソードに巻き込まれてしまって、それをどう突き放して距離をもって見たらいいのか、外在化したらいいのかがむずかしいんですね。

私は彼に、そのことのつらさを認めると同時に、「具体的にどういうことが起きているのかちょっと書き出してもらえる？」って言ったんです。紙に人型を書いて、どこがどういうふうにやられるのかを一緒に書き出して、それをみんなに伝えるという作業を繰り返して繰り返して……。

小澤——なるほどね。当事者研究のビデオを見せてもらっても、向谷地さんはだいぶお手伝いをされていますよね。

向谷地――そうです。そういう意味で、当事者研究はまさに共同作業なんです。精神科医もがっちり入ったなかでの共同作業です。当事者だけではなかなかそこは深まっていかないですね。

小澤――川村先生がビデオのなかでいろいろお話をなさっていましたけれども、「治す」というところから「共同作業として症状と共生する」、つまり対象化しながら共生するという方向へと、考え方も治療のやり方も変わってこられたのですか。

向谷地――変わってきたと思います。幻覚・妄想のメンバーたちが地域でトラブルを起こしてきたり、私もはがいじめにあったり、警察の力を借りて連れていかざるえない状況になったりと、いろいろな経験をしてきました。そのなかで見つかったのが、「どう自分を助けるか」というテーマなんです。それは、トラブルを起こす当事者に振り回されてヘロヘロになった私を私自身がどう助けるかであると同時に、あなたがあなた自身をどう助けるか、という問題。そして「その助け合いをお互いに共同する」というイメージができてきました。

ちょうど時代の波が、統合失調症を認知の面、行動の障害の面でとらえられるようになってきたんですね。自己対処とか症状自己管理という考え方が出てくるようになって、それが私たちにはとても追い風になりました。「自分を助ける」というコンセプトが、私たちの単なる思いつきではなくて、治療的にも一つのある方向として風が吹いてきた。その流れのなかで、当事者研究が一緒の共同作業としてまとまってきた感じがしますね。

小澤――認知症もそういう方向へ向かっていますね。認知症では重度の人たちが集まって話し合うのは言葉そのものがだんだん失われていくのでむずかしいのですが、初期の人が集まって、症状を対象化しながら、それをどう乗り切っていくかを自分たちで工夫する場所も必要だと思います。認知症のケアもそういう時期になってきているのです。

向谷地――「自分で自分の問題にどう対処するか」が、病気をもっている人のテーマになってきたときに、いままでとは全然違った見え方が出てきますね。さっきの青年が体感幻覚とどう向き合うかというたときに、「夜中にわざわざ来て俺の顔に字を書いていくのだから、ごくろうさんの一言でも言ってやらないと駄目か」と、まくら元に缶コーヒーを置いて寝たらその体感幻覚がその日にぱたりと止んだ。まちがって本人が飲んでしまって次の朝に鏡をみたら、「なんで飲んだんだ！」と顔に書かれていたって言うんですね。からだ中の節々が痛くてえらい目にあった、と。それからは、まくら元に「今日もまたごくろさん」というようなちょっとした手紙と缶コーヒーを置いて寝ているようにしたら少し楽になった。こういう物語は当事者のなかからしか出てこないですよね。それが不思議といちばん効き目があるんですよ。

小澤――ぼくらがコーピングスキルというと、どうしても現実的なスキルを考えてしまうからね。

向谷地――専門家のなかに答えがあって、それを本人にどう仕込むかになってしまう。

小澤――そうではなくて、本人が苦労して見つけだすのを助ける。

向谷地――本人のなかに、いろいろなアイディアが埋もれているんですね。そういう面での当事者性がこれからの大きなテーマになってくると思います。

「こころ」より「からだ」

小澤――先ほど体感幻覚の話が出ましたが、認知症のケアで抜けがちなのが、からだのことです。もう一度、からだの問題は考えないといけないと思うのです。まあ、いままでみんなからだのことしか考えてこなかったから「こころのケア」みたいなことを言うのでしょうが……。ただ「からだのケア」といっても文字どおり物質としてのからだだけのケアではない。たとえば認知症の人たちはひじょうに疲れやすいし、からだの不調でこころも揺れてしまう。

私はいま肺がんをかかえて生きているのですが、めちゃくちゃしんどいです。観念のなかでは「がんを生きる」ということについてはかなり最初から受け入れているのですが、ただ将来痛みが激しくなったらそう簡単に受け入れるわけにはいかんだろうと思うのです。だから体感幻覚はしんどいだろうと思います。

認知症は認知が落ちていく病気と思われているけれども、実際はからだを巻き込んでいきます。歩くこともむずかしくなるし、姿勢を保つこともむずかしくなる。たとえば食事をいくらとってもからだに付いていてくれず、痩せていかれる方もあります。

向谷地――まったくその通りだと思います。精神科の病気というと、どうしても心理・精神という切り口で理解されがちですが、私は最近からだそのものに興味があるんです。いままで「心理的」と括られて心理的な扱いをされてきたものは、じつはかなりからだの問題ではないか。少なくとも彼らは、からだでそれらの問題を感じている。ほんとうにそう思うんですね。

たとえば今日一緒にカラオケに行こうかと誘うと「今日はちょっと私は行きたくない」と言う。「じゃあ、無理しなくてもいいよ」という話になりますね。しかしよく聞いていくと、じつは行きたいんですよ。行きたいにもかかわらず、自分が行くということをイメージしただけで「自分は上手に歌えるだろうか、みんなとうまくやれるだろうか、いろいろな「お客さん」[★2]から

★2　べてるの家では、さまざまな生活場面で自動的にわき上がってくる否定的な考えや思い(「みんなが私を嫌っている」など)を「お客さん」と呼んでいる。

悪口が入ってこないだろうか」と、心臓が縛られるような感覚がからだじゅうに走ってしまう。行きたくても、からだが行けない。

だから「今日は行きたくない」という返答は、「行きたくてもからだが行けないということをいかに合理的に切り抜けるか」という視点から説明しているだけなんです。心理的な問題じゃない。むしろ「いいよ、無理をしないで」と言われてしまったときの一抹のさびしさ、ちょっとした挫折感みたいなもので、がっかりしているんですよ。

そういうものの根っこをたどっていくと、「からだの拒絶反応に対して、主体性を発揮しきれなくなって、そこで敗北していく」という問題に行き当たります。からだの反応を前にして、自分の願い、希望を撤退させているんです。

だから、「行きたくない」ということを心理的なこととして扱わないで、からだの守りに対して自分がどう向き合っていくか、それを一緒に考えていこうというレベルでやっていくと、だんだんと変わってきます。からだの反応がありながらも、自分が自由に選択して目的を達せられるようになっていく。

小澤——ビデオなどを見ていると、べてるのメンバーの動作がスムースですよね。あれは回復の過程と併行してからだもごく自然に動くようになるのでしょうか。

向谷地——そうですね。ぼくは薬の問題もかなりあると思っています。べてるで統合失調症の人のほぼ一〇〇%が新薬に切り替わっているのです。定型薬といわれる今までの薬を飲んでいたメンバーが新薬に切り替わった途端、「霧が晴れたみたい」って言いますね。「あれ？ 俺、考えられる」とか、「自分のことを見れるようになった」とか。

潔さんは女性と会うとだれでもベタベタして、ちょっとセクハラっぽい感じでね。むかし彼と一緒に講演に行ったとき、電車で彼の隣に座っていたんです。そうしたら潔さんは何気なく隣の女性の膝に手をやっているんです。私は青くなりましたよ。いまだったら逮捕されていますね（笑）ただ、彼も自分でも何でそんなことをしたのかわからない。そういうことをしては駄目だとかいろいろ注意されるし、最後には怒られるんだけれどもね、なんだかわからない。ところが新薬に切り替わったら、言われたことができるようになったというのです。言われたことを言われたこととして理解して、行動に移しやすくなった、と。

小澤——たしかに最近の統合失調症の薬はだいぶ効くようになったし、副作用もだいぶ減りましたからね。量は川村先生は少なめなんですか。

向谷地——かなり少ないですね。他所から来る人たちの一〇分の一ですね。浦河に来られるさまざまな人たち、先ほどの体感幻覚の青年みたいにトラブルをかかえている人はどうしても抑制的な薬を飲んでくる傾向があります。

小澤——認知症もそうですね。認知症の治療で名医といわれる人は、新しい薬を使うのではなくていままでの薬を一〇分の一くらいに減らしてしまうんです。それでみんなとてもすっきりしてきて、昼間はしっかり起きて夜はちゃんと寝てくれる。

向谷地——同じですね。川村先生は「こんなに薬飲んでたら悩みづらいよな。もうちょっと悩みを悩むことができやすいように、文句の一言もいいやすい薬にしていこうね」と言います。

苦しんでいる地域のほうが生きやすい

小澤——なるほど。悩みが悩めるように治療をしケアをし、彼らが共に暮らせるようにするというのはまったくその通りだと思うのですが、そういうことが許される地域なり社会かどうかという問題がやはりありますね。ケアの現場をどうするかという問題と同時に、それが地域なり社会なりに認められるかどうかはさらに大きな問題ですね。だから浦河のように——それは向谷地さんや当事者の方がたいへん苦労されてだいぶ変わっていったと思うのだけれども——、そういうことを受け入れてもらえる地域性は一方であったのでしょうね。

向谷地—そういう面ではむしろ、浦河の町のなかでは、べてるの評判の悪さは大変なものがありました。むしろ町の人たちが慣れてきた、という歴史でしょうかね。ただ浦河は漁師の町ですから問題が多すぎて、目立たなかったということもあるかもしれません。アルコール依存症でホームレスのような、浮浪者のような人がたくさんいましたから。

小澤——かつて京都では鴨川の河川敷にいろいろな人が野宿するように住んでいたのだけれども、いまはまったくいなくなりました。強制撤去させられてどこかに収容されたのだろうと思うんですけれども。たとえば浦河でやったのと同じことが京都のまん中あたりでできるかというと、なかなかむずかしいかもしれないな。そんな気はちょっとしますね。

向谷地—浦河から一緒に出てあちこちで講演すると、メンバーによっては二日目ぐらいになるとだんだんしんどくなってくるのですね。それが逆に浦河に近づくにしたがって落ち着きを取り戻してくる。あんなに調子が悪いと言っていたのが、浦河の町に入るとスッと当たり前の人になっちゃう。実家に遊びに行って次の日になったらもう幻聴がうるさくてうるさくてどうしようもないのに、浦河の町に入ってくると幻聴がスーっとおさまってくる。

小澤——ああ、それはありますね。私が医者をやっていた病院の二〇〇メートルぐらい手前にカーブがあるんですけれども、角を曲がったあたりで幻聴が消えると言うのですよ。

向谷地──安心できる場所なんでしょう。

小澤──地域について考えるときは、「これからは変わっていく」と、ちょっと楽観的にならないとぼくたちの仕事はできないのかもしれないですね。京都で二〇年ぐらい前に契約ホームヘルパー制度をつくって八〇人のヘルパーを置いたのですが、京都って自分の家に他人が入ってくることをあまりよしとしない文化でね、最初はだれも使わなかったんですよ。でも、五、六年ぐらい前にヘルパー制度発足十周年記念で講演したのですが、京都市内でいまは三〇〇〇人、介護保険制度が始まれば五〇〇〇人のヘルパーを置くと言っていました。十数年のあいだに京都の方もヘルパーを自分の家に入れることが文化として定着してきたんですね。

そういうふうに、どこかでぼくたちが「社会も変わる、地域も変わる、考え方も変わる」と思ってやっていかないとほんとうは駄目なんでしょう。「都会だから浦河のようにはいかない」とばかり考えてしまうと、先に進まないのでしょうね。

向谷地──べてるのメンバーが浦河の町に根づいていく基盤は、「町そのものが過疎で苦しんでいる」というところにあると思います。漁業関係者も競走馬の育成をしている人たちも、商店街の人たちもみんながじつは暮らしに苦労している。地域がかかえるそういう脆弱性みたいなものは、べてるにとっては幸いだったと思います。

小澤──いろいろ困ることをするかもしれないかもしれないけれども、べてるの住人も一つの地域の資源というか、プラスになるところもずいぶんたくさんある。

向谷地──いま浦河の大通りの商店街に、「ぶらぶら座」というべてるの活動拠点があるんですが、以前は本屋さんでした。メインストリートに再開発ビルを建てて、そこに商店街のみんながテナントで入った。でもそれを維持するのが大変で、テナントがいまもどんどん抜けていっています。

商店街は新しくなったのですが、みんな借金をかかえてしまって、どこもうまくいっていない。うつ病になる人たちも多い。ひとごとではない。「べてるの人どころかオレたち自身が大変なんだ」って。それがべてるが地域に受け入れられていく、溶け込んでいく大事なベースになっている気はしますね。

小澤――二十数年前、私が洛南病院にいたころ、長期入院の人をできるだけ地域に帰そうと考え、何度かお願いをしたけれどもどうしても受け入れてくれない家族もたくさんあってね。病院の周辺には新しいアパートが次々にできていて、古いアパートで入居者がなくなったところがたくさんあったのですよ。そういうところにお願いしたら「どうぞどうぞ、どういう方でも入っていただけたらうれしいです」と。生活保護をもらっているので家賃はちゃんと払いますとお話しして、引き受けていただいた。病院の周辺に一〇〇人ぐらい住んでおられましたね。その当時は訪問看護という言葉すらなくて、私たちがボランティア的に帰りがけにそういうアパートを次々にまわって、風呂の入り方から食事のつくり方、買い物の仕方とかいろいろ一緒に考えたことがあるのですけれども……。そうやってアパートに入れたということをいまちょっと思い出しました。

向谷地――浦河も似たようなところがあります。いまの若い人は新築の風呂付きのアパートにしか入らないですから、むかし高校生の下宿だったようなところが受け容れてくれますね。

小澤――そうそう。当時はみんな風呂が付いていないアパートに入っていて、なかなか銭湯に行ってくれないんだよね。だから一緒に銭湯に入りにいったことが何度もありますよ。
そのころ、病院では週二回しか入浴日がありませんでした。月曜日に行って、たまたま男風呂と女風呂を間違えたら、彼らは次の木曜日にしか行かないんですよ。長期に病院におられた方にとってお風呂は月曜と木曜なんですね。バイトで面倒をみてくれていた人が「先生、ちょっとあの人、病気が悪いんじゃないですか？　このごろ臭いですよ」と言われたので本人に聞いたら、風呂に入っていないと言う。「じゃあ、風呂に行こうや」と言うと「今日は金曜日だから違う日」って（笑）。それでもいいからって連れていって風呂に入ってもらったらにおいが消えて、またやさしく面倒をみてくれたことがありましたね。

「当事者の時代」と専門家

向谷地──話が戻るのですが、当事者が自分を語り、自分のなかにテーマをもってみずから対処をしていくという時代のなかで、専門家は何をしたらいいのか。今後、これが私たちの大きなテーマになっていくのではないかと思うんです。

小澤──はい、そうですね。

向谷地──小澤先生の書かれた本を読んでいても、私たちのなかの専門家像が変化を迫られるというか、むしろ本来のものに立ち戻るという感じだと思ったのです。

小澤──専門家は、少しお手伝いするという感じですね。だいたい私が書いたものは、医者じゃなくても書けるわけですから。医者であるということをカッコに入れないとかえって書きにくいですね。

向谷地──そこがこの世界でいちばんむずかしいところだと思います。二八年前にこの世界に入ったときに、私はまずその問題にぶち当たったんです。こんなにつきあいづらい人たちはいない。私自身のこころがかき乱されて、私自身が揺さぶられて、腹が立ったり。そんな掻きむしられるような戸惑いを、私自身が彼らとつきあっていて経験したんですね。これを乗り切らなくてはいけないと、彼らとあしかけ三年同じ屋根の下で一緒に住むということに挑戦したりしました。

そうやって私自身を対象化する作業をしたところから、彼らの対象化のお手伝いができる感覚が身についた気がしますね。つまり、彼らが自分が出会っている世界に対しての戸惑いだとか困難だとかを語る前に、じつは私自身の戸惑いをどう対象化するかという作業が必要でした。

小澤――よくわかりますね。私はどちらかというと、統合失調症の人と出会ったときは、ぼくといっしょやなという気がしました。ですから、かえって対象化できなかった時期があったのです。

向谷地――私が駆け出しのころは、「当事者との距離をとる」とか、「専門家としての構え」とか「距離感」とか、いろいろなものをガチガチにもちながら現場に入ってきました。だけどそれがすごく居心地が悪くて……。巻き込まれてはダメだとか、転移をおこしてはダメだとか、なんかいっぱい鎧《よろい》を着せられて現場に入ったけれども、なにか変だぞという感じがあった。それが一緒に暮らしてみたときにはじめて「ほら、同じじゃないか」とあらためて自分のなかに感じられたんです。

小澤――私も自分の家にしばらく患者さんを泊めたりしていたのですけれどもね。……ただ、どうですかね。おっしゃる意味はよくわかりますが、でも、やっぱり関西人風に露骨に言うと、われわれは彼らとつきあうことでお金を儲けているし、生計《たつき》を立てている。彼らはお金を払っている。距離を自分がとるかとらないかというよりも、現実にはすでにそういう関係がありますよね。だから、社会的な関係を無視して「一緒だ」という気にはぼくはあまりなれない。逆にいうと、その社会的な関係を自覚するための言葉でしかないと思いますよね、距離っていうのはね。

向谷地――私は学生時代、神谷美恵子の本をよく読んでいたんですが、病んでいる人たちの現実を「わたくしごと」として向き合っていく感覚が強いですね。彼女の詩に「癩《らい》者に」という作品があるのですが、それは、ハンセン病の人を目の前にして「なぜ私でなくあなたが――あなたは代って下さったのだ――」と、ひざまずくような感じの詩なんですね。

その人の現実を自分の現実として取り入れようとするなかで、同時に医者であろうとする姿を感じます。そのことを私は、小澤先生の本を読んでいてもすごく感じるのですね。患者と呼ばれている人たちの現実を、「それはあなたの現実だ」と切り離すのではなくて、ちゃんと自分のなかに取り入れながら、なおかつ専門家であろうとしている。私たちはそれをしばらく忘れているのではないかという感覚がちょっとあったのです。

小澤――私はまったく学問をする人間ではなくて、どうすれば彼らが生きやすく、暮らしやすくなっていただけるのか、われわれはそのために何かすることはないのかといつも問いかけながらやってきて、それを文章にしただけなので……、そうとしか言いようがないのです。ただ、おそらく、いままでの専門家幻想をいっぺん壊すという作業は必要なのでしょうね。

もう一つは、当事者研究のところで向谷地さんがチューター的にかかわっておられる姿勢をみて、ああいうことはやっぱり専門家としてやらなくてはいけないことなのかもしれないという気はしましたね。自分のいろいろな症状に対してうまく対処する方法をみつける。それを発表して、みんなになるほどと言ってもらって、聞いているほうも似たようなスキルを見つけだす。そういうことは彼らはできるわけですが、ただいろいろな人の経験を吸収して、そういうものを一つの物事の考え方としてまとめていく作業は専門家でないとできないところもあるのではないでしょうか。

いまわれわれに求められているのは、たとえば心理検査や診断技術のように、学会で発表するような抽象度の高いものと、事例報告との中間みたいなものじゃないでしょうか。いろいろな事例を体験しながら、抽象化しすぎない範囲で、現場で活かせる物事の考え方を見つけていく作業ですね。それが向谷地さんや私のように、現場から離れず、現場での体験を基盤にして物事を考える人間のつとめだろうと私は思っています。そこが案外欠けているところかなという気がします。

認知症と統合失調症——コーピングをめぐって

——(司会) 向谷地さんは先ほど、統合失調症の人には「自分が自分になることへの恐れ」があるとおっしゃいました。一方で小澤さんはご著書のなかで認知症を「私が私でなくなっていくことの苦しみ」と表現されていますね。

小澤——向谷地さんの本やビデオを見せていただいて、統合失調症の方はいまでも自分が自分であるということが確信しきれない何かをかかえている人たちだと感じました。おそらく発病までもそうだったのでしょう。「私って何?」という問いはだれもがもっているといえばそうなのですが、彼らはとくに「私は私である」ということをめぐって、ひじょうに不安定な方だった。それが発病して、いろいろな症状をかかえて、その症状をいわば他者として、あるいは対象としてつきあうことではじめて、「私」がはっきりしてきたという感じがするんですよ。だから幻覚・妄想が全部なくなってしまって、生身の他者とつきあうことしか自分に残されていないということになると、大変でしょうね。「治ることへの不安」はそのあたりにもあるのだろうと思うんです。

一方、認知症の人はいったん「私」ができあがって、それが壊れていく人たちですよね。だから「壊れていく私」にどう対処するのかがテーマだと思います。やはり、「できる私」にこだわりつづける人が多いのです。

向谷地——認知症は喪失していくなかでの葛藤だとしたら、統合失調症の人はこれから築き上げていくプロセスのなかでの葛藤ですよね。

小澤――そういう意味では、向谷地さんのやっていることはちょっと子育てに似ている。

向谷地――いや、ほんとうにそうなのです。子育て、ある種の教育。

小澤――傍らで彼らが育つことをお手伝いするという感じですね。「育て」の感じがぼくにはすごくしましたね。統合失調症の人は、「私」が少しずつ育っていってコーピング（対処行動）できるようになる。それに対して認知症の人はあったものが壊れていく。必死にもとの自分にしがみつこうとしますから、空回りしたり失敗したりするコーピングが多いのだろうと思います。

おそらく統合失調症の人でも失敗したコーピングはいっぱいあると思うんです。でもその失敗から抜け出して缶コーヒーを置くというのは、成功したコーピングですよね。認知症の人は、やはりそのようにはなかなかうまくいかない。

――認知症の人はコーピングの悪循環に陥りやすいのでしょうか。

小澤――失敗したコーピングによって、家族なりケアスタッフに排除されてしまうということがあるのかもしれない。だから保護的になりやすいのかもしれないですね。

ただ、そこで保護的にばかりなっていると失敗したコーピングが広がっていくことがあるのでね。向谷地さんも言っているように、向かい合って自分なりの方策というか、統合失調症の人が見つけられた道をぼくらも探さないといけないと思う。

向谷地――さっき例にあげた体感幻覚の青年も、むかしは急に怒鳴ったり、壁に穴をあけたりしてみんな困っていたわけです。ただ、彼は彼なりに「対処＝コーピング」しているのかもしれない。そう言うと、まわりの仲間たちもわかってくれるんですね。それを本人にも言うのです。本人は「怒った」とか、「壁に穴をあけてしまった」とか、自分のあやまちとしてその行動を語るのですが、「違うんだよ、一生懸命に対処しているんだよ。でも、いまの自分の対処に満足しているかい？」

と聞くと満足していないと答える。それじゃ、違う方法を一緒に考えよう、というところから始まる。そこでさっきの缶コーヒーみたいなことを、本人がだんだんと見つけ出しはじめる。認知症も基本的にはそのスタンスなのではないかと思うのですけれどもね。

小澤――そうなんですけれどもね。たとえば弄便《ろう》はあきらかにコーピングですからスタッフにそう言うと「コーピングだというのはよくわかる。でもほんとうに臭いです」と。家族の方は「いろいろなことがわかったとしても介護が楽にはなりません」と言われます。

そのあたりはね、失敗したコーピングをだれがどう引き受けるかという問題だと思うのです。認知症の場合は、それがなかなかむずかしいのです。失敗してそれに対してまわりが反応を起こして、本人がますますいじけてしまって、また新しい変なコーピングにいたる。その悪循環からどう抜け出させるかはありますよね。

向谷地――ちょっとしたことでうまく行くことがあるんですけどね。

少し楽になる、それがすごい

小澤――そうですね。三日前に佐久病院に友人がいるので講演に行ってきたんです。ある男性が質問に立たれて、それを聞いて私は感動しました。九二歳の男性で、かくしゃくとしておられる。「先生は〝虚構の世界〟と言われましたが、あれを〝真実の世界〟と言い直してください」と言われたのです。たしかに認知症の人とまわりの人が生きている世界はぼくも〝真実の世界〟だと思っているのですが、やはりいまの世の中ではどうしても足をすくわれてうまくいかないことがあるでしょう。そういう意味で書いたのであって、気持ちのなかでは私も〝真実の世界〟だと思っていますと答えましたら、その方もよくわかってくださった。

その九二歳の男性が八八歳の認知症の奥様を看ておられて、「先生の本を読んで弄便はどういうものかよくわかりました。弄便しているかみさんの顔が観音様に見えて拝むのです」と。そういう話を聞くと、この人はすごいと思うのね。

その方は介護日誌をつけていて、奥様にモナカを差し上げると、中のあんこばかり食べる。中だけ食べて皮を残したらいけないと言うと、奥様は「これはモナカじゃなくて（皮だけだから）モカモカ」と言ったのだそうです。「うちのかみさんのセンスはすごい」と書いてあるんですよ。ぼくは感動して、その方に握手してくださいって言って帰ってきましたよ。

――だけど、弄便の問題自体は解決していないんですよね。

小澤――そう、少し楽になる。その「少し」というところが、じつは大きいのです。

向谷地――現実は何も変わっていないのに、問題が「解消」されている感覚というのはとても大事です。私がかかわっている若い統合失調症の女性はいわゆる「サトラレ」で、自分の考えがみんなに伝わってしまうということでずっとひきこもっていたのですが、彼女といま当事者研究をやったり講演活動とかを一緒にやっているんですね。

小澤――「サトラレからサトラセへ」ですね［★3］。あれはおもしろかったな。

向谷地――あの彼女なんですが、最近話していてまた新しいのがちょっと見えてきた。サトラレというのは、「私はだれにも知られていない。だれにも存在を認められていない」という恐怖感、孤独感が募ってきたときに「自分を勝手に他人のなかにお邪魔させてしまう」ことだったたんです。勝手

★3　吉野雅子「サトラレの研究：〝サトラレ〟から〝サトラセ〟へ」、『精神看護』二〇〇五年九月号

に他人のなかにお邪魔するのだから、自分が考えたことが全部その人のなかで居座ってしまうわけです。それを「サトラレている」と彼女はつらさを訴えるんだけど、勝手にサトラセているんですね。みんなと話し合っているうちに「勝手にサトラセて、もっともらしくサトラレる」という言葉が出てきた（笑）

向谷地——そういう感覚がみんなに共有されることで、彼女のつらさの中味がすっかり変わってしまっている。落ち着いた感覚で今日もサトラレている。

——「サトラレサイン」がおもしろいですね。

向谷地——サトラレ感覚があったら親指を突き立てるんです。それがサトラレサイン。私たちはそれをみたら「わかってるよ」と同じく親指を出す。へこみそうだというときには親指を少し倒すとかね、すごく大変なときはダブルで両手でやるとか。いろいろなバリエーションを彼女とつくっています。

小澤——こんなふうにして、起きていることをどう物語化するか、どう語るかという作業がますます大事になってくる気がします。

いまちょっと思ったのですが、おそらく彼女にしてもほんとうの自分のしんどさ、つらさ、思いが言葉にした途端にちょっと違うという感じがいつもあるのだと思うんです。言葉にすることで抜け落ちてしまうものもたくさんあるけれども、言葉にすることで少し耐えやすくなるということもあるんじゃないでしょうか。

向谷地——それと、サインにすべてのものを象徴化して預けているのが大きいのでしょうね。一言ずつ語って「わかったかい」ではなくて、オッケーってサインを出すことによって、この親指にすべてをドンと預けちゃう。

小澤――サトラレ、サトラセにしても幻聴にしても、彼らの感じているものはもう少し深くてしんどくて絶望的なものなのを、そのしんどさを言葉だけではなくて、その裏に潜むものを含めてサインで表すんですね。それを向谷地さんがわかってくれるから効くわけで、ぼくらが行ってサインをしてもそれは駄目でしょうね。

向谷地――見ず知らずの人、自分が話したこともない人とサインをやっても効き目がないと言っていました。

――サインっておもしろいですよね。言葉以上のものを一瞬して伝えられる。

向谷地――言語化することがむずかしいメンバーもいるんですね。そういうメンバーに対しては、その人自身のつらさを象徴化するものを見出して、それで「わかったよ」というようなかたちにすることを模索しはじめました。いちいち詳細につらさを聞いていって理解したというのではなくてね。象徴的に預かったり、やりとりする。そういう身体的なものが介在することが大切だろうと思うんです。

小澤――きっと、言葉を超えたしんどさがあるのでしょう。だけどそれを言葉に変えたり、サインに変えたりすることで、ようやく自分のしんどさを対象化できる。そういう道なんでしょうね。

向谷地――現実の困難さは少しも変わっていないのに、それで楽になれるんです。

滝川一廣×小澤勲

情動・ことば・関係性

二人の出会い

小澤――のっけから変なことを言いますが、滝川先生は本の写真を見てもこうして実際にお会いしても、カッコいいですよね。

滝川――ありがとうございます（笑）

――（司会）昔から、お互いにご存知なんですか。

小澤――ええ、そうです。むかし「反自閉症論」ともいえる本を私が書いたときに――かなり政治的な背景があって書いた本だったのですが――、滝川先生に「こんなことを考えても、臨床的に何の役に立つんだ？」と批判されたんです。それが私にはだいぶこたえてね。以来、自分の臨床体験にもとづかない文章は書くまいと思ったんです。そういう意味で滝川先生にそう言っていただいたのが、私のひとつの転換点でした。

ただあえて弁解をすれば、以前、滝川先生が、反社会性人格障害について書かれていましたよね［★1］。先生のお考えは、犯罪をおかした人を「人格障害」というカテゴリーに押し込んで安易

滝川一廣（たきがわ・かずひろ）

1947年名古屋市生まれ。名古屋市立大学医学部卒業後、同病院精神医学教室に入局。岐阜精神病院に赴任後、同教室に戻り木村敏教授、中井久夫助教授のもとで助手をつとめる。その後、名古屋児童福祉センターなどに勤務。99年より愛知教育大学、03年より大正大学人間学部教授。
主な著書に、『家庭のなかの子ども　学校のなかの子ども』（岩波書店、1994年）、『「こころ」はどこで壊れるか』（共著、洋泉社新書、2001年）、『「こころ」はだれが壊すのか』（共著、洋泉社新書、2003年）、『「こころ」の本質とは何か』（ちくま新書、2004年）、『新しい思春期像と精神療法』（金剛出版、2004年）などがある。

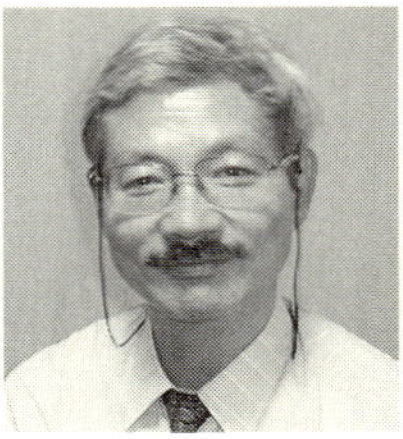

に精神医学化するのではなく、むしろ「社会」に差し戻すべきだ、ということだったと思います。

滝川――はい。

小澤――あれを自閉症に置き換えて語っていたという感じがあります。あの当時、何人かのすばらしいお母さん方が、普通学校の普通学級でいろいろな子どもたちと交流させたいという気持ちでいわゆる就学闘争、そのあとは市役所などへの就労闘争がありました。私自身がそれに噛んでいたということもあるでしょうね。治療とか障害とか病気というより、つまり医療に取り込むのではなくて、むしろ教育の畑で考えたいという気持ちがあったのかもしれません。

そのあとも滝川先生のお仕事には注目していました。最初は中井久夫先生の『精神科治療の覚書』（日本評論社）でコメントを書いておられたのを読みました。ていねいな診療をなさっているのだなあと思いました。その後もいくつか読ませていただきましたけれども、洋泉社の……。

滝川――佐藤幹夫さんとの対談ですね。

小澤――そうです。『「こころ」はどこで壊れるか』『「こころ」はだれが壊すのか』というあの二冊が、ほんとうにおもしろかったですね。最近また『「こころ」の本質とは何か』（ちくま新書）を読ませていただいて、視点が非常にはっきりしているというだけじゃなくて、エキサイティングですよね。「巻を措くにあたわず」というぐらいに、ちょっと圧倒されて読みました。

★1　「反社会性人格障害は医療の対象か」、『精神看護』二〇〇三年一月号。ちなみにこの論文はこう始まっている。
《「がきの折から手癖が悪く、抜け参りからぐれだして、旅を稼ぎに西国を……」とおのれの悪行をとうとうと口上するのは、ご存知、歌舞伎『白浪五人男』の忠信利平である。彼の口上をＤＳＭ－Ⅳにあてはめれば「反社会性人格障害」の診断が当てはまる。どんな診断か見てみよう。……》

滝川――恐縮です。

小澤――これを読みかけたときに村上春樹の小説を読んでいたんですが、村上春樹はちょっと置いておいて、と。

滝川――村上春樹に勝ちましたか（笑）

――滝川先生は、小澤先生におっしゃったというコメントは覚えていらっしゃいますか。

滝川――いや、あまりはっきり覚えていません。失礼なことを、若気の至りで……。

小澤――いえ、とんでもないです。そのあとは自分の言葉が見つかるまでは書かないと思い定めました。自分の臨床にもとづいたことしか書かないと決めたんです。それは滝川先生のおかげです。

滝川――……なんだか、そんなこととは夢にも思っていませんでした。

私が小澤先生の本を最初に読ませていただいたのは『幼児自閉症論の再検討』です。その本のうしろに自己批判を載せておられましたが［★2］、そんなに自己批判される必要はないと私は思ったんです。

自閉症の子どもたちのなかに何が起きているのか、この子どもたちはどんな体験のなかを生きているのかという視点に立って書かれておられましたよね。それはとても教えられたし、そこからいろいろ見えてくるのです。だから同じ本の末尾でそれを自己批判して捨てちゃうというのは、ちょっともったいないんじゃないかと思っていました。

小澤――ありがとうございます。あの本におさめた論文は児童精神医学誌に二回に分けて掲載したもので、自閉症を「発達性認知障害」と考えたわが国ではじめての論文でした。その当時の学界は、自閉症は最早期発症の分裂病（統合失調症）か、人格障害かという論争だけがありました。その後、「自己批判」を付して発刊したのです。しかし、冒頭に申し上げた本は、その自己批判を踏まえて書いた『自閉症とは何か』（絶版）という分厚い本に対してだったと思います。あのころは自分の言葉というよりは、運動のなかで「どういう文章を書くべきか」という発想が非常に強かったですね。だから、あんなことになったのだと思いますね。

滝川——あれは最初『精神医療』という雑誌に載せておられましたね。それを私、コピーを取りながら一生懸命に読んだのですが、最後に手を入れられて『自閉症とは何か』にまとめられた。それこそ一気に読ませていただきました。とてもよくわかったんです。

ただあのご本は、それまでのさまざまな自閉症論のマイナス点ばかりを全部拾っている。ご批判されたとおりのことがたくさんありますけれども、私はそれをちょっとひっくり返してみたかったんですね。「たしかにいろいろ欠陥があったり、間違っていたりするけれども、ある時代時代にそれが広く受け容れられてきたからには、何か意味がある。的を射抜いていないまでも、どこか的に当たっている部分があったから受け容れられたはずで、それは何だろうか」と。そちらのほうも見ないと臨床につながらないと感じたのです。

認識は遅れる

小澤——滝川先生は『「こころ」の本質とは何か』のなかで、村瀬学さん（同志社大学教授・児童文化論）の

★2 『幼児自閉症論の再検討』の巻末に掲載された小澤氏自身による「解説」には、次の文章がある。《「解説」を終えるにあたって、私は適当な結びの言葉をもたない。このようなかたちで出版することの意味を最後まで確信できぬまま上梓してしまったが、私にとっては私の再出発を手さぐりする原点に立った思いである》

「認識とは、そもそも遅れるものだ」という言葉を引用されていますね［★3］。あれは名言、明察だと思うのですが、そのような考えから見ると認知症の「知的機能の崩れ」は、どのようにとらえられるのでしょうか。それを今日はお聞きしたいと思っていました。

滝川——まず、「なんで認識というのが崩れるのだろうか」という問題がありますね。小澤先生も書いておられますけれども、情動のほうは崩れないんです。同じように脳細胞が衰えていくのなら情動のほうだって崩れても不思議はないのに、そちらは残って、認識のほうが崩れていくのはなぜだろうか。

私の考えでは、たぶん、認識というこころの働きがそれだけ社会的・文化的につくりあげられてきたものだからだと思います。その意味で歴史の層からいえば新しい。それだけ歴史の風雪に耐えていないわけです。つまり、土台が浅いから崩れるんだろうと。

発達障害もそうですよね。われわれが何の遅れを見ているかというと、けっきょくは認識レベルの遅れであって、「情動発達の遅れ」ということはないですものね。これは小澤先生が『自閉症とは何か』に書いておられましたが、自閉症の子が、学校のある男の先生と女の先生が仲がいいのを嫉妬しはじめたと。まわりの同僚はだれも気がつかなかったけれども、その子がまっさきに「あやしい!」って（笑）

小澤——実際、二人は結婚した（笑）

滝川——そういう微妙な情動を、きちんとキャッチする力がある。ただ、それを社会的認識として、社会的な言葉や文脈でとらえるのが遅れるだけなんですね。

認識というのはそれだけ新しいものというか、いわば人工的なもの、人間がみずからつくりあげたもので、基盤は弱いんだろうと思うんです。だから遅れるときはまずそこが遅れるし、何か負荷がかかって壊れるときには、そこから壊れはじめるんじゃないだろうか。そういうふうに、とりあえずは考えています。

小澤——発達の「層」ですね。たとえば一歳の子どもは、まだ言葉はほとんどないのに、感情のほうはいろいろと複雑に分岐しています。認知症というのは単にそこへの逆行とは思いませんけれども、認知のレベルと感情のレベルとのあいだに〝ギャップ〟があるのは同じだと思います。それを「新しい層」「古い層」と言われると、なるほどなあと思います。

滝川——人間の認識というのははじめから脳の中に入っているものではなくて、後から社会的に「これは何々である」と学習されてくるものですね。

小澤——遅れてやってくるんですね。

滝川——まず情動的なつながりがあって、その情動的な交流を通して認識は獲得される。

発達過程からいってもそうですよね。「認識があって情動が生まれる」のではなく、「情動が先にあって、いろいろな人との関係のなかでしか認識は獲得できない」といえると思います。

★3 『「こころ」の本質とは何か』(九一—九三頁)より。
《……このように、すでに歴史的に長大な時間をかけて磨きあげられて現在に至った社会的・文化的な(つまり規範的な)認識の世界を、生まれてきた子どもはほとんどゼロから遅ればせにキャッチアップしてゆくわけですから、追いつくまでに時間がいる。つまり、子どもたちがまわりの世界を知ってゆく歩み、認識の発達とは「おくれ」を必然的にはらむのであって、一方に遅れない正常な子がいて、他方に遅れる異常な障害児がいるというわけではない。だれにとっても理解(認識)とは「おくれる」のだと村瀬さんは主張しています。ただ、その「おくれ」には相対的な個人差があって、遅れがとりわけ大きな子を「知恵おくれ」とか「精神遅滞」と呼んでいるに過ぎない。それ自体はなんら病的な「異常性」ではなく、人間の理解(認識)というものの普遍的な本質なのだということですね》

小澤――認知症についていえば、歴史的にみてもあるいは発達的にみても「後からつくられたものが先に崩れる」ということでしょう。……明快だなあ。

▒名前は忘れても人は忘れない

――具体的なケアのレベルでいうと、そのへんはどうなりますか？

小澤――知的な崩れにあまり焦点を当てすぎると、きついんじゃないかと思いますね。認識が崩れても「関係性」「つながり」は崩れていないのだということを十分にわきまえないと、ケアできない。そういうことでしょうね。違います？

滝川――見当識障害も、まず時間からきて、それから空間で、人はいちばん最後ですね。

小澤――そうです。最後ですね。

滝川――時間というのは、人間だけが勝手につくって共有しているものですよね。そういうものが、わりに壊れやすい。

小澤――なるほど。だから、たとえば夜中に起きてきて「ご飯」と言ったり、季節を間違えて夏なのに冬物を着たりとか、時間からまず崩れる。次に、自分がいるところがわからなくなるというようなオリエンテーションが崩れて、人についての認識は認知症が深くなってからでないと崩れない。そういう順序ですね。

人の名前がわからなくなったりしても、「とても親しい人だ」ということはどこかでわかっています。「あんた、だれやったかなぁ」と言いながら、たとえばスタッフに対するときと、ご家族に対するときでは全然違う。家族はそのことですごくショックを受けるんだけれども、私たちから見ていると、スタッフに対するときの表情と、「あんた、だれやったかなぁ」と言いながらも、長年慣れ親しんで、なじんで、やさしくしてくれている人──それが連れ合いであろうと子どもであろうと──への表情とは全然違いますよ。やはり、時の重なりには負けるなあ、と思うんです。

小澤──人そのものがわからなくなっちゃうわけではないんですよね。

滝川──そうですね。お連れ合いを「この方はどなたですか」と聞いたら、「いつもお世話になっている人です」とか言うんですよ（笑）。それでお連れ合いは「私の顔も忘れてしまって！」とショックを受けるのです。でも、いつも世話になってる、という感じはたしかにお持ちなんです。だからご家族がそういうふうにショックを受けられたら、説明しなければいけません。「たしかにあなたがお連れ合いであることは、おわかりにならなかったのかもしれないけれども、あの方の笑顔を見ていると、あなたがとてもやさしくしてくれる人であるとか、長年、一緒に暮らしてきた人だということはわかっておられます」と申し上げます。

でもねえ、そうは言ってもやっぱり家族の大半は、いまの世の中の枠組みで生きてますから、そういう説明だけで「それだったらいいですわ」とは、なかなか言うてくれませんけどね。

▒病気か、地続きか

小澤──まあ私たちも名前なんかは忘れますよね。でも、顔は忘れないでしょう？　顔は思い浮かぶけど、「あの人、何さんだったっけ？」って（笑）

滝川──ぼくはがんの脳転移があって、全脳照射をしてラジオサージャリーも受けて、そのあとまた再発しましたので、そのあたりでぐっと認知レベルが落ちましたね。車の運転も下手になりました。むかしは縦列駐車なんてわりと得意だったけど、もう駄目や。

滝川——ご本のなかで、アルツハイマー病はパソロジカル（病理的）な問題で、年をとってだんだん記憶力とか精神機能が落ちてくる自然の老化とはいちおう違うものだととらえておられますよね。でも一方で、やはりどこか連続性があるんじゃないかともおっしゃっていますね。

小澤——そうです。お年寄りにほぼ共通する不自由と、かなり認知症独特の不自由までのあいだには違いもありますが、おっしゃるようにたしかに連続性もありますね。それは間違いないと思います。だから認知症を「老いの一つのかたち」だと考えてもぜんぜんかまわないんですけれどね、「アルツハイマーは病気だ」という言い方を私がしているのは、……変な話ですが、そうでないとアリセプト（認知症改善薬）も使えませんしね。「どうしても病気だ」と強く言い張ろうとは考えていませんが、やはり病気、障害として見定めるということをしておかないと、介護保険もうまく使えないということもあります。

そういうポリティカルな、あるいは実利的な問題もありますが、やはりその衰え方が違う。認知症には特有の不自由もありますから、ケアに工夫が要求されるという課題もあります。それに、認知症が進むとどんどん身体を巻き込んでいって、ときにはけいれん発作まで起こして姿勢反射も失われ、立てなくなるということもあります。アルツハイマー病をかかえた人と、かかえていない人の生命予後は、統計的にも明らかに違いますから。

滝川——たとえば知的障害も、いわゆる「正常発達」と連続性があるけれども、やはり重い知的障害になると同じようには生きていけない。社会レベルでハンディキャップを強いられる。だからそれを「障害」という概念でとらえて援助やサービスの対象にしていかないと、けっきょくはやっていけない。それと同じように考えることができるでしょうか。「そういうふうに考えないといまの社会のなかではやっていけない」ということですね。

小澤——ええ、私もそう思います。これは向谷地さんとの対談（→ p.044）でも言いましたが、信州の佐久病院で講演をしたとき「先生はケアの世界を〝虚構の世界〟と書きましたが、あれを〝真実の世界〟に書き換えてください」と言われてね。

ほんとうにそのとおりなんですけれども、彼らが生き生きと暮らせる状況——豊かで、ゆったりとしたケアの場——が社会全体のものになるかというと、なかなかそうはいかないですよね。いつもそこで足をすくわれる。

たとえば、施設で物集めをしている人がいて、それはそれで済んでいたんですけど、ほかの人の持ち物も集め出して壊したり破いたりすると、そのご家族からすごい文句がくるようになる。物集めしないように見張るようなケアをすることにどうしてもなってしまいました。「見張るのではなくて、なんとかみんなで、彼女の寂しさみたいなものをサポートするケアをしてみよう」と言って、しばらくはうまくいったりしたんですけど、また崩れてしまったり。なかなか大変でした。

滝川——その問題は、発達障害といわれている人が社会のなかで生きていくときに、どうしてもぶつかることでもありますね。

小澤——『物語としての痴呆ケア』に書いてくれた柳誠四郎君というきわめて優れた人——ぼくの古くからの友人ですが——が、ぼくらが見ても見事だなと思うくらいにすばらしい自閉症者の施設をつくっています。それまでどこへ預けても人を殴ったり壁をぶち壊したりで大変だった人たちが、全県から集まっているんです。全個室で、しかもスタッフはほとんどが大学を出てすぐという現場の経験のない人たちです。最初は木造だから絶対にすぐに壊れるわと思っていたのが、実際には何のトラブルもない。

ぼくが柳君に「すばらしいなあ」と言ったら、「小澤さん、それは違うんや。お互いに迷惑をかけあわないと豊かな社会じゃないんや」と言うんですよ。「だからここを出発点にして、社会で生きられるようにしたい」と。すばらしい！ でも、そこで獲得したものを地域にもってかえってうまくいくかというと、そう簡単にはいかない。

個別性と共同性

——小澤先生がコミットされていた「反精神医学」という観点からすれば、生きづらさの原因を個体のほうではなく、環境のほうへ求めていくことになるのでしょうか。

小澤——「個体のほうへ求めすぎるのではなく」ということですね。それまで本人のさまざまな問題だけを追究してきたけれども、その人がどういう暮らしをしているかによって、不自由のあらわれ方が全然違うんじゃないかと。

滝川——反精神医学の場合、本人の外にある環境のとらえが少し狭いという感じがします。政治的環境、あるいは経済的環境といったものに限定しすぎているので、それを押し進めていくと窮屈な一種の倫理主義になってしまったり、政治主義になってしまって、身動きがとれなくなってしまう。

小澤——そのとおりです。

滝川——私たちのこころの働き自体が、社会的・共同的なもので、その社会的・共同的なものをヒトという個体が脳の中で一生懸命やっているわけだから、そこにはやっぱり無理もある。その無理の結果として精神障害という、ある〝在り方〟が生じてくる。そういうふうに広げて考えたほうが、いいんじゃないでしょうか。

――「社会性」というのを政治・経済的なものを越えてもっと広くとらえていこうと。

滝川――私たちのこころの働き自体が社会的、あるいは共同的・関係的なものですから、それは生物学レベルでいえば無理がはらまれていると思うんですよね。こんな生き方をしている生物、ほかにいないでしょう？

その結果として、ほかの動物がもたないような文化というか文明を築きあげて地球上に勢力を拡大して威張っているんだけれども、それにはツケがある。

小澤――「いつから〝私〟になったんだ？」と言われれば、生まれてすぐに「私は私」になったわけじゃなくて、つながりというか共同性がまずあって、それを基盤にして「私は私」になった。ところが、個別性と共同性とが乖離して、非常に不自由なものが生まれてきた。それが人間が本来的にもつ「こころの不自由」だということですよね、大雑把にいうと。本来、人間というのはそういう矛盾を生きているのだから、そこにまず碇《いかり》を下ろしてものごとを考えないと駄目だよ、ということですね。

――小澤先生は冒頭で話題にあがった本を書かれていたころは、個別性と共同性は二項対立的な感じでしたか。

小澤――はっきりと二項対立的としてもっていたわけではないけれど、やはり運動に巻き込まれていると「社会が変われば人間も変わる」というような感じが強かったのかもしれませんね。でも、ほんとうにそんなふうに思っていたのかと言われると、わかんないですよ。だからもう一度臨床に沈潜して、基本的なものごとから考え直さないと、「とうていこのままではやっていけないな」と、どこかで感じていたんですね。

――そのときに、滝川先生の言葉が……（笑）

小澤――ほんとうにそうです。そういう意味ではありがたかったですね。

――先ほど、「知的な面は駄目になっても情動面は残っている」という言い方と、「関係性は残っている」という言い方が二つあったのですが、情動性と関係性という言葉をどう整理すればよいのでしょうか。

小澤――情動性と共同性あるいはつながりは、ほとんどイコールである、とぼくは思ってるんですよ。本人自身の情動というのがあるかもしれないけど、情動というのは共同性のなかで育つので、ほとんどイコールみたいに私は思っています。どうでしょう、そのあたり。

滝川――われわれが赤ちゃんをあやすときには、もうほとんど情動が共有されてますよね。「どちらがどちらの感情」と別々に起こってくるのではなく、そこで一体的な情動の共有が起こっている。これが人間の共同性なるもののベースですね。知的・意味的な関係は障害されることがあっても、情動性による関係は生きつづけるということです。

人間はオギャーと生まれたときから、サポートを受けていかなきゃ生きていけない。そこから人生が始まる。つまり「共同的な存在でないと生きていけない」というふうに、人間は最初からできています。共同性というのはそれだけ根が深いものなのでしょう。

小澤――一方で、人は個別性を生きています。自分の身体に閉じ込められていると言ってもいいでしょう。ほかならない自分の身体を生きているわけです。それを浜田寿美男さん（奈良女子大学教授・発達心理学）は「本源的自己中心性」とおっしゃっています。

滝川先生もそのことをずっとおっしゃっていますね。ほかならぬ自分の身体をもって生きている。しかし一方で、共同性を生きざるを得ない。その矛盾が、さまざまな人間の不自由を生んでいるということですよね。

滝川——もちろんイヌでもネコでも一個の身体で生きているわけですけれども、人間に比べると相互依存の度合いが少なくて、とても早い段階で自立してゆきます。人間ほど共同的でなくても生きていける。その意味で、単独性が高いですよね。まあペットぐらいになると人間との共同性の世界に入ってきちゃって、しつけなんかされちゃっているわけですけどね（笑）

発達障害と認知症

小澤——滝川先生はいま、自閉症についてはどんな治療・ケアを考えておられますか。

滝川——認知症と共通の問題だと思うんですが、やはりベースには大きな「不安」がありますよね。自閉症ではみんなが共有している世界のなかへ入ってこられないわけで、わからないこと、対処しきれないないなかで彼らは生きていかなきゃいけない。知的障害の場合はまだ、そのなかで人を頼る術《すべ》を知っている。そのぶん少し安心して生きられるけれども、自閉症の子どもは、そのなかをいわば極めて自立的に生きていかなきゃいけない。孤立無援なわけです。本人は「孤立無援」という概念さえもっていないけれども。その「きつさ」をかかえて、不安と緊張のなかを生きているというところがある（自閉症、知的障害などの諸概念の関係については次頁の図参照）。

——「依存下手な人が認知症になりやすい」というのと、いまのお話は近いんじゃないですか。

小澤——いや、私が書いたのは「認知症をかかえたときに人に身を任せることができない人だとさまざまな症状や問題を起こしやすい」ということであって、「自立的な人が認知症になりやすい」というわけではないです。

滝川——人に依存したり、人に支えを求めるというのは、けっこうむずかしいことですよね。

（図 a）

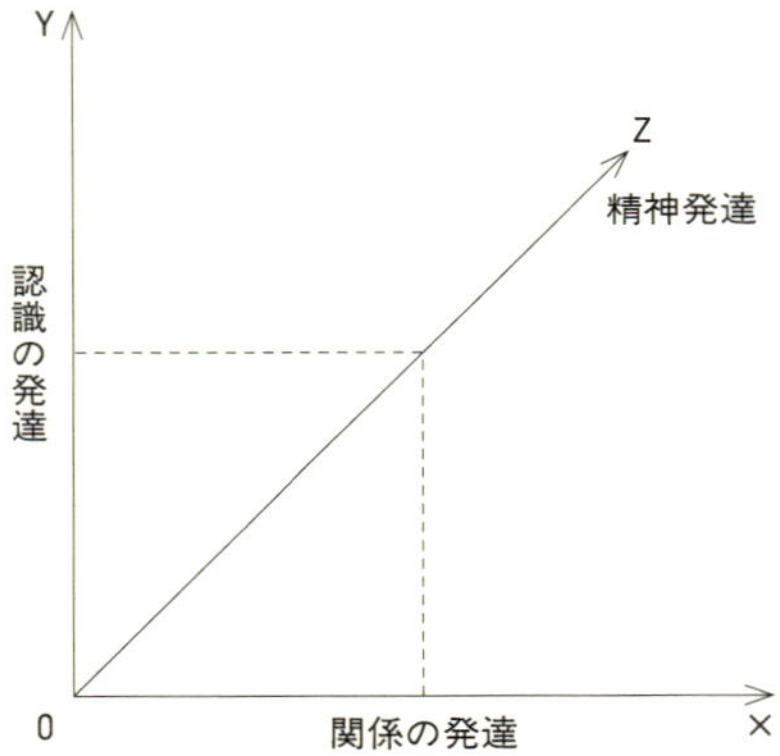

（図 b）

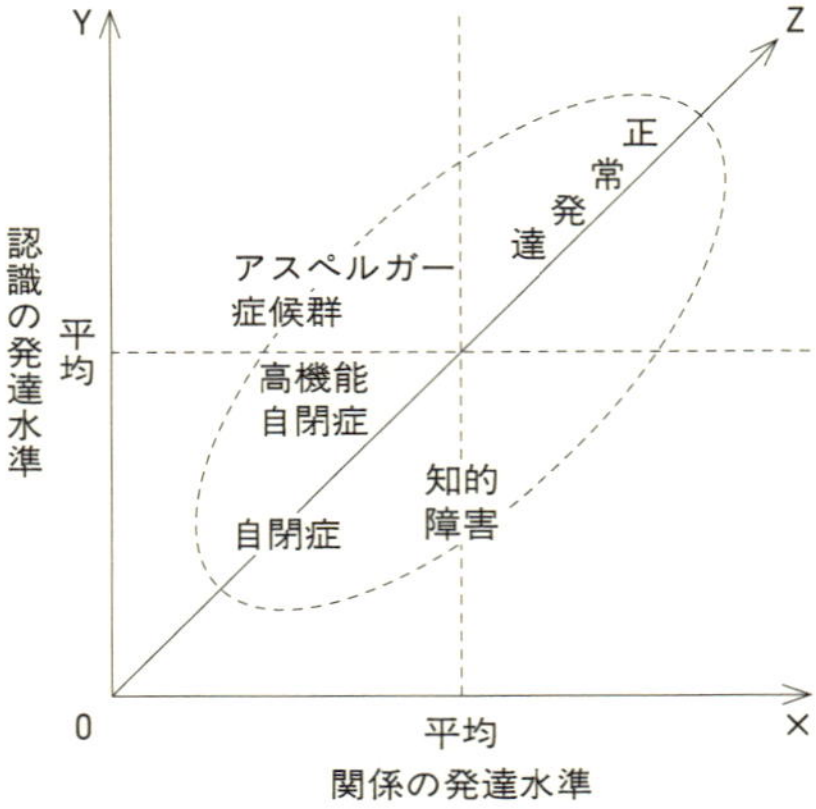

精神発達は二つの歩みからなっています。一つは胎内にいるあいだはまったく未知だった人間世界に産み落とされた子どもが、その世界を知ってゆく歩みで、これを〈認識（理解）〉の発達と呼びます。もう一つは胎内ではまったく未交流だった人間世界とかかわり（交流）を深めてゆく歩みで、これを〈関係（社会性）〉の発達と呼びます。〈認識〉と〈関係〉とは互いに支え合っているため、精神発達は両者のベクトルとして歩みます（図 a）。

この精神発達の歩みには広い幅が生まれます。なんらかの病理的な負荷がかかれば発達の足が引っ張られるし、たとえ負荷がなくとも、身長や足の速さに幅広い個体差（正常偏倚）が生じるのと同じく精神発達にも自然の個体差が生じるためです。そのようにして生じる発達の広い幅のなかで、〈認識〉の遅れが目立つものを「知的障害（精神遅滞）」と名づけ、〈関係〉の遅れが目立つものを「自閉症群（広汎性発達障害）」と名づけ、どちらの遅れも目立たないものを「正常発達（定型発達）」と名づけています。「名前」として呼び分けているけれども、発達全体のなかにおいてみれば、それらはすべて連続してつながっていることがわかります（図 b）。

小澤――とくに波乱万丈の人生を自分の力で乗り切ってきた人は、「助けて」とはなかなか言いにくいんです。逆に人の影のように生きてきた人は、人に頼ることについては上手で、そういう人はまあまあ安定している。ただそういう方は生きる意欲に乏しいことが多くて、認知症が深まってしまうのです。つまり、がんばって生きようとしていわゆる問題行動を起こす人がいて、もう一方には問題を起こさないぶん意欲が失われていく人がいるわけです。

認知症ケアのほんとうのむずかしさは、「周辺症状が激しくてそれにどう対応するか」ということではないと私は思っています。認知症という病いは、人の生きるエネルギーを少しずつ殺《そ》いでいってしまうところがあって、それをどう支えるかということのほうがずっとむずかしいですよ。周辺症状というのは、まあなんとかなる。

――陰性症状の人のほうがむずかしい、ということですか。

小澤――はい。そういうことです。

滝川――発達障害の場合は、「生きる意欲」という視点で見たことがないですね。……というのは、認知症の方はそれまで生きてきた人たちでしょう？

小澤――そうですね。

滝川――社会的にしっかり生きてきたということではじめて「生きる意欲」というようなものが概念として生じると思うんですが、発達障害の人たちはまず社会的に生きるところ……。

小澤――「までの」ですね。

滝川――はい。そこまでの道のりの大変さですから。生きる意欲というのとは、ちょっとニュアンスが違ってくるでしょう。むしろ、「この世界は安心していいのか」ということのほうが、大きな問題になるんですね。それから、「自分にも生きる力があるんだろうか」とか、「生きる価値があるんだろうか」とか。もっとも、これはすべての子どもの問題ですね。子どもは必ずこの問題にぶつかって、そのなかで自分なりに、「生きる価値がある」「生きる力をもっている」ということがわかって、はじめて生きていけるわけですから。

小澤——いずれにせよ、そのプロセスの問題が発達障害の方にはあるだろうと思いますね。認知症の方は、いちおうそれを全部クリアして社会人として生きてきて、今度はそれが崩れていく問題です。

滝川——ただ、いまの世の中の枠組みとか規範といったものに乗れないために発達障害の方にいろいろな不安があるというのはよくわかるんですが、そのなかで、そういうものにぶつかっていくような人と、どこかで諦めてしまうような人がいますか？

小澤——本人というよりむしろ、まわりでしょうね。社会の規範に合わせられるようになんとかしようと望むまわりの人と、「いや、その子なりに生きていければよい」と望むまわりの人ですね。

滝川——ああ、なるほどね。それはよくわかるなあ。

家族をどう見るか

小澤——まわりも揺れるわけですよね。「やっぱり社会のルールを共有して生きてほしい」と当然、親やおとなは願うわけです。でも一方で、「この子にその願いを強いてもこの子のしあわせにつながるんだろうか」とも思うのです。むしろできないことを無理にやらせたら、ただただつらい、叱られてばかりになるのではないか。たしかに社会的にみたらいわゆる問題行動に見えてしまうかもしれないし、規範から逸脱して迷惑を及ぼしてしまうかもしれないけれども、むしろそれに対しては社会のほうがもう少し懐の深さをもつようになってほしい。自分たちの懐を深くしようじゃないか、と。

小澤──認知症でもまったく同じです。ひょっとしたら発達障害の人よりも認知症の人のほうが、家族やまわりの対応で、本人が傷ついたり落ち着いて生き生き暮らせるかの違いが起きてくるのではないかと思います。発達障害の人もそうでしょうが、とくに認知症の人は外界との壁が低いから、まわりの人のいろいろな思いを即、感じてしまう。「まわりはこうだけど、私はこう」というふうには、なかなか思えない。

家族の方も、かつてその人の「できていたとき」のイメージが強く残っているんです。だから、すばらしいお父さん、すばらしいお母さんであった人、あるいはすばらしいお連れ合いだった人の家族のほうがかえって大変なんです。

滝川──発達障害児の親御さんの場合、そういう遅れをもったわが子とかかわりながら、親御さんもその親として育っていくとよく言われますね。認知症の家族の場合もそういうところがあるのかしら。

小澤──ありますね。ただやはり滝川先生がおっしゃったように、認知症の人は一度「できあがった」人です。家族の方は、かつての像を一度崩さなければならないんです。

滝川──新しく育んでいくんじゃなくて。

小澤──そうそう。

滝川──壊していかなければいけないところに、大変さやつらさがありますね。

小澤──そうです、そうです。だから家族の会の人たちが、オーストラリアのクリスティーン・ブライデンさん夫婦の話（→p.178）を聞くと、嫌な顔をされることがあります。「あのだんなさんはいいわよ。あの人は自分でケアパートナーになるつもりで一緒になったのだから。私たちは、なにも好きこのんで介護しているわけじゃないんだから、そんなこと言われてもできっこないわよ」という感じが非常に強いです。

滝川――クリスティーンさんの夫のポールさんは、認知症になった後からつきあいが始まっているわけですからね。

小澤――最初のデートの日にクリスティーンさんは、「私、アルツハイマー病なの」と自分から告白をして、むしろ身を引こうとしたんだけれども、それでもポールさんが何日もバラの花を持っていって口説いた。それで一緒になったといういきさつですからね。ポールさんのお父さんが認知症で、介護の経験があったということなんでしょうが、「まあ、なんとかなるよ」と言われたようです。ポールさんは外交官なので、ひょっとしたら文化の違う人たちとつきあうことも……。

――異文化コミュニケーション（笑）

小澤――そうかもしれない。

――ポールさんはその意味では自己選択なわけですが、認知症の家族や発達障害児の親はそうではないですからね。

小澤――はい。ただ、滝川先生も言っておられるように、そのなかで変わっていかれる方がたくさんおられるんですね。見ていて、「ああ、すごいなあ」と思います。

彼らの生きにくさはどこにあるのか

――小澤先生は以前「自分はもともと規範の外にいてしまう」とおっしゃっていましたが（→p.033）、お二人とも規範の外の世界に対する許容度が非常に高いという印象をもちます。

小澤――まあ、そうですね。精神障害、発達障害、認知症などを診ていると、彼らを規範のなかに閉じ込めてよし、とは到底思えませんからね。

――たとえば身体障害だと規範自体は世の中の多数と同じだけれどもそれを具体的に実現できないところに不自由があるとすると、精神障害は、むしろ規範自体を共有できないところに不自由があるという印象がありますが……。

小澤――身体障害をそうとらえていいかどうかはちょっと別として、身体障害の人が、この世の中で大きな不自由なく過ごすための補助、援助は、科学的にも技術的にもかなりできるようになりました。さまざまな専門家も育っています。発達障害とか自閉症とか認知症の場合は、その補助をどのように差し出したらいいのかさえ、まだ十分明確になっていないんでしょうね。

滝川――テクノロジーが進歩すると、身体障害の人たちに対してはずいぶん支援になりますね。いままで文字が書けなかった人がワープロを使って書けるようになるとか、歩けなかった人が電動車椅子で出歩けるとか。いわば文明の進歩が身体障害の人のハンディを埋めていきます。ところが逆に、文明の進歩は発達障害の人のハンディを増やしていくわけです。それだけ生きるうえで高度なワザが要求されるわけですから。

小澤――社会が複雑になればなるほど……。

滝川――自動車なんてものが少なかった時代は、運転技能がないことはべつだんハンディではなかったでしょう。ところがだれでも車をもつのが当たり前で、車で移動することが前提になった社会では、車の運転ができないだけで、端的な生活上のハンディになってしまうんですね。対人関係でもそういう問題があるんです。軽度発達障害が問題になってきたのだって、べつに新しくそのような障害が生まれたわけではない。むかしならその程度の対人能力の拙さなら問題なかったのに、いまは社会的に要求される対人関係能力の水準がすごく上がっちゃったものだから……。

――ひきこもりと同じですね。

滝川――文明の進歩が、発達障害を生み出してしまう。生きるのをよけいに困難にしてしまうという側面がありますね。認知症も考えてみればそうですよね。私たちが長寿を生きられるようになったから、どうしても増えてしまう。以前はそれまでに人生を終わってたわけだから。

小澤――ミもフタもない言い方をすると、昔は七十、八十まで長生きする人なんてあまりいなかったですからね。それにいまの世の中では、能力がある人、金儲けができる人はよくて、福祉で金を使うことしかしない人は駄目というか、そういう類の考えが行きわたっているような気がします。そういう規範のなかで認知症の人が生きていくわけですから、「べつに物忘れをしたっていいじゃない」とはなかなか思いきれないでしょうね。

滝川――社会の価値の置き方みたいなもので、第一に目の前の有用性が問われてしまう。今、ものの役に立つか立たないか。

――うっかりすると、「発達障害の人が存在することによって社会がかえってスムーズになります」みたいに、有用性の軸で発達障害の人を評価するような意見が出てきたりします。それは「有用性がなくてもこの人は居ていいんだ」というのとは明らかに違いますよね。

小澤――違いますね。

滝川――いろいろ悪くいわれますが、「年功序列」も捨てたもんじゃないんですよ。それだけ一生懸命ずっとがんばってきて、いろいろやってきてくれたんだから、それ自体を評価する。いまどうあるかじゃなくて、歴史を評価するというのは、やっぱり大事なことのような気がするんですよね。

――存在の長さで評価するってすごいことですね。逆にいえば、生きてるだけでいいと言っているわけですからね。ケアの場で働いている人って、多かれ少なかれ、そういうことに気づいてしまう部分がありませんか。

小澤――逆にいえば、いまの世の中の枠組み、仕組みみたいなものをちょっとカッコに入れられる人でないと、ケアの仕事は大変なばかりです。極端にいえば、「こういう人たちのお世話を一生懸命やっていて何になるの？」というように考えてしまう人は、認知症の現場からは外れてもらったほうがいい。決して非難するわけじゃないけれども、そういうふうに思ってしまう人は、なかなか認知症のケア現場にはいられないですね。

言葉のない人とつきあう

滝川――いまは、自閉症のほうの臨床は？

小澤――もう、何十年かやっていません。かつての自閉症の人たちとのおつきあいは、いまでもあります。彼らとお会いすると、「小澤先生、男前！」「小澤先生、男前！」って一〇回ぐらい言ってくれます（笑）。「いやいや、あんたのほうが男前」「うん、うん」って。そういう人とのつきあいは、いまでも残ってますけどね。

滝川――認知症に移られたのは、どういうきっかけがあったのですか？

小澤――必然性は何もありません。自分で選択したわけでもありません。当時、病院のサテライト外来で診療にあたっていて、外来が終わると、訪問、往診にも出かけていました。そうなるとどうしても病棟が手薄になるので、看護師さんから「小澤先生は病棟にいてくれへん」とだいぶ文句が出たんです。ぼくは日曜日も出てそのぶんはカバーしたつもりだけど……。医局会で老人病棟なら医者のすることはほとんどないだろうと言われて老人病棟に移ったのです。かつての精神病院の老人病棟は、統合失調症などで長期在院になって、精神症状はほとんどなくなったけれども身体介護が必要になった人が集められていました。そこへ、認知症の親をしばらく預かってくれないかと老いた女性を連れてこられた人がいました。それが「呆け老人をかかえる家族の会」の代表、高見国生さんのお母様だったんです。それが私の最初の認知症ケアの体験です。

一〜二か月お預かりしたんですが、看護師さんが、危ないからという理由で入れ歯を外したらしいんです。そしたら高見さんに「入れ歯が合わなくなった」とお叱りを受けてね。一方で、ぼくが「お宅のお母さんは、とても穏やかなぼけ方をしている。きっとすばらしい介護をしておられるのでしょうね」と高見さんに言ったらしいんです。後に、それで高見さんはすごく助けられたと言ってくださいました。そういうことがあって、われわれの病棟が認知症の人を受け入れる病棟として運営するという方針に徐々に変わっていったんです。

滝川——最初に戸惑いみたいなものはございましたか。

小澤——はじめての体験でしたからもちろん戸惑いはありましたけど、同僚の医者から「小澤、よくそんな言葉もない人とつきあってられるなあ」と言われていたんです。だけど、自閉症の人をずっと診ていましたから、言葉がないということはべつにそんなに怖くはないわけです。言葉がなければケアできない、つながりがつくれないという感じは、私のなかには全然なかったので、むしろ、意外なことを言われたという感じでしたね。

滝川——ぼくも、言葉のあるなしは気にならないですね。統合失調症でも、ほとんど喋らない方とかいらっしゃいますからね。ひと言、ふた言だけで、その代わり一緒に絵を描いたり。

小澤——自閉症の子だって、たしかに人とのつながりをつくるのは下手だけれども、それは下手ということであって、ある意味では普通の子どもよりも強くつながりを求めているとさえ思います。そう思えないと治療もケアもできませんもの。そういう感じ方は、統合失調症でも、主な対象が認知症になっても、同じでした。

「言葉に出してくれないとわからん」という人が障害をもった人たちとうまくつきあえるかというと……どうでしょうかね。やっぱり言葉になる以前の何かが見える人でないとうまくいかないと思います。

言葉にすること、物語を読むこと

小澤——言葉についてもう一つ言うと、私が『痴呆を生きるということ』を出したときに、医者たちから「あんなの文学作品や。科学でもなんでもない」と言われてね。ぼくは、文学作品やと言われることについては褒め言葉だと思うことにして（笑）

ただ、科学じゃないと思っているわけではなくてね。認知症を病いを病いとして、障害を障害として見つめて、そのなかで生きる不自由についてきちっと見定める。そういう見方が、やはり必要だと思います。

滝川——自閉症の場合と同じで、やはり相手がどういう体験をしているのか、どんな世界を生きているのかということをこちらが推測して、それをできるだけ言葉にしていくというのが大事なところですよね。

小澤——はい、はい。

滝川――それが自然科学かというと、微妙です。つまり数量化できないし、客体化できないわけだから、ある意味では、あくまでもこちらの解釈、こちらの判断・理解にすぎないのであって、「エビデンスが……」とか言われると困るかもしれない。しかし、エビデンス待ちでは、生きたかかわりはできませんね。

小澤――西川勝さん（↓p.110）も、言葉にするもの、読めるものに依拠するのではなくて、読めないもの、つながれないところで戸惑いながらケアをしなくちゃいけないと言いますね。それはそのとおりで非常によくわかるんだけど、やはり、戸惑いを、その結果行きついた先を言葉にしておく努力も必要だろうと考えています。言葉にすると抜け落ちてしまうことがたくさんあるにしても、です。

ただ、できたばかりの認知症ケア専門士の最終面接に先日行ってきたんですが、「症状とか行動だけに目を奪われるのではなくて、その裏にある物語をきちんと読まないといけない」というようなことをみんな言う。よくいえば認知症のケアの世界も変わってきたなあと思うんですが……。そんなことはだれも言わなかったから私は書いたわけなんですが。

――いまは、それが正解だというふうに流通してるんでしょうね。

小澤――なかなかこのあたりは微妙でね。ほんとうに、そのような考えが現場で浸透してケアがなされているのだろうか、そのような考えの限界と「副作用」をわかっておっしゃっているのだろうか、と疑問に思いました。だから、また、自分の言説を相対化することが、どこかで必要でしょう。滝川先生もおっしゃっていたような気がするし、中井久夫先生もおっしゃっていたように思うけど、あまり医者が偉くなったらいかん。名前を知られすぎると治療が歪む。ぼくもそう思います。

——小澤先生は、中井久夫先生とは接点があるんですか。

小澤——個人的にはないんです。ただ、それまでは精神医学に対して「こんなことを考えていたら、患者さんのこころからどんどん離れていくじゃないか」と思っていたんですが、中井先生の本を読んで「こういうふうにていねいに見て、それを言葉にすることが本人へのやさしさに結びつくんやなあ」と思ったんです。

ぼくが洛南病院にいたときに、週一回、みんなで集まって読書会をしていたんですよ。最初は『反精神医学』だとかクーパーだとかを読んでいたんですが、あるとき中井先生の本を読んで、そのあたりからだいぶ気持ちが楽になりましたね。

——滝川先生は、中井先生とは長いおつきあいですね。

滝川——お師匠さんですから（笑）。先ほどの話ですが、物語というのは、相手の方をこちらがどう理解するかということにつながっているんですね。

小澤——そうです、そうです。

滝川——「こういうふうに生きてきたからなんだな」とか、「こういうことに出会ったからなんだな」と。

小澤——目の前にスッと立っただけで、相手の方がなごやかになれる、笑顔も出てくるというような、心底やさしい人には物語を読むなどという作業は必要ないと思うんです。ただ、皆が皆、そうではないですからね。私を含めて多くの人は、やはり物語が見えてきてはじめて、たとえウンコを投げつけられようと、ぶん殴られようと、その人のそばにいることができるようになる、と思います。

でも、ほんとうのやさしさというのは、物語も読めない、どうしていいかわからないというときに、それでも何かができる、やさしくできるということです。これが基本だと思います。でも、物語を読まないでいいというわけではない。つまり相手の世界を理解しようという志を捨てていいとは思わない。

自分の物語を語ることで生き生きとした表情になる方も多いのですが、その一方で、物語を読むという行為が相手を傷つける可能性も高いということを、やはりどこかで考えておかないと。人が人の物語を読むということは傲慢な行為です。ですから、ケア、セラピーの本道として「物語を読む」という考え方が多くのスタッフのものになってしまうのは、ぼくはとても問題やと思うね。

――よく「真実の物語」とかいうんですけど、真実じゃないから物語というわけで……。

小澤――そうです。それに真実かどうかというのはあまり問題じゃないんです。われわれが読んだ物語が真実のストーリーかどうかということではなくて、そういうストーリーをつくることで自分たちのケアが深まるのか？　やさしくできるのか？　ということが問題なのです。それがうまくいけば読み方が正しかった、「当面そうしましょう」という暗黙の了解みたいなものですね。

滝川――歴史もそうですよね。何が歴史なのか、ほんとうはどうだったのかはわからないわけでしょう？　いろいろな歴史解釈があるわけです。たとえば太平洋戦争をどうとらえるのか、靖国問題をどう考えるのか。それは歴史解釈の問題であって、何が真実だったのかはわからない。

小澤――なかには誤解している人もいるようですが、「物語をつくって本人のこころが見えてくる」というのとは、ほんとうは逆なんですよね。「この人にはこうしたらいいやろ」というような感覚、勘みたいなものが先にあるんですよ。で、そういうふうに自分、あるいはほかのスタッフを導こうとしたら、どういう物語をつくったらいいのかということを考える。もちろんそれはインチキの物語じゃないけれども、物語を読んではじめてケアの方針が立つわけじゃないんです。

スタッフに、「おまえはやさしくない」なんて言うんじゃなくて、「この人はこういう世界、こういう人生を歩んできた人だから、いまこういうふうに言っている。そのことをわかって、こうしたほうがいいよ」というようなことを、ちゃんと説明するための道具です、物語は。だから、それが真実かどうかということを厳密に、エビデンスをもって証明しようという気はぜんぜんないですね。

滝川——タイムマシンに乗ってチェックするしかない（笑）。それに客観的にこうというのと、その人がそれをどう体験したかは別ですものね。外から眺めてもわからない。ただ、あまりリアリティを離れてしまっては、生きた物語にならない。だから物語を「つくる」というよりはやはり「読む」。読むための材料として相手とこちらの関係があるわけです。

小澤——そのとおりですね。

病いを得るということ

瀬戸内寂聴×小澤勲

告知を受けてから、うれしいことがたくさんありました

小澤――ご無沙汰しております。抗がん剤の副作用で爪の横にデキモノができていて、座れないのです。足をくずしてもよろしいでしょうか。

寂聴――いいです、いいです。楽にしてください。どうぞどうぞ。おふとん、おふとん持ってきてあげて。楽にしてください。でも、ほんとにお元気そうで安心しました。

小澤――ありがとうございます。先生にお目にかかれると思うと何か元気になって……。

寂聴――今日はいらっしゃれないかもしれないと、半信半疑でおりました。

小澤――いえ、どうしてもお目にかかりたいと思って、やって参りました。

寂聴――いつもお会いしたいと思っているんですけれど、まさかこんなにゆっくりお話しできるとは思っていませんでした。ほんとうにお元気そうで。

小澤――でも、毛がなくなっちゃいましたけれど。

寂聴――発病なすってからもうどれくらいになります？

瀬戸内寂聴（せとうち・じゃくちょう）

作家。僧侶。文化功労者。
1961年『田村俊子』で田村俊子賞、1963年『夏の終り』で女流文学賞を受賞。1973年11月14日平泉中尊寺で得度し、法名寂聴。1992年『花に問え』で谷崎潤一郎賞、1996年『白道』で芸術選奨を受賞。そのほか、『比叡』『かの子撩乱』『手毬』『草筏』『現代語訳　源氏物語』『釈迦』など著書多数。新潮社より『瀬戸内寂聴全集』全20巻が出ている。
2006年1月にイタリアの「国際ノニーノ賞」を受賞。受賞理由は「最も先鋭的な感覚をもった仏教者の一人で、小説に『静寂を聴くこと』を成し遂げた」。

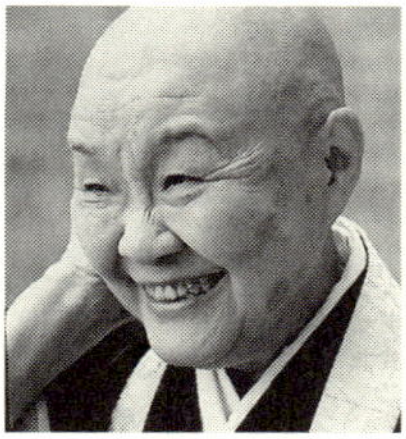

小澤――二年半くらいです。［小澤注…二〇〇四年一〇月の対談です］

寂聴――もう、そんなになりますかね。

小澤――ええ、最初に告知を受けたときは、余命一年と言われたんですけれど、奇跡的に生き残っています。そのあいだに先生にもお目にかかれましたし、うれしいことが山ほどありました。がんになってよかったなんて思ったことは一度もないんですが、病いを得てから本も書けましたし、先生とも親しくお話しできる機会もでき、ある意味、生涯でいちばん充実した、平安な日々を送っています。

寂聴――ご病気なのに、講義もなされ、講演もなされて、すばらしいですね。でも、気息奄々《えんえん》の日があってうかがっていますが……。

小澤――そうです。一日数時間しか起きていられず、あとは本を読みながらですが、横になっています。でも穏やかな気分で過ごさせていただいていますのは、長いあいだ痴呆［小澤注…当時は、まだ痴呆という用語が認知症にかわっていなかったので痴呆という用語をそのまま残しました］の方と出会ってきて、生まれ、育ち、社会のなかで生き、病いを得て、命の限りを迎えることがごく自然なことと思えてきたからだろうと思います。病いを得てから書いたものは、そういう気持ちで書いたものです。この平穏な日々を送れているのは痴呆の人たちのおかげだ、という思いがあって、ちょっとでもお返しをしたいと考えたのです。そこで、痴呆を病む人の思い、彼らとともに生きてこられた方々のさまざまの思いを世間に伝えたいと考えて、本を何冊か書きました。最初の岩波新書（『痴呆を生きるということ』）の帯には先生に文章をいただいて、おかげで多くの方々に読んでいただいています。

寂聴――でも、大変でしょう？

小澤——そうですね。たしかに長いあいだパソコンの前に座るのは大変です。でも、書きたいと思って書いているわけですから、みなさんに心配していただくほどではありません。がんばっている、というわけでもないのです。

寂聴——でも、その思いが果たせられたのですから、変な言い方ですけれど、幸せでしたね。

小澤——そうです。ほんとうにそうです。

寂聴——健康でもなかなか思いが果たせませんよね。

小澤——病いを得て、ようやく痴呆の方の思いも少しわかるようになりましたし、老いることのつらさ、豊かさも、実感できるようになりました。さっきも言いましたように、がんになってよかったなんて決して思わないんですけど、多くの人の情愛に支えられて、先生ともお出会いできましたし……。

寂聴——私なんて何の力にもなりませんが……。

小澤——いいえ、先生にお出会いすると、もう少し生きてがんばろうと思えるようになるんです。

寂聴——私は、小澤先生が私の書いたもののなかで「夏の終り」がいちばん好きだと、そう言ってくださるのがうれしく、ありがたかったのです。

小澤——それと「場所」が先生の代表作だと私は考えています。単なる一愛読者の感想に過ぎませんが……。「場所」は言ってみれば、死の側からみた「夏の終り」であると感じます。それと短編ですが、「われもこう」がよかったです。

寂聴——ああ、ありがとうございます。ありがとうございます。

小澤——「われもこう」はほんとうによかったです。先生のお書きになった痴呆を扱った小説はいくつかありましたが、失礼な言い方ですがちょっと違うなと感じていたのです。でも、「われもこう」

はすばらしい（p.264）。

寂聴――そうですか、そういうふうに言われたのは、はじめてです。そうですか、どうも恐れ入ります。

小澤――いえいえ、とんでもない。痴呆というより、負を生きる人間の悲惨と光明と、その人とかかわる人の温かさが、ほんとうによく書かれていると感心しました。

寂聴――ありがとうございます。私の身近にいましたからね、その人が、だから……。

小澤――これは想像上のものではなく、おそらくご実体験が元になって書かれたのではないかと感じました。

寂聴――ありがとうございます。お会いできてうれしいのですが、ぎりぎりの状態でおいでいただくので、いつも大丈夫かと気がかりです。でも人間の命は、健康でも明日はわかりません。先生のように一年しかもたないと言われた方が、どんどん延命されてがんばっておられる。そう思うと、お電話しようかと思っても気がひけるし、お邪魔じゃないかと思ったり、休んでらしたらいけないと思うし、とても遠慮があるんです。

小澤――いえ、お電話をいただけるのはうれしいです。ただ、家内が「寂聴先生、寂聴先生」と電話を受けてからどうしようかとおろおろしながら、ぼくを呼びにくるんです。

寂聴――私の小説を読んでくれる会［小澤注…私も一員の「寂聴文学を読む会」］の人たちが、逐一、先生のご病状を教えてくれるんですけれど、病いをおして講演なさっているとか、講義もちゃんとなさっているとか聞いています。すばらしいですね。この前にお会いしましたときより、とてもお元気そうに見えるので安心しました。でも頭に放射線を当てられた、と聞きましたが。

小澤――そうです、そうです。脳に転移がいくつもできていることがわかって、脳全体に放射線を当てました。その後、また一か所に再発して、今度は放射線手術（ラジオサージャリー）を受けました。

放射線手術というのは、転移部分に放射線を集中させておこなうのです。どうすると思われますか？　間違いなく一点に集中させねばならないので、照射中にちょっとでも動くと駄目なのです。まず頭蓋骨に四か所、釘のようなものを打ち込んで、それにヘルメットみたいなものをかぶせてガチッと止め、それをベッドに固定して放射線を当てます。もちろんそれまでに画像で転移部位を同定して、放射線を当てる部位をコンピューターで決めてあります。まるでロボットになったような気がして「変身〜」っておどけたのですが、だれにも笑ってもらえませんでした。

寂聴——私たちは、むろん私もそうですけれど、明日生きているかどうかわかりません。おやすみになるときに、ああ今日一日……とお思いになるのでしょうか？　そこまでは思われない？

小澤——ごく普通に、ごくごく普通に暮らしています。

寂聴——ご家族がやっぱりお偉いですね。先生をごくごく普通に過ごさせる、ということは、まわりの方がごくごく普通らしくしていらっしゃるんですね。でもそれは普通じゃないですよね。

小澤——こころの中はちょっと違うかもしれませんけどね。告知を受けたと伝えたときも、それほど動揺していないように見えました。あとでそう言うと「あなたが平然としているのに私が取り乱したらいけないと思って耐えていたのよ。娘のところに行って泣いていたの、あなたは知らないでしょう」と言われました。

小澤先生のご本を読んで、痴呆が怖くなくなったんです

寂聴——私のまわりには、がんにかかった人がたくさんいて、みなさんがすでにあの世に旅立ってしまい

ました。いまは私ひとりが残されたという思いです。先生のようにお若い方が、私よりずっとお若い方が……。

小澤——いえ、もう若くはありません。もう六六歳です。

寂聴——まだ六六歳。若いですよ。わたしの子どもですよ。だからそういう若い方を、しかもとても大切な人、有能な人をがんに奪われるのは嫌だっていう気持ちで、私でよければ替わりたいと、ほんとうにそう思うんです。優秀な方が先にいかれるたびに、いつもそう思うんですけれど。

『痴呆を生きるということ』、あれが思いがけずベストセラーになって、ね、こんな言い方失礼ですけれど。

小澤——いえいえ、先生に原稿を読んでいただいたときに「これ売れるよ」と言っていただいたから。そのころは、これだけ多くの人に読んでいただけると思ってはいなかったのですが。

寂聴——それはね、皆が求めていることだと感じたからですよ。私はね、世の中に怖いものが何もないんですが、ただ、長生きして痴呆になるんじゃないか、それは避けられないことですけど、それだけが怖いんです。この世の中に怖いものは自分が痴呆になるかもしれない、それだけなんです。痴呆をかかえた人を何人もそばでみてきましたしね。ところがね、先生のご本を読むとね、痴呆もいいもんじゃないかと思うようになって、怖くなくなったんです。

小澤——ありがとうございます。

寂聴——ですからあのご本は売れて当たり前だと思うんですけれど、痴呆になった人は読まないでしょう。でも、まわりの人が救われたと思いますね。

小澤——ええ、医者の評価は高くはないのですが、介護なさっている方にあれを読んで少し元気づけられましたと言っていただくのが、いちばんうれしいですね［小澤注…最近、医学書院から『認知症と診断されたあなたへ』を出しましたが」。

寂聴——そうですね。介護している人がほんとうはいちばんつらいんですね。痴呆の人はもう痴呆になって楽ですけどね。

小澤——いえ、それは違うと思います。彼らも決して楽ではないんです。

寂聴——そうですか……。

小澤——先生の「われもこう」にも、そのことは書かれていました。シベリア狸が憑《つ》いて、身も世もないほどに泣かれますよね。悲しいんですよ。

寂聴——……私の義兄なんです。

小澤——そうなんですか。だからでしょうか、「われもこう」を読ませていただいて、痴呆を病む人のさまざまな思いが伝わってきます。さまざまな負を生きる物語が見えてくる。いつも同じ話をし、激しく泣く、その裏にはやはり悲しい物語があるのだ、と思います。本人がまったくわからないんじゃなくてね。

寂聴——姉は、夫が痴呆になりましたから、その介護で大変でした。その姉が、今度はがんになって死にました。そのときに私は「お義兄さん、お姉さんは、もうね、病気になって死ぬのよ」と言ったんです。それまではね、ほんとうにボヤーッとしていたんですけど、はっとして「そりゃ大変だ」とはっきり言ったんです。義兄が痴呆を演じていたのではないかとか思ったくらい、はっきりとね。

小澤——痴呆の人ってそうなんですよ。ほんとうはこころの中ではいろんなことをいっぱいわかっているのに、それがうまく言葉にできないのです。ですが、先生にはっきり言っていただいて、いろんな思いがわっと出てきたんだろうと……。

寂聴——なにか急にシャンとして背筋伸ばして、「どこそこに知らせなきゃいけない」「新聞社にも手を回さなければ」などと言ったのです。「新聞社？　何を言っているの？　今の今まで痴呆だったのに」ってね、思ったんです。

小澤——そうそう、よくわかります。

寂聴——それでね、葬式のときもきちんと挨拶して、町の人がみんなびっくりしてね。義兄がおかしいと知っていましたからね。「あれっ、どうなったんだろう」と見ていました。それから死ぬまで、義兄ははっきりしていました。

小澤——いいお話ですね。

寂聴——そうですか……。でもね、私はね、よく甥と「あれは化けてたんじゃないの？」と言ってたんです。

小澤——受け身で、何でもかんでも「される側」にまわると、痴呆が深く見えるんです。ところが、自分で何かしなくちゃいけない、自分が主人公になって暮らしていかねばならないとなると、眠っていた力があふれ出るんです。

寂聴——なるほど、たしかに義兄は甥に仕事を譲って隠居の立場になってから、みるみる駄目になっていきました。

小澤——そうですね。それが、奥さんが亡くなって自分が暮らしの主人公としてなんとかしなくちゃいけないという思いで暮らしはじめたときに、はっと我に返られたのだろうと思います。

寂聴——すごいもんですね。それからずっとはっきりしたまま、九十いくつまで生きたんですからね。

小澤——それはすごいですね。

寂聴——最後までわかっていましたよ、遺言をいっぱい書いてね。だから、ああ、痴呆も治るんだなと思って。私いままでね、もしかしたらあれは痴呆ぶってて、大事にされたいから芝居していたのかなと半分思っていましたよ。でもやっぱり痴呆だったんですね。

小澤──そう思いますね。

寂聴──突然、面と向かってね、「あんさん、どなたさんですか?」って言ったんですよ。私ね「何言ってるの、義兄さん、私よ、何言ってるの?」って。

小澤──そんなうまい芝居、できますか? 先生。

寂聴──みんなの顔もわからないんです。でもね、姉だけは、わかっているんです。「お義兄さん、どうしてお姉さんだけわかってるのよ」と問うたんです。そしたらね、「ずいぶん何かこう世話になったから」って。

小澤──そのとおり、そのとおりです。目の前の方が、必ずしも連れ合いだとか娘だとかがわからなくても、いつもいつも世話になっている人とか、やさしくしてくれる人であることはわかるんです。それが痴呆の人のほんとうの姿なんです。

寂聴──だから、この人は痴呆だからって、そばで悪口を言ったりしたらいけないんですね。全部わかっているんですね。

小澤──わかってます。わかっていると思います。

寂聴──何が残ってるのでしょう? 感情? 何?

小澤──知的な能力は落ちるんですけども、そばにいる人のさまざまな思いとか、自分がどのように見られているかということは、必ずわかっておられるのだと思います。

寂聴──軽蔑されたりすると、わかるんですね。

小澤──わかります。もちろん、やさしくしてくれる人のこともわかります。それが痴呆のほんとうの姿です。世間にはまだ、ぼけてしまうと何もわからなくなるから本人は幸せというひどい誤解が残っています。でも痴呆を病む人のこころの中には、われわれと地続きの喜怒哀楽がある。それをうまく引き出せてないから、痴呆をより深く見せているのだろう、と思うのです。このことをなんとかみなさんに伝えたくて本を書いたのです。

自分の力で書いたんではなく、何かが乗り移ってるんです

寂聴——病気になられて、はじめて見えてきた世界がありますか。私にはそう読めたのですが。

小澤——ああ、それはそうかもしれませんね。それを言葉でどう言い表せばよいのかはわかりませんが。季節の移りかわりに敏感になりました。人の情にこころから感謝できるようにもなりました。病気になって先生をはじめ多くの友人、同僚、家族に支えられ、気遣っていただいて、それだけでもやさしい気持ちになれ、生きる意欲が出てきました。その気持ちで書いた本ですから、決してやさしくはない私が書いても、どこかにみなさんのやさしさの反映があるのかもしれません。

寂聴——私はなにもしていませんよ。

小澤——いえいえ、ここに寄せていただいて先生にお会いできると、それだけで元気になるのです。先生の細やかなお心遣いをいただいているだけでも、ほんとうにありがたいと感じます。お手紙に「ご自愛ください」と書くと、なんだか逆やなと思うこともあるんですけれど。先生は私なんかよりずっとお元気ですから。

寂聴——井上光晴さんが余命一年半と言われて、それから狂ったように生に執着して、あの人の生きたいという情熱で、その倍くらい生きました。

小澤――私は延命したいと強く思っているわけではないのです。自然の流れのなかで、終わるときには終わる。生かしてくださるのなら、ごく普通に生きようと考えています。何べんも言いますが、がんになってよかったなんて決して思いませんけれど、ただがんという病いをかかえて、命の限りが近いことがわかって、ようやく見えてくるものがたくさんありますから、それがうれしい。そんな思いはあります。

寂聴――メメントモリ（死を忘れるな）という言葉がありますが、人はだれでもいつかは死ぬということが論理的にわかっていることと、余命一年と言われたときとは時間の密度が違います。

小澤――先生は、信仰とかはもっていらっしゃらないでしょ？

寂聴――ええ、もっていません。ただこの病いになって、自分へのこだわりがずいぶんなくなりました。そのぶん、自分を超える何か、超越する何か――それを人は神とか仏とか言うのでしょうが、先生の前で申し訳ないですが、私は命の限りが近づいて宗教に走ることは考えられない人間なんです――は、実感できるようになりました。そこへ行かないと、死を受け入れるということにはならなかったと思います。私が生きていたという事実が、あるいは自分がいなくなった事態が、なんらかのかたちでみなさんに受け継がれ、この世に痕跡として残されていく。そういう感じがとても強くなりました。

小澤――『痴呆を生きるということ』はよく売れているようですね。

寂聴――はい。先生に帯の文章を書いていただいて、もう六万部以上売れています。でも、私の本が売れているという感覚はまったくといいほどないのです。痴呆を生きる人の思い、彼らとともに生きてきた人の思いが、たまたま私という道を通って世間に伝わっている、それを私がそばで見ていて「よかったな」と喜んでいる、という感じなのです。

寂聴――もうそれは宗教、宗教家ですよ。何かが乗り移ってるんですよ。ほんとうにいい本とかね、売れる本というのはね、自分の力で書いたんではなく、何かが乗り移ってるんです。先生は選ばれてるんで、その何かをいま、信じてらっしゃるでしょ。人間を超えた何か、私のよくいう宇宙の生命。先生はもう宗教をとらえられている。それは小澤教。

小澤――ありがとうございます。

寂聴――今度の本［小澤注…土本亜理子さんとの共著『物語としての痴呆ケア』三輪書店］は、先生の講演が入っていて、とてもわかりやすいですね。これを出してくださすってよかったです。でも先生が二冊目の本をお出しになれるなんて、失礼だけど思わなかったんですよね。今日はお目にかかれてほんとうにうれしかったです。お体がいいのか悪いのかわからなくて……。ありがとうございました。

小澤――いえいえ、とんでもない。私こそ先生とお話しできてすばらしい時間をいただきました。ありがとうございました。

II部

若手研究者が考える

■インタビュー＋論文

西川勝×小澤勲

「私」はどこにいるのか

「ぼく」の限界

小澤——西川さんがいろいろな雑誌に書かれている文章を読ませてもらいましたが、非常におもしろかったです。

西川——ありがとうございます。

小澤——ただ、すべて「ぼく」という一人称で書かれていますね。そういうことのすばらしさと同時に、西川さんの「ぼく」に対するこだわりがもっている限界みたいなものをどこかで感じるのです。私が認知症の現場にいたときは、「私」とか「自分」という感じはあまりなかったですね。出口さんとの対談（→p.140）でもお話ししたのですが、わかる、わからないという話でいえば、認知症の人はきわめてわかりやすい人だと私はずっと思っています。健常な人のほうがよほどわかりにくい。健常の人の本音はなかなかわからない。たとえばうちのかみさんとはもう何十年か一緒にいながら、ああ、こういうことを彼女は考えていたのかと思うことが今でもあるのです。認知症の人には深く秘したものがないとは言いません。もちろん、深淵もあるだろうし、われわ

西川勝（にしかわ・まさる）

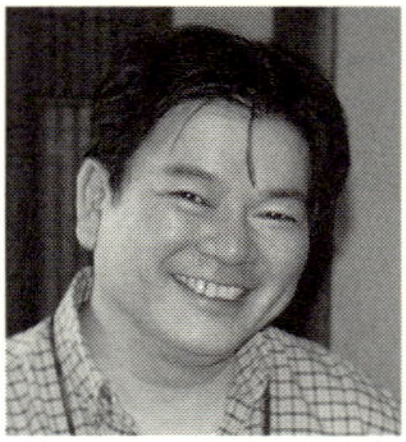

1957年大阪府生まれ。高校中退後、種々の職業を経験した後、看護師の母の勧めで精神病院の看護者となる。1998年、大阪大学で「臨床哲学」プロジェクトに参加するため、透析センターから大学近くの老人保健施設に変わる。その後、デイサービスセンター看護師などを経て現在、大阪大学コミュニケーションデザインセンター特任助教授。
主な論文に「ケアの弾性：痴呆老人ケアの視点」（『看護の臨床哲学的研究』科学研究究費研究成果報告書、2003年）、「生きる技術、生かす技術」（『岩波応用倫理学講義1』中岡成文編、2004年）。雑誌『精神看護』（医学書院）に「下実上虚」を連載中。メールアドレスは、miracle@mve.biglobe.ne.jp

れが気がつかないことがいっぱいあるのでしょうけれども、しかし、わかられてしまうというか、私ごときに物語を読まれてしまう。それは彼らの弱さだと思う。脆弱性。自分が自分を防衛しきれないまま、裸で世界に放り出されてしまっている感じがします。それに対しては、「私」「ぼく」という感じではかかわれなかったのです。

西川——なんとなくわかります。ぼくもある論文で「パッチングケア」というのを書いたことがあります。ツギハギの「パッチ」ですね。相手を全部を包み込むのでなくて、それぞれのケアのかけらみたいなものがその人のまわりに集まるというイメージです。これはやはり認知症ケアの場面で感じたことですね。

因果関係がスパッと見えるようなものではなくて、「いったいなぜ機嫌がよくなったのか」「なぜ、こうも落ち着かなくなってきたのか」がわからない。じっくり見てみると、ほんの少しのことでコロコロ変わっていく。だから相手を理解して、その問題をやっつけるような「特効薬」には自分はなれないんです。でも、集まってくる「かけら」の一つとして、自分は役に立つのだと。

小澤——感情って、もともとコロコロ変わるものですよね。私たちはそれを抑えて、仮面を付けて暮らしています。でも認知症の人はそれができないだけだと思います。

西川——なるほど、生身の顔は傷つきやすいですからね。……たぶんエッセイなどでは、すごく印象に残った夜勤の場面とかばかり書いているので、「ぼく」というのが出てくるんでしょうね。とくに自分のなかでの問題、自分はなぜ生きているのかみたいなところとケアを結びつけて考えようとしていたので。でも認知症ケアを考えていくうちに、そういう「私」のあり方はずいぶん違うなと思うようになってきました。

……とは言っても、「私」に対するこだわりが薄れていくというのが、ぼくにはまだ実感としてよくわからないんですよ。

小澤——もうちょっと話してくれますか？

不在、あるいは痕跡

西川——ぼくも看護師ですから、いままで死を前にしてさまざまなことを語る患者さんの話も聞いてきました。透析の患者さんでしたが、何度も何度も下肢の壊疽ができて手術して、透析中にも幻肢痛(切ったあとの、ないはずの足が痛む)に襲われて。全身状態ももちろん悪いわけで、血液透析もあまりうまくできない。間近に死が迫っていることは、本人も苦痛とともに理解しているんです。だけど、自分の死が恐怖ではなくて、「いままで支えてくれた妻と別れることはどうしても寂しくて仕方がない」と。

小澤——あっ、それはそうだよ。それは非常によくわかる。私は死ぬことの覚悟はできたのですが、いろいろな人と会えなくなるのは寂しい。その感覚はすごくよくわかる。

西川——そのとき寂しがっているのは、「私」にこだわっている私ではないのですか。

小澤——そうではないですね。もちろん「私」にこだわっているわけだけれど、それはいろいろな人の中にもこの私がいるという、そういう感覚ですかね。あえて言葉にしてしまえば。私が生きてきた痕跡みたいなものが、どこかでこういう人たちの中に残る。あるいは、私がいなくなったときに、その不在が、彼らのこころの中になんらかのかたちで残る、そういう確信みたいなものかな。

西川――その不在、痕跡が、人に残す意味みたいなものを信じられるようになるには……

小澤――あ、いや、べつに意味がなくていいんです。ぼくの業績がどうのこうの、そういうのとはぜんぜん違う。

「どうせ十年二十年したら忘れ去られるだろう。それはそれでいい。だけど、年に一回でも、二回でも思い出していただいて、残された人たちの行動のなかに、私がいたときの、あるいはいなくなったときの何かが、なんらかの痕跡として存在している。いくらか影響を与えている。そうだとすると、体はなくなるけれども何かは残る……」って、その程度のことじゃない？　言葉にするとそうなる。ほんとうはなんかちょっと違うんやけどね（笑）

西川――看護助手になって間もないころ、詰所の隣が重症の人を扱う三号室という部屋で、ある日行ったらその人のベッドが空《から》になっていたんです。亡くなられたわけです。そのベッドのことがいまだに忘れられないです。非日常が日常にあるような医療の現場に来てショッキングなことがいろいろあったでしょうと言われるのですが、ぼくに猛烈に残っているのは、その真っ白なベッドです。生きている人間って、あまり輪郭がはっきりしていないじゃないですか。モヤーッとして（笑）。けれど空白のベッドを見たとたんに、「この人とぼくは会っていたのだな」ということがドンと胸に来た。……でもいまのぼくには、自分がいなくなることの意味まではとうてい及びがつかない。

小澤――空のベッドというのはよくわかります。イメージはよくわかる。ただ認知症の人とずっとつきあっていると、「自然に消えていった」という感じがあるんです。

かつてあれだけ「私」にこだわった人たちが、あまりこだわらなくなって、老いが進んで、自然にこの世からいなくなる。それはとても自然だという感じがあってね。もちろん、彼なり彼女なりがいたベッドの空白は、「あの人がいなくなったのだ」「あの人と出会えなくなったのだ」と、たしかに西川さんがおっしゃるような深い何か、悲しみみたいなものが自分のなかに湧き上がってくる。だけどおそらく、透析を受けていた方が亡くなった際に西川さんが感じられたものとはかなり違うのです、ぼくの場合。認知症の人は自然な過程を経て、生き切って、自然にいなくなった。生と死の連続性みたいなものかな。

私たちの施設は老健にはめずらしく、けっこうターミナルまで看ていたんです。けっきょく亡くなる方はほとんどおいでにならなかったんですが、たとえば元気だった人がいきなり動脈瘤が破裂して亡くなったりすると、たしかにショックでした。ただ彼らとともに暮らしていると、老いて病いを得て死を迎えることが、とても自然なことと感じるようになったということです。

西川——先生が、がんの告知を受けてもそれほど動揺しなかった背景には、認知症の人とともにいた経験があるからだろうと本に書かれていましたね。

小澤——「私」という視点で認知症の方を見れば、彼らは「私」にこだわるわけですよね。おそらく、いろいろな症状や行動の背景には「私」へのこだわりがあると思います。しかし、徐々に「私」へのこだわりを削ぎ落としていく。かつての「できた自分」から離脱・超越しないと、おそらく認知症の人は落ち着いて楽な生き方を見つけていただけないでしょう。その人たちと一緒に暮らしていると、私までそういうこだわりがだんだんなくなってきた。そういうことだと思うのです。

自分をほどけるか

西川——認知症の初期から中期にかけては、自分のできなくなったことをそう容易には納得しがたくて、他人の手は自分を抑えるものとしか見えない。それがまっとうなことであれ、自分には脅威としか映らない。だから初期の人と一緒にいてもこころはあまり安らぎませんよね。……そんなことはないですか。

小澤――うーん……。安らがないだろうけれど「そうだろうな」という感じはありますね。ただ、たしかに初期の人のほうがつきあっていくのはむずかしいね。

西川――そういう苦しみや、自分との闘い、まわりの人たちとの齟齬《そご》、いろいろなトラブルを起こしながら、でもやはり自然の流れとして認知症は深まっていき、それとともに他人との溝は埋められていくみたいなところがあって。たとえば自分のことを自分の名前で、母親から呼ばれたみたいに「○○ちゃんはトイレ座るんだ」みたいな感じで、〝赤ん坊がえり〟とはいいませんが、どんどん自分を預けるようになりはるんですよね。認知症の人たちは深まれば深まるほど。

小澤――はいはい。

西川――その、自分を預ける先――「自分」という意識はないのかもしれないですが――、つまり預けられるぼくのほうはそう簡単に人に自分のいろいろなものを預けないで、それどころか人から奪い取ろうぐらいのことを思って現実には生きているわけです。だからよけいに彼らの潔さみたいな、自分とは違う突き抜けた生き方みたいなのを感じることがあります。それは、単なる弱さとかではなくて。これだけ人を信じられる、目の前のぼくを信じられるというのは……。もう、相手がぼくを覚えておられないということはわかっているわけです。「看護師で、何かいろいろできる西川さんだからお願いします」というわけでもないのです。目の前に現れた手に自分の体を預ける、というふうにして。

小澤――よくわかります。ただ私は、認知症が深まれば深まるほど、とは思っていないのです。初期の方でも身を預けるというか、人に助けてもらうことにそれほどこだわりを見せなくなって安定していかれる人はいっぱいおられますから。たしかに認知症は深まることによって、やむを得ず自分というものがなくなっていかれるのかもしれないけれど、そういう感じ方、考え方は初期の方もできると思うのです。

小澤——というのは、「あの人たちはぼけきっていないから駄目なんだよ。ぼけきればもっと落ち着くんだよ」とある医者が私に言ったことを思い出したからなんですよ。その「ぼけきる」という意味が「認知症が深まると」という意味なら、それは間違いです。自分にこだわりながら、いろいろな症状とか問題行動といわれるものとどうつきあっていけるのかを抜きに、「ぼけきっていないから駄目なんだよ」というのはいかがなものかと思う。

西川——ぼけきってしまえば、現実との葛藤がなくなるだろうというのが前提なんですね。

小澤——そうですね。ただ、彼がいまどう考えているかわかりません。その話を聞いたのは一〇年以上前だから。

——(司会) 先ほど「私へのこだわり」というお話がありましたが、小澤先生ご自身はこだわりという点でいうと。

小澤——かつては非常に強かったですよ。自己評価も低くて、自分はこの世の中で生きていてもいいんだと感じられるようになれたのは五〇歳過ぎですからね。それまではひどく自分が危うくて、危うければ危ういほど自分にこだわりますよね。

——「オレが、オレが」と。

小澤——そうです。認知症の人とつきあいはじめて、そういう感じがだいぶん薄れました。そして、かなり楽になりましたね。

野暮はもまれて粋になる

西川――ぼくは修士論文で九鬼周造を取り上げたんですが、先生は『「いき」の構造』［★1］はお読みになりましたか。

小澤――はい。もう内容は忘れてしまいましたが。

西川――ぼくは、小澤先生のケアを「粋《いき》」だと思っているんですよ。

小澤――ははは。

西川――情に流されることもないし、理性的に冷たいわけでもないし、諦めきっているわけでもないし、楽天的すぎるわけでもない。実際にお話を聞くと、すごい助けになるというよりは、「粋」なものに出会ったような清々しさみたいなものを感じるのです。

小澤――（笑）ありがとうございます。

西川――ぼくは「いいケア」とか「正しいケア」というよりも、「粋なケア」を考えればいいんじゃないかって、とくに職業の場合にはそう感じているんです、ずっと。

小澤先生が以前インタビューで「被差別部落に医療者として入っていって、医者対患者だけでは

★1　九鬼周造は、日本に独自の「生き」かたの一つとして、江戸期遊女の生活を支える美意識、倫理基準としての「いき」を哲学的に考察した。九鬼によれば、「いき」は「媚態」「意気地」「諦め」の三契機からなり、「垢抜けして（諦）、張りのある（意気地）、色っぽさ（媚態）」と、定義される。ぼく（西川）流に解釈すれば、「いき」は異性を恋しながらも容易に一体化することは拒み、恋の理想が可能のまま現実へとならぬことを諦めつつ恬淡として、なお自由な恋のさなかにいる姿である。

ない、もっと社会悪とかを視野に入れないと医学は成り立たないのだ」と言われて、そういうことに対する怒り、なんとかしようという情熱、九鬼の言う《意気地《いきじ》》みたいなものをすごく感じました。

でも一方で、そう簡単に解決しないから、ではやめたというわけではなくて、どこかで諦めながら、現実社会との折り合いつけながら立ち去らない。あとほんの少しのところで、諦めがあるから立ち去らない。これが九鬼の言う《諦め》ですね。

でも意気地と諦めだけだとちっともよくないんです。それだけだと、ただしつこいだけですから(笑)。そこに第三の契機である《媚態》が必要になってくる。九鬼の言う媚態というのは、相手に対する強烈な関心ですね。

小澤——「野暮はもまれて粋になる」といいますが、先生はきっと野暮だったろうと思うんですよ。それがもまれて「粋」になった、そのもまれた話などをできたら聞かせていただきたいなと。

西川——なるほどね。山ほどありますね(笑)

統合失調症の方とおつきあいしたときは、ひどく身近な感じがしました。ただあまりに身近すぎると、お互いにお互いを巻き込んでしまうのです。そうすると、まわりの人が立ち入れないような関係を患者さんとぼくとのあいだにつくってしまう。それが非常にまずかったですね、いまから思うとね。看護師さんたちから、「小澤先生の患者は扱いにくい」「小澤先生の言うことは聞くけれど、私たちの言うことはぜんぜん聞いてくれない」「お互いわかったような顔をしているけど、私たちには何もわからない」と、そういう言い方をされましたね。

「粋」というのは、郭《くるわ》の価値観なんです。客と遊女とは、「屋敷者」つまり同じ屋敷の下で夫婦になってというわけではないですね。だからといって、殺伐とした金だけでの肉体関係というわけでもない。そこらへんは微妙なんですが、彼女らがなんとか生きていくために必要な美意識という部分もあっただろうと思います。

人の生き死に、苦しみに携わる臨床現場には、ぼくたちは職業としてかかわってるわけですよね。どうしたって巻き込まざるを得ない自分の肉親、自分の愛する人などではなくて、ある意味、自分の口腹を肥やすために仕事をしているわけです。屋敷者になれるわけではない。

でもきっと、「仕事としてケアをする」こと自体が必要だったんじゃないかと思います。人間は、家族みたいに愛情だけを紐帯として結びつけられるような存在ではない。愛とかからもっと広げたところで関係をつくらないと生きていけない。でもいまは逆に、本来ならば愛ともいえるような献身的な介護やケアが善きもの、正しいケアとして押しつけられているような気がするんです。

小澤――それはまずいでしょう、きっと。愛が倫理として求められると、ケアスタッフもつぶれますよね。まずいケアをスタッフがしていればすぐに呼んで話はするけれど、そのときに「愛が足らん」とか「やさしくない」とか、そんな話は駄目ですよね。認知症の人にとってむずかしいのはこういうことで、それをあなたは十分にわかってくれていないのではないかと、言葉にして論理にして伝えないとまずいでしょうね。

逆にいうと、その人が前に立っただけで、どんな人でもくつろいでしまう、いい関係ができてしまうような人――長いあいだ現場にいると、そういう人はたまにいます――に勉強しろとはぼくは言いませんし、理屈もこねません。

西川――九鬼周造が言ったことをケアにもってこようと思ったら、「粋」とはどんなものに支えられていたのかを知らないといけないでしょうね。たとえば言葉づかい、作法、さまざまあると思うのです。

小澤——そういう枠がないと駄目ですね。裸の人間と人間同士のつきあいだなどといってしまうと、大変ですよね。

西川——作法というか文化というか。

小澤——枠組みといってもいい。そのへんは、ぼくは向谷地さんなんかとはちょっと違うところがあってね。

諦めて、諦めない

西川——医者としての位置取りが変わってきたということ、それとやはり認知症の人の姿を見てきたということ、そういう話を聞いていると、情熱とか理念とかだけではなくどこかに諦めがあるから、いまの小澤先生が「粋」に見えると思うんですよ。

出版記念会のとき、窓が震えるほどの大きな声でエールを送り、三三七拍子を舞われましたでしょう。ああいうのを見ると「すごい!」とか思うんですよ。あと、精神科医療のなかでさまざまな取り組みをしてきたところでも、それは「正しい!」と思うわけですし、普通の人がやれないことをやっていると思う。でも、「粋!」とは思わないですよね。

小澤先生の話を聞いていると、非常に臨床的なんです。つまりそんなにカッコよくもないんです。臨床は毎日のことですし、あるときスカーンと良くなるというような夢物語はほとんどないわけです。ほんの少しずつ変わるとか、悪くなったり良くなったりしながら、日々波が寄せたり返したりみたいなことをやっている。

そういうことを一方で見据えながら、でも現実の毎日のことがらについては、「あのおばあちゃん、他人の物を持ってきてしょうがないな、どうしようか」とみんなでミーティングしたりしている。でも、これで解決がスパッとつくとは思ってはれへんでしょう？

小澤――うん。

西川――「ダメかもしれんが、うまくいくかもしれへん」みたいに、どこか諦めながらも、でもやはり、先生の言うことには凛《りん》としたところがあるんですよ。「やさしくなれよ」じゃなくて、「その人の病気はこういうことなんだ。それをまず理解しなさい」というのは、やさしさを押しつけるわけでもないし、俺の真似をしろというわけでもない。少なくとも、これをわかることが必要だというはっきりしたものがある。

小澤――ただ、実際に大半がよくなるんですよ。病院でもうまく看ることができないから老健で看てほしいといわれて入所してこられた方も、「今度は大物だよ」とみんなに伝えて受けるんですが、まず半分ぐらいは何事も起こらないです。だから、「先生は、いつも大げさや」とぼくは叱られていました。でも、「何もないよ」といった人がめちゃくちゃ大変なよりも、「大変だよ」といった人がうまくいくほうがずっといいと思うんでね。実際、他の施設では大変だった人なのですから。

西川――それは先生自身の緩みというか……しっかり手綱を引っ張ってという感じではなく、どこか緩めているると思うのです。一生懸命にやろうという医者のもとでやったら、それは大変ですよ。

小澤――一生懸命という感じはなかったかもしれない（笑）

西川――一生懸命にしようという看護師が中にいたり、一生懸命に介護しようという人が一人いて、「やるぞ！」「なんとか治してあげよう」みたいな感じでやられると、けっこう混乱は続くんですよね。

小澤――そうではなかったですね。

西川――それでいて、諦めきっている感じではないところが。

小澤――諦めというのはちょっと受け入れがたい（笑）

西川――ええ。ただの諦めじゃなくて、「枠」をかたちづくるような諦めなんですけどね。

小澤――ぼくは滝川先生との対談（→p.068）のなかで、認知症を病気、障害であるというのは、けっきょく社会的な見方だろう、という話をしました。でも一方で、いまの世の中でわれわれは生きているのだから、やはり病いであり障害であると思っているのです。しかもその大半は回復が非常にむずかしい。そういう点ではたしかに諦めといえば諦めなんですが、それを基盤に起こっているさまざまな出来事、つまり周辺症状はなんとかなると思っています。ぼくだけでなく、スタッフもみんなそう思ってましたよ。「一～二週間、長くて三週間、ともかくがんばれば、まあなんとかなるわ」という感じがありましたね。

死を前にして

西川――ぼくが今日いちばん聞きたかったことは、小澤先生にとって、死は恐いとか、そういうものではないというか、動揺するのではない、ただ人との別れは寂しい、それはたしかにそうだと……小澤先生と去年お会いしてからずっと見ていて……。（言葉をさがす）

小澤――……何を言ってくれても大丈夫だよ。

西川――……死とはけっこう観念的なもので、観念的な恐ろしさはありますけれども、別れることとの寂しさというのがいちばん強烈なことのように思うのです。先生は医師でもありますし、死について、そしてみずからの病気について理知的な判断はもちろんされるでしょうし、いままでの人生観のなかで「人の自然としての死」ということもお考えでしょう。けれども、別れたくない人、離れたくない人との別れが身近に迫っているということの寂しさは、日常のなかでも具体的に常々あると思うのです。

自分のできることが少なくなってきて、できないこと、しなくなっていくことがどんどん増えてきているとき、そのときに先生はそれをどう乗り越える……乗り越えるのではないな、どう生きておられるのかが、ぼくは知りたいです。

小澤——それはわからないなぁ。

観念としての死は、むしろがんを告知される前、六〇歳過ぎぐらいで「ああ、残りは少ないんやなぁ」と思ったときに、ちょっとドキドキというか、恐怖を感じましたね。だけど告知されたときから、「なんで俺はこんなに平静なんやろう」「なんで動揺しないんやろう」と。いまから考えればバカな話だけど、主治医の先生に連れられて教授室で教授とお話ししたときに、「告知されたときは、みなさん、どんなふうに振る舞われるのですか」と好奇心で聞いてしまった（笑）

寂しさについては乗り越えようがないですよ。「寂しいなあ」という深い思いはあるけれども、それだけにそういう人たち——かみさんや子どもたち、孫たちを含めて、友人とかいろいろな人たち——と会うときは、時間の密度が非常に深まりますよね。

西川——時間の密度が。

小澤——ええ。時間の密度が。

人間はだれでもいつかは死ぬというのは紛れもない事実だけれども、死が身近に迫っているという感覚とはずいぶん違います。どこかで人間は「(自分は)なかなか死なない」と思って生きてますから。それが健康というものですよ。健康なときに比べると、いまは格段に時間の密度が濃くなったと感じます。

やっていること自体は、普通の世間話をして別れるというだけで、そんなに変わりはないのです。深い話をしているわけではない。でも、今日はあの人と話ができたなぁとか、あの人と会えたなぁと、たとえそれが一〇分だろうと一時間だろうと、その密度は非常に深まっているような気がします。寂しさを乗り越えられているとは決して思わないけれども。

西川――想像的には、死ぬということぐらいはぼくもしょっちゅう考えるわけです。理屈として納得できても、「さみしぃー!」という気持ちからは逃れられない。……でも、すぐに健康に戻っちゃうんです。忘れてしまうというか。人の気持ちは移ろうことができるので。

小澤――告知されて余命一年と言われてから、もう三年半経ってるんですよ。人間って変なもので、慣れるんですよ(笑)。自分がなくなってしまうこととか、あるいは「残された時間が少ないのだから一生懸命にがんばって何かしよう」っていう思いとかは、ときどきは思い出さないとね。そうしないと、しょうもないテレビを見ていたりテレビゲームしていたりね。で、「ああ、いかんいかん」と、自分に言い聞かせないと……人間って不思議ですよ。そういうものにも慣れてしまうところがある。

西川――……粋だなぁ(笑)

小澤――でも、痛みは非常に個人的な感覚でしょう。そこに共同性を求めようとしても無理でしょう。そうなったときに自分がどう反応するかは、わからないですよ。いまは副作用で爪の横にデキモノができて靴を履くことができなくなりました。ぶつけたときはとても痛いんですが、やはり、まったく違うレベルの痛みの段階に入ると何を感じるのか、それはわからないですよ。

西川――そういう運命に対しても臨床家でいらっしゃいますね。

小澤――いやいや。爪の横にできたデキモノの処置を一日二回、自分で軟膏をつけたり、ガーゼで覆って絆創膏でとめたりする処置をしているんですが、それもだんだん慣れてきてね。

西川――告知されたりすると、けっこう哲学者になる人が多いんですよ。

小澤――宗教に頼ったりね。

西川――いきなりスピリチュアルになったり。スピリチュアルケアとかいうでしょう。ぼくはほんとうかいなと思うんですよ、死に臨むための哲学がいるとか。

いつも患者さんに「西川さん、哲学やってるんやし」「いままでターミナルケアをやっているから」とか言われても、ぼくはいつも「ここで哲学は役に立たない」と思っているのです。寂しさをなんとかする哲学など聞いたことがないし。理屈抜きに寂しいんであって、理屈でどうにかなるものじゃないですからね。だけどきょうは小澤先生から、そんなんではない、上等の哲学が聞けるかなと思ったんやけど(笑)

小澤――そんなの、ぜんぜんないですよ。

西川――臨床家ですよね。健康になるときもあるし病気のときもある。こころを開くときもあるし忘れてしまうこともある。そういう自分を、また一つの経過として見つめる視点がどこかにある。でも、やはり寂しいと思う人間味なところもあって、ということですよね。

小澤――たしかにそうね。自分の状態をいくらか客観的に眺めていないと、やっていられないところがあるかもしれない。

西川――哲学とかスピリチュアリティにすがらないで、臨床家としての目で寂しがることもできるし、絶

望しかけることもあるし、端然とすることもできるし、なにより処置ができる（笑）

小澤――死ぬ前になって宗教にすがるのは、何かカッコ悪いような気がするね（笑）。寂聴先生には悪いけど。

小澤勲はカッコいい

西川勝

ある人をカッコいいと思う気持ちは、どうもじぶんのこころに貯め込むことのできない種類のものらしい。「カッコいいなあ」とつぶやいた後で、思わずそばにいる人に「ねえ、あの人カッコいいよね」と同意を求めたくなる。

相手の美しさに魅惑され、我を忘れるというのではない。しみじみと感嘆する余裕とも違う。立派な姿に感銘してみずからの襟を正すという生真面目さからも遠い。軽佻浮薄といわれても、だれかれ構わず言いふらしたいときめき気分なのだ。

カッコいいというのは、ふつう「もてる」ことにつながる。けれども、カッコいいと思うことと、好きだと思うことには違いがある。だれかを好きになれば、じぶんの気持ちをどうやって相手に伝えるか、それとも黙っているか。考えはいったんじぶんの内に閉じ込められる。カッコいいと思ったときのように、じぶん以外のだれかに共感してもらおうとする外向性はない。じぶんの恋心を相手でもない他人に知られるのは恥ずかしいだけだ。

カッコいいという評価はたぶんに主観的だから、迫真性をもつためにはできるだけ多くの賛同者を得る必要がある。だれでも説得できるような慎重な熟慮と的確な判断の結果というより、じぶんの感性で先取りする興奮だから、だれよりも先に「カッコいい」と言うことが大切になる。というわけで、ぼくはあわてて「小澤勲はカッコいい」と宣言する。

精神科医としての小澤さんについて、その立派さや正しさを論ずるのは、ゆっくり取り組もう。しかし、小澤さんその人のカッコいいを述べることに、後れをとるわけにはいかない。

1 活字のなかで

ぼくが小澤勲という名前を知ったのは、二〇〇三年七月である。大阪の介護老人保健施設でナースとして働いていたが、京都で高齢者介護の研究事業に関与することが決まり、職場も京都のデイサービスセンターへ移すことにしたころだった。

大人の言葉に正面衝突

小さな本屋の新刊書コーナーに岩波新書『痴呆を生きるということ』があった。著者の名前には覚えがなかった。痴呆に関する本には目敏《めざと》くなっていたが、新書レベルの本には飽き飽きしていたので、そのまま通り過ぎてしまった。ただ書名の「生きるということ」の部分が少し気になっていた。この後、本屋で何度か目にして、ようやくこの本を手に取ったときのことを忘れられない。小澤さんのカッコいいに、ぼくは正面衝突した。「はじめに」の次の文章が、ぼくの目を突き刺した。

痴呆の悲惨と光明をともに見据えるために、また、生と死のあわいを生きるすさまじさと、その末に生まれる透き通るような明るさを伝えるために、この一文を書く。彼らに少しでも報い、彼らの思いを世に伝えるために。

切れのある言葉、しかも熱い言葉だ。加えて思考のバランスのよさが際だっている。カッコいい大人がここにいる。そうぼくは思った。

痴呆と呼ばれた人たちが巻き込まれた悲惨な境遇を、ナースとしてのぼくは冷たい鉄格子の精神病院で目の当りにした。血液透析患者が痴呆を発症して、ぼくには手の届かない場へと連れ去られるのを苦い思いで見送った。きれいな介護老人保健施設でも、真夜中に虚空に向けられた瞳の暗さ、老いと病いに蝕まれる肉体の姿に、何度も身のすくむ思いをした。

それでも、痴呆に一筋の光明はあると信じられたのは、痴呆をかかえて生きる一人ひとりの背後から発せられる透明な光にじぶんが包まれていると感じることがあったからだ。まぶたを閉じては見えない光を見るためにこそ、暗闇にも目を凝らす。そうしなければ、何もはじまらない。

僕の追っかけがはじまった

小澤さんの文章が、ぼくのなかで渦巻きはじめて、ぼくはじっとしていられなくなった。レジに向かい勘定を済ませてから、この本を一気に読了するまでじぶんを忘れた。どんなふうに読んだのか思い出せない。電車の中だったか、机の前だったか、とにかく小澤さんの文章に夢中になった。

「終章　生命の海」で、小澤さんが肺がんを病み、みずからの命の限りが近いことを覚悟していると知ったとき、そりゃまずいと強く思った。ナースとして現場でもやもやと考えていることを、これほど見事に文章にしてくれる人がもうすぐ居なくなるなんて、どうにもやりきれない思いがした。ようやく出会えたと思ったとたんに、サヨナラはないでしょ。

そんなぼくの文句をさらりとかわすように、小澤さんは生命の海のイメージを美しく語る。

無限の時間の流れのなかで、一つひとつの生命の灯はふっと消え、海の暗闇に還ってゆく。その暗闇から別の灯が生まれる。潮流のうねりと蛍のように明滅する灯。

読後の高揚した気分を落ち着かせるために、じっくりとこのイメージをなぞりながら、ぼくはインターネットで小澤さんの著書を検索する。書籍のネット販売をするアマゾンのサイトに『痴呆を生きるということ』のカスタマーレビューのコーナーを見つけて、すぐに感想を投稿した。締め切りのある原稿でもなかなか腰を上げないぼくにしてはめずらしい行為だ。とにかく、多くの人にこの本を読んでもらいたい。小澤さんへの、ぼくの追っかけがはじまった。小澤さんはカッコいい。それが理由だった。

ついでに書くと、桃尻語で有名な橋本治は『人はなぜ「美しい」がわかるのか』で「カッコいい」について独特の考察を展開している。彼によると「カッコいい」は、「美しい」と「合理的」という二つの異質を一つにしてしまった日常語で、むかしの言葉でいえば「麗しい─うるわし」だという。そして、「カッコいい」は「利己的な感動」であり、ただおとなしく「美的な判断を下している」に留まることはできず、「カッコいい」を実感してしまった人間は、その対象を「自分のもの」として取り込みたくなるというのだ。

たしかに「カッコいい」は、それを感じたものと対象のあいだに関係性をつくりだそうとする強烈なエネルギーをはらんだ行動的な言葉である。

2 初インタビュー

医学書院の『看護学雑誌』に『痴呆を生きるということ』の書評を書かせてもらったことがきっかけ

になり、二〇〇四年一月に小澤さんとお会いすることが実現した。その同じ雑誌の別の企画で、小澤さんにインタビューする役目がぼくに舞い降りてきたのだ［★1］。「念ずれば花開く」という言葉が本当に思えた。

お地蔵さんのような小澤さんに出会う

インタビューは種智院大学の小澤さんの研究室でおこなわれることになっていた。ぼくと編集者が約束の時間に駅に着くと、すぐに小澤さんが軽自動車に乗ってやって来られた。大学はすぐ近くなのだが、不案内な二人のために迎えに来てくださったのだ。

ぼくは緊張してコチコチだったが、毛糸の帽子をかぶってニコニコ笑うお地蔵さんみたいな小澤さんの姿に安心した。おそらくは肺がん治療の副作用で脱毛があることは一目で知ったが、毛糸帽の下で、少し腫れぼったいまぶたがきれいな瞳と一緒になって細く柔和になるのを見て、ぼくの構えがほどけていった。

初対面の挨拶をする小澤さんの声は、ドレミでいうと「ファ」に近い高い響きだった。野太い声でなく、どこか母性的な感触のする声だ。研究室に上がる前、小澤さんは「もうすぐ定年退職で客員教授になるのですが、この研究室はいったん出ることになるので、いろんなものを片づけちゃったから、お茶の用意ができないんですよ」と言いながら自動販売機に硬貨を入れて「お好きなものを」と勧める。あったかい缶コーヒーを手渡されて、肩から力が抜ける。

★1　書評は『看護学雑誌』二〇〇四年一月号（「いい本見つけた」）、インタビューは『看護学雑誌』二〇〇四年七月号（「招待席」）に掲載された。

医の義を忘れず、医の義に溺れず

研究室に入って、小澤さんは帽子と上着を脱いで、白衣を着た。一瞬、不思議な気がした。ここは診察室ではない。ケーシーのボタンを首元のいちばん上まで留めると、医師小澤勲が現れた。インタビューの場が引き締まる。最初の話は、小澤さんがインターンのころ、抗生物質で簡単に治るはずの病気が、さまざまな社会的背景を原因とした生活苦と過酷な労働のために、なかなか治らないことを経験して、「医療の力だけで病いは治らない」と深く実感したというものだった。

先ほど小澤さんが白衣に着替えるのを不審に思ったとき、医師としての矜持《きょうじ》が白衣を選んだのかと、ナースのぼくは鼻白む気分になりかけたが、話は違った。小澤さんによれば、白衣の理由はたんに実利的なものだった。大学の授業で黒板にチョークを使っていると、粉をかぶって着衣が真っ白になってしまい洗濯が大変だから白衣を羽織る。「白衣だとパッパッと払うと大丈夫なのです。それと、白衣だと下に何を着けていてもいいでしょう。というわけで、教授会にも白衣ですよ」屈託のない表情で話す小澤さんだったが、ぼくの目に映る小澤さんの白衣には迫力があった。

白衣を脱いで医療の限界を述べることは、ある意味で容易な自己批判である。白衣の限界からも逃げずに、白衣の役割を忘れない強い姿勢が、小澤さんのゆっくりとした柔らかな声の底から立ち上がってくる。小澤さんは医の義を忘れず、医の義に溺れもしない。

「できることは、ほんのわずかのことなんですがね、それをしないわけにはいきません」

臨床家の目が光る。諦めと意気地が相俟って、苦しみに喘ぐ人の傍らから決して離れない臨床家小澤勲の姿を照らしている。ぼくが尊敬する哲学者九鬼周造ならこれを「いき」と呼ぶはずだ。

言葉につまった一瞬

インタビューのなかで小澤さんがみずからの病いについて語ったとき、一度だけ、ぐっと言葉を矯《た》める場面があった。己の死期が近いことについては不思議なくらい平静に受け止められた、この背景には認知症の人との「私」をほぐすような交わりがある、と言ってすぐだった。

静かな力で、ぐっと何かを押さえ込むかのようにして、眼が潤む寸前に「残す者との別れは、寂しいですよ。乗り越えられません」と、素直に心情を語られたのだ。透き通った表情は、暗くも明るくもない。およそつくられた表情とは異なる自然な美しさなのだが、伝わってくるものの人格性は小澤さんその人にしかあり得ないと思われた。

裏街の安映画館で任侠映画を観て、一人殴り込みに出かける高倉健に痺れたのと同じ「カッコいい」が、ぼくを襲った。収める鞘を振り捨てて、一度抜いた長ドスは闇夜に光る。きっぱりした眼差しと、物言わぬ背中で泣く姿。こんなカッコいい未練話があるんだ。

3 出版記念パーティー

意外なことに、学生時代の小澤さんは応援団だった。小澤さんの穏やかで丁寧な物腰のなかに、どこか毅然とした風合いを感じてはいたが、まさか元応援団とはびっくりした。

衝撃のエール

これを知ったのは、小澤さんの本の出版記念パーティーに出席したときのことだ。壇上に上がった小澤さんが、出席者への返礼としてエールを送ったのだ。演舞というのか演武というのか、とにかく激しい動きで立ちまわる姿は、小澤さんの病状を知るものには信じがたいものだった。前ボタンをはずした背広は、左右に跳ぶ体に羽のような動きをつける。拳を突き出し、足を踏みしめ、腕は大きく円弧を描く。観る者の最初の心配は吹き飛ばされて、熱い鼓動が内側からわき上がってくる。

迫力に満ちた数分間におよぶエールは、息一つ乱さぬ気迫で演じ終えられた。おそらくは満身の力を振り絞り、残るわずかな力を乱れる息を整えるために使い切っているのだろう。すっきりした顔で礼をして席に戻る小澤さんは、カッコいいの見本だ。

雄々しさと猛りをひとつの形にまとめあげた精悍な動きの奔流に、一緒にいた理学療法士が涙をにじませて感激していた。医師として精神科医としての小澤さんは、多くの患者たちが人生の負け試合に出会ったときにも、あの凛とした眼差しでエールを送りつづけたのだろう。ぼくも胸が熱くなった。

ケアという応援

小澤さんの文章に応援団の志が垣間見えることがある。冷静と情熱のあいだに踏みとどまろうとする志である。たとえば、次の文章である。

これまでの痴呆研究の多くは、痴呆という病気についての研究、あるいは痴呆老人をどうケアするか、というような研究であった。いわば、痴呆老人をどこまでも研究の、あるいは処遇の対象とみたものであった。このような研究には、むろん意味がある。しかし、痴呆を病む人たちが世界をどう見ているのか、彼らのこころのありかはどこにあるのかを推しはかり、彼らのこころに寄り添おうとする志が、これまであまりに乏しかった。つまり、彼らを主語として語らせ、それを何とか聞き取ろうとする態度が抜け落ちていたのである。これでは、彼らを理解する営みが理にかたよったものになっていはしないか。彼らのケアにあたる者からみても、ケアが「冷静と情熱のあいだ」で成立すべきものであると考えるのなら、これはちょっと困った事態である。このあいだを探るのが、ここからの作業である。

この文章を、ケアという応援に読み替えることが可能ではないか。ケアする者は、つい「がんばって」と口にしてしまう。あまりカッコいい「がんばって」は見たことがないのだけれど、小澤さん流の応援はなかなかカッコいい。ぼくなりに翻訳してみよう。

強敵と闘う者を応援するのに、ただ情熱の限りを尽くして「がんばれ、負けるな」というだけでは、応援される者にはうまく伝わらない。どんな場面で奮起を促すエールが必要なのかは、競技する者の気持ちを汲むことなしにはできないことである。競技者はじぶんの力を出し切ろうとする闘志だけでなく、苦しい状況では一瞬怯むことも逡巡することもあるだろう。応援する側の論理と情熱だけを、大声で押しつけられても効果は乏しい。

「がんばれ」という声援が、勝負にはやる気持ちをさらに奮い立たせるときもあれば、劣勢に沈むおのれを非難する声に聞こえることもある。

敗北の色濃くなった状況では、勝つことだけを目指す応援の声は急速に萎びていく。冷静な判断のない情熱は冷めやすい。かといって、冷静な判断だけで勝負のなりゆきを評論する者に応援する資格はない。場外にいながら勝負の嵐に巻き込まれるが故の応援なのだから。

冷静と情熱の二本の足で大地を踏みしめ毅然と立つ。応援団旗を掲げる不動の姿は、旗に吹く風に左右されない。勝負のなりゆきに一喜一憂せず、ひたむきに応援することは、最後まで諦めない競技者の同伴者になる。

「そのまま、そのままで見事ですよ！」

しかし、ぼくはスポーツを観るのが苦手だ。成績の善し悪しだけでなく、どれほどがんばっても勝ち負けの決まる種類のスポーツはとくに苦手だ。どっちを応援しようかと迷っているうちに、負けそうなほうに肩入れがはじまって、なんとか勝ってくれよと思いながらドキドキし、もう負けると決まったときにはほんとうに悲しくなってしまう。敗者に対する過剰な思い入れが、かえって失礼だと思うのだが、涙もろい性分なので仕方ない。だから、一度負けると終わりになる高校野球なんかは最後まで観たことがない。

ぼくのこの性格はナースにとってあまり感心できるものじゃない。苦しい状況に追い込まれた方を応援するのはナースにふさわしいとしても、負ける試合を最後まで観てられないというのでは駄目なのだ。ほんとうに苦しいのは自分ではないことを心得て、負けを見つめるつらさをぐっとこらえて最後まで応援しなければいけない。「がんばれ」の大声が、負けを嫌う叱咤激励ではなく、負けに怯みそうになる者に「たとえ負けようとも、そのまま、そのままで見事ですよ」と圧倒的な肯定を届ける響きになるとき、敗北は清々しい風のなかに舞い散るだろう。

4　ふつうのカッコいい

カッコいい文章の小澤さん、カッコいい白衣の小澤さん、カッコいい応援団の小澤さん。どれも、とびきり上等のカッコいい小澤さんである。カッコいい人というのは少し近寄りがたいのが当たり前なのだが、小澤さんにはその壁を感じられない。ひょっとすると小澤さんのカッコいいは、かなりの部分が「ふつう」なのかもしれない。

ちょっと目線を変えてみて、目立たないけれど、じんわりと伝わってくる小澤さんのふつうのカッコいいを紹介しよう。

旨いカレーをご馳走しましょう

二〇〇四年の秋、ぼくは小澤さんに、京都認知症介護研究会の合宿に来ていただけないかとお願いした。「体調さえ悪くならなければ、喜んで参加しますよ」とお返事をいただいたので、みんなのやる気が一度に盛り上がったことを覚えている。

合宿は京都府美山町にある古い萱葺き屋根の家でおこなわれた。総勢二〇名あまりの移動は、交通の便が悪いので、京都駅から車に分乗して行くことにした。小澤さんもお誘いしたのだが、「ぼくは家内とゆっくり行きますよ。ドライブもいいもんですから」と辞退された。合宿では自炊しようということで、メニューは、しめじご飯と豚汁、カレーライスになった。材料買い出しはぼくの役割である。

「カレーはね、ぼくの得意料理だよ。すじ肉をたっぷり使いましょう。安いのでいいから買ってきてよ。すごく旨いカレーをご馳走しますから、まかせてください」

電話で、はしゃぐような小澤さんの声を聞いて、カッコいい小澤さんのイメージが少し弾ける。油断できない人だ。

合宿当日、少し遅れて到着したぼくを小澤さんはカレーの用意をして待っていた。「実はすじ肉を買う店が見つからなかったのです」と申し訳をするぼくに、「まあ、仕方ないでしょ。でもやり方で旨くなりますから、大丈夫です」と、小澤さんはさっそく大量のタマネギを刻み、それを大鍋で炒めはじめる。腕まくりをして何度も味見する小澤さんは、カレーに本気なのだ。

できあがったカレーは、お世辞じゃなく旨かった。料理の手さばきも慣れたもので、小澤さんはこんなこともできるんだ、とぼくなりに感心した。次に、ぼくが炊いたしめじご飯は、二つの炊飯器のうち一つは成功した。少しくやしかった。

研究会の合宿は、夜にはお酒も入って熱気を帯びてきた。「身体に無理はできないんで、九時には休ませてもらいますよ」と言っていた小澤さんは、けっきょく夜中まで囲炉裏端を囲んでの話し合いにつきあってくれた。

硬軟取り混ぜた話のなかで、ぼくが覚えているのは、小澤さんが横に居る奥さんを「この人は袋物が大好きでねぇ。あれこれと集めちゃうんですよ。高いものはないんですがね。おもしろいもんです」と、お酒でほんのり上気した笑顔で話していたことだ。

囲炉裏のなかで炭火が赤く燃えて、焼きおにぎりや焼きトウモロコシを裏返すために、ときおり小澤さんが前に箸をのばす。ちょうどよく焼けたら、だれかに勧めては次のおにぎりを焼く。まわりに気を遣わせずに、気をくばる小澤さんの振る舞いは、ふつうにカッコいい。みんなの柔らかな話し声が戸外の闇夜に流れ漏れていく。小澤さんのぽつぽつ語りがこころに沁みる懐かしい秋の夜になった。

足下を照らす光

小澤さんは、どきっとすることも言う。飄然《ひょうぜん》とした顔で、「死ぬとわかっていても、慣れちゃうんですよ。不思議ですね、人間は。でも、そうでなきゃ、生きていけないものね」などと、ほんとうにおかしそうに、くすぐったい顔をする。

みずからの死を前にした悟りや覚悟といった大仰な信がそこにあるのではない。不思議なほどふつうの感覚でわかる真理がさらりと示されている。この言葉は小澤さん一人を救うものではなく、人の生と死の不思議に困惑するものすべてに届けられるだろう。

ふと、路傍に佇むお地蔵さんに出会ったときの気分がする。地蔵菩薩は地獄のさなかで衆生を救うという。お地蔵さんは立派な堂宇から道ばたに出て、人々の日々の暮らしの合間に向けられる祈りを受けて微笑んでいる。まさか、小澤さんをお地蔵さんにするつもりはないが、小澤さんのふつうさは飾りのないお地蔵さんに通じる。

小澤さんは病いや死というものから目をそらさずに対決してきた医師だからこそ、自分が死ぬとわかっていることに慣れてしまうことを、一歩離れて客観的に認識できるのだろう。これは臨床で鍛えられた冷静さを抜きにしてはむずかしいことだ。

そして、小澤さんは認識だけではなく実践も忘れない。抗がん剤の服用で足先に皮膚症状が出て包帯を巻くようになったら、ふつうの革靴のように見えるカッコいい踵《かかと》なしの靴に変えて歩く。一日二回の処置は自分でする。あるとき、緩んだ包帯を巻き直している小澤さんを見た。しなやかに動く手先に注がれている沈着な目線。「これくらいの処置は自分でします」という姿には、長年の医師としての経験が、きらりと光っていた。

外出時にも簡単にタクシーなんか使わずにバスに乗る。バスで帰られる小澤さんを少し心配して見送ったとき、動き出した車中でお年寄りに席を勧めている後ろ姿が見えたこともあった。簡単に病気を諦めるのではなく、臨床家としての工夫と粘りで病いにつきあう。折に触れて知る小澤さんのふつうにカッコいい姿は、ぼくの憧れをますます強くする。

憧れに導かれて歩む道には、足下を照らす光がある。人生に訪れるさまざまな闇夜を、だれかと共に歩むために、ぼくが見つけた希望は「小澤勲はカッコいい」だ。

出口泰靖×小澤勲

なんてわかりやすい人たち

■「サトラレ」としての認知症

小澤――出口さんの論文をいろいろ読ませていただいて、おもしろかったですよ。ただ、いままでいろいろな人と話していてずっと何かひっかかりがあったんです。きのうの夜中に目が覚めてちょっと考えてみたらね、それは認知症の人をどうとらえるかっていうことなんですね。ぼくは認知症の人って、きわめてわかりやすい人だと思う。「わからなさ」とみなさんはおっしゃるけれども、あんなにわかりやすい人はいないと思うんです。彼らは、イライラしているときはイライラしているでしょう。ニコニコしているときは、やはり喜んでおられるのでしょう？　でも、いま出口さんがどういう気持ちでおられるかなんて読めませんものね。

出口――はあ。ぼくも先生のこと読めないです。いま、ひじょうにドキドキしているんですが、わかりますか（笑）

小澤――いや、わかりません（笑）。それに対して、私ごときにこころを読まれてしまう認知症の人は、べてるの家でいうサトラレ（→p.065）じゃないけれども、彼らの脆弱性、弱さだという気がす

出口泰靖（でぐち・やすのぶ）

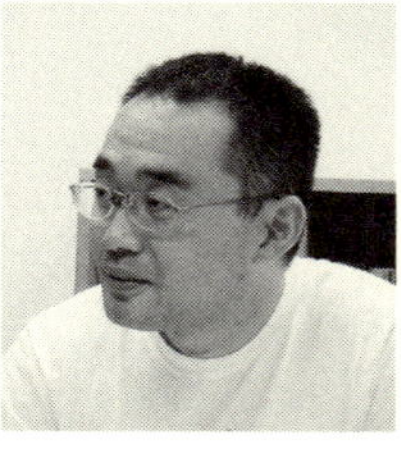

1969年大阪府生まれ。東京学芸大学大学院修士課程修了後、東京大学医学部保健社会学教室研究生を経て、武蔵大学大学院博士後期課程中途退学して、現在ホームヘルパー2級（第1419号）と山梨県立大学教員。自称「ケアねば（ケアについてねばねば～っと考える）フィールドワーカー」。主な論文に、「『呆けゆく』体験の臨床社会学」（野口・大村編『臨床社会学の実践』有斐閣、2001年）、「かれらを『痴呆性老人』と呼ぶ前に」（『現代思想』30巻7号、2002年）、「『呆けゆく』体験を〈語り、明かすこと〉と〈語らず、隠すこと〉とのはざまで」（山田編『老いと障害の質的社会学』世界思想社、2004年）など。メールアドレスはyasunobu@yamanashi-ken.ac.jp

る。われわれがいつも付けている仮面のようなものを付けることができないでいる、裸のままで世界に放り出されている、という感じがするんですよ。

もちろん人によっては、なんでそういう気持ちになったのかという原因やきっかけが見つからないことは、たしかにあります。でもぼくは彼らの傍らにいてね、彼らの気持ちがわからないと思ったことはあんまりないんですよ。認知症について考えたとき、それがぼくのいちばん底にある感覚ですね。

出口——なるほど。

小澤——もちろん、自分の「わかる」という感じを人に伝えるときには「ああ、わかるわかる、わかるよね」ではちょっと困るので、スタッフなどに告げるためにいろいろな「物語」を紡ぎ出すということはしてきました。でもいちばん底にあるのは、ひどくわかりやすい人たち、という感じです。

出口——それは「認知症として」わかりやすいということですか、それとも認知症を患った「人として」わかりやすいということでしょうか。

小澤——やはり「人として」でしょうね。むろん、職業性をもたずに接しているわけではないので、「認知症として」という視点がまったくないわけではありませんが。とにかく、こんなにわかられてしまう彼らは、やはり不自由なのだろうなと思いますね。

出口——さっきおっしゃった脆弱さですね。

小澤——はい。彼らのしんどさの根幹には、もちろん表現できないということもあるけれども、一方で自分の思いや感情を、あえていえば安易に、状況をわきまえずに出してしまうところにあるのではないか。

出口——ぼくは、妻からわかりにくいと言われるんです（笑）。どこかに行きたいとか、何が買いたいのか、何が欲しいのかの意思表示をはっきりしないで「うん、うん」しか言わない、と。妻は知的障害者施設の職員をやっていた関係もあるので、そっちの子たちのほうが断然にわかりやすいと言うんです。

小澤——そうです。健常な人が身に付けている「外面《そとづら》」だとか、人にサトラレない「取り繕い」だとかが隠す術、オブラートで包む術を身に付けているけれど、彼らや認知症の人にはそれがない。脆弱さとか不自由さとかと遅れというのがそもそもあるとしたら、ぼくらは大人になってそれを知症の人と同じように、状況をわきまえずに感情がストレートに出てしまうとか。人間の根底にでも、たしかにそこに知的障害の人たちの脆弱さ、不自由さもあるとも思うんですよ。まさに認だんだん失われていくところが、認知症の問題であり、弱さかなと昨晩ふと思ったわけです。

ギャップを埋める行動が「症状」をつくる

出口——ただ一方で、「取り繕いができなくなっていく」という自覚も、認知症の人にはちょっとありますよね。

小澤——ありますね。自分の崩れをどこかで彼らは把握しています。知的に把握しているかどうかは別にして、自分からいろいろなものが喪われていく、周囲に迷惑をかけている、そういう感じはとても正確にもっておられると思います。だから自分の崩れに対して抵抗する。それが認知症のいろいろな姿をとっているのだろうと思います。だけど繰り返しになりますが、あんなふうに露骨に見せなくてもと思うのだけれども、そこができないというのは彼らの弱さ、脆弱性だと思う。

出口――露骨に、というのは？

小澤――だってぼくみたいな人間に読まれるようじゃ、やっぱり下手でしょう。

出口――本人としては、あえて露出させたいと思っているわけじゃなくて。

小澤――むろん、そうです。自分が、自分の崩れゆくものに対して必死で抵抗している。その抵抗しているということをぼくらだとどこかで隠してしまうんです、人にサトラレないように。彼らはそれをしない、というより、やはりできないのでしょうね。そこのねじれ、ギャップが彼らを追いつめている。

同じことがおそらく、家庭で介護している人たちのなかにもあると思います。たとえば、こういう連れ合いであってほしいという思いと、現実にそれから外れていく連れ合いとのギャップがある。あるいは、自分たちはこういうふうに生きてきた、それなりにうまくやってきた、だけど……という思いが介護者にはある。いままでの生き方、暮らし方ができなくなるわけですから。

これは「本人」と「介護者」のあいだのギャップですが、本人のなかでも「自分はこうやって生きてきたのだから……」と、「できる自分」が崩れていくのをなんとか保とうとします。それがだんだん無理になってきて、その無理を、無理に埋めようとする。症状とか「問題行動」とかは、そういうギャップを埋める行動ではないかと考えています。

出口――一方でギャップそれ自体はすべてなくす必要はないともおっしゃっていますね。

小澤――ぼくらだって理想あるいは、こうしたいという思いと現実とのギャップを生きているわけだから、彼らだけにそれをなくせというのは変ですよね。ただギャップがあまりにひどくなって、そのために周囲だけでなく本人もかなり混乱して不安になっているとしたら、やはりそこはケアで埋めてさしあげなければならないでしょう。

出口——そこらへんの調節というのは、どうしたらいいんでしょう？ 具体的にこうすればいいよというのは。

小澤——ないですね。一人ひとりによっても違うし、家族がどう切り抜けるかっていうのも実際に困難な道です。だけどね、ふっと抜ける家族もいるんですよ。

出口——抜ける家族？

小澤——そういうギャップを乗り越えて、ふっと新しい現実を暮らしだす。向谷地さんとの対談でもフランスに旅行にいった家族の話をしましたが（→p.049）、それはすごいですよ。本人もすごいし家族もすごい。すばらしい。

出口——単純に「介護者側の肩の力が抜けた」という話でもないのでしょうね。

小澤——だけでもないですね。もちろん本人と家族のあいだに信頼できる隣人がいたとか、信頼できる社会資源を利用できたとか、まあそれはいろいろあるでしょう。
ただ、混乱なしに乗り越えることはできないので、ある程度、混乱はしてもらわないとしょうがない。ほったらかすという意味ではなく、大変ですねと何回も声を掛けながら、本人があるいは家族が自分たちで乗り越えていかなくてはいけない時間があるということでしょうね。最初から「できなければできないでいいじゃないの」と言ったって、何の役にも立ちませんからね。

出口——そんな場合に、小澤さんだったらどんなアドバイスをされるのですか？

▒「あそこのラーメンはうまいよ」という具体性

小澤──「もう少し受容しなさい」なんてことはぼくはぜったいに言いません。受容せよと言われて受容できるぐらいだったら世話はない。必要なのはそんなことではなくて、かなり具体的なことだと思うんですよ。たとえば嫁だけが面倒を見ていてそのダンナがぜんぜん手伝ってくれない、なんていうときには、来所していただいて、来てもらえなければこちらから朝な夕なにご自宅に押しかけてお話しします。むろん、電話で前もって了承はとるのですが……。「どうですか?」「仕事が忙しくて疲れ果ててる」「そうでしょうね。それは無理からぬことだろうと思う。でも、週に一回ぐらいは休み取れないの?」「日曜日はほとんど家にいる」という感じですね。

その入所者の方はもともと島の人だったので、どうしても海が見たいと言っていたんです。けれども、どうしてもぼくらだけではなかなかそういう対応ができなかったので、息子さんに「半日でいいから海を見せてあげて」ってお願いしました。

ぼくは動く観光案内所と言われてたので(笑)、「あの海辺のドライブインに行ったらお母さんが長年住み慣れた、あなたも生まれ育った島が見える。あの店は焼牡蠣《かき》も食わせるけれども、案外ラーメンもうまいよ」とかなり具体的に言いますね。それで「この前の日曜に、教えていただいた店に母と行ってきました。おいしかったですよ。母も喜んでくれました」と言ってもらえたりします。

一言でいえば具体性です。その具体性は人それぞれ、家族それぞれで違う。相手の顔を見て、その方がほんとうにできることを見つけてお願いする。「もうちょっとやさしくしてあげて」「もうちょっと連れ合いを手助けしてあげて」と言うだけではうまくいかないのですよ。

出口——どこどこにおいしい店があるよ、というレベルの具体性ですね。

小澤——そうです。「この前あそこに新しい店ができて、行ってきたらけっこううまかったよ」とか、食事がらみのことが多いのだけれども。「あそこの景色はいいよ」「そういえばしばらくそこにお母さんを連れていっていないな」というたぐいの話です。

ご家族を呼んだり、こちらが夜中に行くと、家族は叱られると思うんだよね。そうじゃなくて、そういう雑談をすると「じゃあ、やってみましょう」ということになることが多いのです。

出口——なるほど。わかるような気がします。

小澤——同じようなやり方が京都でうまくいくかどうかはわかりません。ぼくは広島県の三原というところで七年間老健施設でやっていましたが、あのへんの人はけっこうオープンなんですよね。とくに島の人はオープンでね。

一度入所者の息子さんが軽トラックにスイカを山ほど積んできたんです。「いくらなんでも、俺はこんなに食えんよ」「いや、先生にあげるのではなくてみんなに配ってあげて」と。自分の母親なのに何もしない、しかも何かちょっとトラブルが起きると怒鳴り込んでくるような人で、スタッフにはおっかない人だったんですが、何度か話しているうちにそんな感じになってね。

……どうしたら乗り越えられるのかぼくにはわからないけれども、一つひとつ、できることをお互いにやっていくしかないのかもしれないですね。

▒感情労働を知的労働に変換する

出口――スイカならスイカ、ラーメンならばラーメン。お互いにかなり具体的なものを持ち合っていくんですね。「なんとかしましょう」「こうしましょう」では単なる説教と同じになってしまう。

小澤――住宅改修なんかもそうですよ。その家の事情をまったく知らない「専門家」に任せてもうまくいかないことが多いんです。介護保険では住宅改修にかなり人気があるのですが、手すりを付けたらかえって住みにくくなったという人もいます。

たまたまそこにあった椅子のひじ掛けにつかまって立ってもらったら、手すりよりもずっといい、ということもよくある。そういうことを具体的に見つけるという作業が必要ですね。もちろん理学療法士も一緒に行くのですが、「現場でそういうものが見つけられないようでは駄目だ」という話をしました。

出口――そのことに気づかないスタッフを叱ったりするんですか?

小澤――叱ったりはしません。いまはとくに小規模のグループホームでいわゆる「感情労働」がひじょうに強く求められていますよね。それをひとことで言うと「やさしくあれ」ということだと思います。ただスタッフは、仕事がうまくいかないと、自分はやさしくない、ケアには向いていないというように思ってしまう人がいるんですよね。熱心であれば熱心であるほど。

私が前にいた施設では離職率がきわめて低くて、私がいた七年間で辞めた人は、結婚して遠くに移り住むことになった人を含めて二、三人しかいませんでした。ぼくは職場で「やさしくない」と言ったことは一回もないんですよ。「こういう不自由がわかっていないんじゃない?」「あなたのやり方のなかではこういうことが見えていないんじゃない？」といちおう理屈をつけて話していました。

あえていうと「技術としてのやさしさ」。どうすればやさしくなれるのかという技術を伝えたつもりです。その人のかかえている不自由をきちんと伝えて「そこでどうするかあなた考えてみて」と言いました。つまり感情労働としてではなく知的な労働としてやさしさをとらえていました。やさしさをやさしさとして求めるのではなく。

バランスはむずかしいけれども、あんまりそこでやさしい世界でなんとかさせないといかんと思い過ぎるとスタッフはしんどいよね。だからやさしいというのは、人間的にやさしいというよりは、相手の不自由を知って的確なケアをそこに届けることが、やさしさにつながると思っておかないとやりきれないですよね、きっと。

とくにそういうふうに悩んでいる人に対しては、認知症をかかえる一人ひとりの不自由をいっしょに考えてもらう。で、どっかで割り切ってもらって「ケアという労働」を果たしてもらう。ケア現場から離れたときには、ケアのことは忘れてもらう。そういうことができる雰囲気をつくらないといけないと思います。彼らには厳しいケアの現場と向い合うことを強く求めていましたけれども、終われば「はい、さようなら」と言って、二か月に一回は飲み会なんかをやったりすると、そこではぜんぜん職場とは違うフリーな雰囲気でした。

ギャップは埋めるだけではない

出口——先ほどのギャップの話に戻りますが、ご著書では「ギャップを守り育てる」とも書かれていますね。

小澤――ええ、そうです。ある方がちょっとしたトラブルがあって歩くのがむずかしくなった。家族の方は「歩けないほうがいいです。リハビリをしないでください」と言われる。でも、「私たちは歩ける可能性がある人を寝かせきりにして歩けなくするようなことはできません」と何度も何度もお話しして、家族も最後はわかってくれました。そして、かなり歩けるようになった。

たしかに転倒の危険性もあるし、家族に連れて帰ってもらうと外に出てしまうおそれもあるから大変は大変だったのですが、リハビリの過程をずっと見ていてもらって、家族の方にも「転ぶかもしれないし骨折するかもしれないけれども、やっぱり歩いたほうがいいんだね」って言っていただきました。だって、歩けるとうんこも出やすくなるし、食欲も出てくるんですから。

出口――どうしてもケアとか介護というと、保護する方向に行きますからね。知的障害者の施設でも、いまは職員が不動産業者みたいになってアパートを借りてどんどん地域で住まわせるようになっているのですが、彼らは「失敗する体験をどんどんさせてあげたい」と言います。いままでの知的障害の支援は、なるべく怪我をしないように――まさに「転倒させないように」と同じだと思うのですが――だったんですが。

小澤――そうですね。失敗さえできない。

出口――でもぼくらは振り返ってみると、失敗したことから学ぶものってすごくありますからね。小さな怪我ならいいじゃないか、親御さんから言われたら説明できるようにしておけばいいじゃないか、とそのワーカーさんは言っています。これも「ギャップを確保する」ということにちょっと似ているかなという気がしました。

小澤――きのう出口さんと一緒に参加した京都認知症介護研究会での事例検討会でも、外にいつも出ていってしまうおじいちゃんの話が出てきたのですが、私は家族にはかなりはっきり言いますね、「在宅でやっているときには、何が起こっても自分の責任にはしなさんな」と。極端にいえば、「外に出て行って交通事故で亡くなったとしても、それはおじいちゃんが自分で選んだ道なんだからそれでよしとしましょうよ」とはっきり言います。そのくらいでないと在宅介護はできません。実際はそのような大きなトラブルはなかったのですが……。

でも、一晩行方がわからなくなって、みんなで必死に探し回ったのですが見つからず、次の日の朝、竹やぶのなかで発見されてあちこち傷だらけという人もいました。家族から「いつも出ていってしまうのでロックをすると、鍵をガチャガチャやってすごく不安そうになって殴りかかってくるんですがどうしましょう」と相談のあった方なんです。奥さんはあまり体が丈夫ではなかったので付いていくのもむずかしい。だけども、縛りつけたり、鍵をかけて出られないようにすることで彼がイライラするよりはいい。そんなときは「まあ、ある程度覚悟をしましょうよ」と私は言いますね。

出口――ギャップを確保するとなると、けっこうケアする側にもリスクがありますね。

小澤――それは、そうですね。ただ、ギャップといってもたいしたことを言っているわけではなくて、外に出ていったら迷子になるかもしれないけれど空がきれいだから散歩する、とかね。あるいは向こうで桜が咲いているからそこまで行ってみるとか。そういう気持ちがなくなったら、やっぱりねえ。

それは何も認知症に限らないでしょう。ぼくらでもほんとうは忙しくてそんなことをしていられないのだけれども、やっぱり桜が咲くとウズウズして見に行かないわけにはいかない。あるいはうちのかみさんだったら、たくさんあるやろって言っているのに袋ものを買ってくる。三〇〇〇円ぐらいの安いものなんですけどね。それがないとまずいわけではないけれど、ぜったいに必要なものだけをぼくらは買っているわけじゃないですよね。

出口——先生が著書でおっしゃっている「余剰」とか「プラスアルファ」ですね。

小澤——そう、プラスアルファですよね。「ケアは文化である」なんて格好をつけて言っているけどね。

出口——そこで気になるのがセックスの問題ですね。たとえばポルノビデオを見たいという人がいるかもしれないし、単刀直入に女性とセックスをしたいと言うときにケアワーカーはどうするのでしょう。

小澤——それは相手がいることだから、相手がほんとうにうんと言えばいいのだろうけれども。相手次第でしょう。施設のなかでそういうことが起こらないわけではないのですが、女性は自分が何をされているのかわからない場合が多いのです。そういうときは止めますよ。もちろんぼくは施設長をしていたから、もし家族にバレたら怒られるだろうなという気持ちがなかったわけではないのですが。ぜったいに許せないという家族もいるのですよ。歳をとっているのにみっともないとか、恥ずかしいとかね。

特養でときどき刃傷《にんじょう》沙汰があるでしょう。あれはたいがい三角関係なんですよ。一緒になりたいと退所を求めても、大半のご家族は大反対なんです。だけどなんとか最後の思いは遂げさせてやりたいとも思う。

セックスの話は、スタッフによってもかなり考え方が違いますよね。重度の知的障害を中心にみている施設で、スタッフがオナニーの手伝いをするという行為があって、それが是か非かという話し合いをしていた。考え方は分かれました。ぼくもかなり古い人間だから、「セックスボランティア、それはなあ……」という気持ちが正直ちょっとありました。ぼくのなかでも解決できていません。

出口——その人個人のセックス観も相当からんでくる。

小澤——からんでくるでしょうね。

出口——ええ、それをどう折り合っていくべきか。

小澤——うーん、むずかしいですね。認知症になると、というべきか、あるいは高齢になるとというべきか、少し抑制が取れる時期があるんですよ。抑制がとれるとね、もう一度性的な欲求が増す時期があるんです。そのときにいろいろな問題が起きてくるのでしょうね。

出口——男性女性の違いもあるでしょうしね。結論は出ないと思うのですが、そのへんも考えておくべきなのかな、と思いますね。

クリスティーンさんをめぐって

出口——最近のご著書では三冊とも、オーストラリアの認知症当事者のクリスティーン・ブライデンさんのことを取り上げていらっしゃるじゃないですか。ぼくも前々から「当事者の体験がどんなものなのか」という問題をやってきましたが、このごろすごく当事者語りが盛り上がっていますよね。だけど、ぼくのまわりの介護職の人にはどうもウケがよくないんですよ。たとえば「クリスティーンさんの体験だけが認知症の人の体験すべてと思ってもらいたくない」とか、「語れない人が埋もれていくのではないか」とか。

それは初期の認知症の人たちが脚光を浴びることによって、認知症が深まっていく人たちが埋もれていくのではないかという配慮でもあると思うのですが、ぼくはこのごろ、若年性の認知症の人たちと、認知症が深まっていく人たちをどうつなげていけばいいのかなと考えているんですが……。

小澤——いくつか言いたいことがあるんですけれども、一つは、クリスティーンさん、あの人は特別や。

出口——それは語れるということですか？

小澤——そうそう。四〇代で発病して五〇過ぎになってもあれだけ書ける、語れるというのは特別ですね。見せていただいた脳の画像もきわめて非定型なものでした。

ただ、彼女が語ってくれている不自由は、現場から見ても「言葉にしたらこういう不自由なんだろうな」ということをかなり的確に指摘してくれています。それは少なくとも私にはありがたい。そういう意味でスタッフも学ばなくてはいけないだろうと思う。

次に、私は講演のときに最後にかならず言うのです。「クリスティーンさんの講演と出版された二冊の本は希望の書だと思います。どういう意味で希望の書かというと、きびしい困難をかかえながらそれを乗り越えた人、あるいは他の人たちに手助けしてもらって一緒に乗り越えた記録として、希望の書なのです」と。

彼女がNHKなどでキャスターとうまくしゃべれるとか、すばらしい講演をされるとか、本を出してくれたということが希望ではないんです。知的障害でもそうじゃないですか。障害があってもこの子は絵がうまいとかよく言いますが、じゃあ絵が描けない人はどうするのか、うちの子にはそんな才能はないよ、と。だから「できる人」をひたすら持ち上げるのはやめたほうがいいと思います。

クリスティーンさんの話をしたあとで岩波新書に載せたような、私とおつきあいがあった認知症の方の写真を何枚か見せて、「この人たちの笑顔が、あるいは縄を綯《な》って私に渡してくれたその縄が、クリスティーンさんのすばらしい本と同じように希望です。そう思わないとクリスティーンさんのことがほんとうにわかったとは言えませんよ」と言うと、家族の方から「ああいうふうに言ってもらって私たちは救われました」とおっしゃっていただけます。

だんなさんのポールさんとの関係もすばらしいのですが、あの方のようにすべての家族ができるわけではないです。ポールさんはクリスティーンさんと結婚する前から彼女がアルツハイマー病であることを知っていて「ケアパートナー」(ポールさんはこう言います)という関係を自分で選んだのだと思う。だけど家族の大半は、なにも好きこのんで介護をしているわけではない。その一方で本人だって、なにも好きこのんで介護をされているわけではない。その「抜き差しならない関係」をどうしていくのかを考えていく必要があると思います。

それに、クリスティーンさんの話を聞いていて思うのですが、彼女は言葉にすることで、自分がかかえる不自由を対象化して乗り越えていかれることもあるのでしょうが、やはりポールさんの支えがあってのことではないでしょうか。もうひとつは、すばらしい介護をあまり賞賛しすぎると傷つく家族もいるということです。「こんなふうには、とうてい私はできないなあ」って。ごく普通の家族が、ごく普通に介護できるように社会的援助を届けないといけないと思います。

出口——おっしゃっていることはよくわかるのですが、ぼくの介護職の仲間の人たちの反応は、「それほど参考になるものがない」という言い方なんですね。

小澤——なんでないの?

出口——最初におっしゃっていた、不自由さを的確に指摘してくれるところなどは学ぶべきところがあるとぼくも感じるのですが、「それを知ったからといって目の前の人たちのケアをどうしたらいいのかわからない」ということなのでしょう。

小澤——それも正しいね。

出口——クリスティーンさんの講演をぼくも聞いたんですが、家族の人からの質問だったかな、「ひじょうに感銘を受けたのだけれども、自分の家族に対してどうしたらいいのかいまだわかりません」と言ってましたね。

小澤——それはおっしゃるとおりだと思います。私も「呆け老人をかかえる家族の会」の高見さんから言われるんですよ。「弄便《ろう》は自分の気持ち悪さをなんとかしようとしてとった行動だと言われる。それはそうだろうけれど、そう言われたからといって家族の苦労がなくなるわけではない」ってね。

私たちが言葉にしたところで個別の介護がスカッとよくなるとはぜんぜん思いません。ただね、「いままでどうしてこんなことをするのかわからなかっただけれど、先生の話を聞いて弄便の裏にある気持ちはわかりました。意地悪していたわけではないんですよね。たしかに臭いし、それで私たちの苦労がなくなるわけではないけれども、なんかちょっとだけ気持ちが楽になりました」と言ってくださる家族もあるのですよ。その「ちょっとだけ」だとぼくは思うんです。ほんとうに少しだけなんですよね。

出口——でもそれは大きな違いだと思う。

小澤——しょせんぼくらがやれるのはそんなことだと、ぼくはひらきなおっているのです。それから先は私たちが考えるべきことで、それ以上をクリスティーンさんに求めるのは筋違いでしょう。

出口——ある意味、それだけ介護職の人が求めるものが大きいのかもしれません。

小澤——たしかにね、偉い介護の専門家の人を呼んで質問をすると「これはこうしなさい」と明解に言うけれども、正直いってちょっとうさんくさいなといつも思います。「そんなこと全部私たちやっているわよ。それでも、うまくいかないから質問してるんです」と言う人もいるしね。
私としては、話を聞いていただいて、あるいは本を読んでいただいて、ほんの少し気持ちがやすらいで、「明日からもう少し気を入れなおして介護にあたりたいと思います」と言っていただけるのがうれしいですね。それだけですね、やれるのは。

▒好奇心で生きている

出口――ぼくは以前、「ケアと嘘」というテーマで文章を書いたことがあるんです。それは批判というよりは「臨床の人はほんとに巧みに嘘をつくなあ」という感じなんですが、小澤さんもどこかで「臨床の人は、騙す、嘘をつくということを一見しているのだけれども、そこに気持ちが入っているかいないかではぜんぜん違う」ということを書かれていました。その、気持ちを込める、込めないについてうかがいたいのですが……

小澤――むずかしいな、それも（笑）

出口――「気の持ちよう」ともまた違うわけですよね？

小澤――たしか本にも書いたと思うけれども、すごく忙しくしているときに「連れて帰って、連れて帰って」とスタッフにつきまとって執拗に言う人がいてね。「ちょっと待って」と言うときに、その場逃れで言っているのと、あとで少し時間があいたときに「あなたは帰ると言っているけれども、この前家に帰ったときに水も飲めなくて脱水になって病院に運び込まれたでしょ。だから在宅で暮らしてもらうために、いま介護保険の再申請をして、家に帰ってもやっていけるようにプランを考え直しているから、悪いけれどそれまで待ってて」というように説明する。そういう思いを込めて「待って」というのでは、これはぜんぜん違います。ほんとうに違います。

出口——「それまで待ってね」という言葉に気持ちを込めるのではなく、それまで待ってくれれば「ちゃんと説明をする」ということですね。

小澤——そうです。説明をちゃんとするのとしないのでは違いますよ。彼らはぜったいにわかりますよ。

出口——小澤さんの場合、「気持ちを込める」ということでさえも、かなり具体的なんですね。

小澤——そうでしょう。私が考えていることはすべて具体的です。ラーメンはどこがうまいか、食い歩きましたから（笑）

出口——すごいローカル（笑）

小澤——島から来た人が入所したら、ぼくはその島を知らなかったので、船でその島に行ってきました。ああ、こういう島なんやなと。あるいは、金光教《こんこう》の信者が入ってきたから、どんなやろうなと三原から近かったので金光教の本部まで行ってきたりして。

出口——かかわる側も楽しいですね、ローカルケアっておもしろいなあ。

小澤——歩く観光案内所。「どこどこ行くんだけれども、先生いいとこ知らないか？」って、よく地元の職員にまで聞かれていました。

出口——ケアに有効だから調べておこうという気はぜんぜんないのですか。

小澤——どこかにはあるんでしょうけれどもね……。まあぼくは好奇心で生きているんですよ。単純に好奇心ですね。

具体の人、小澤勲

出口泰靖

はじめに——ケアについて語り、聞くことのむずかしさ

「小澤さんにインタビューするのはどうでしょう？」。医学書院の白石さんからこの話をいただいて、ぼくは「おおっ、その話のった！」という乗り気な気持ちと、「うーん、インタビューかあ」という少々重たい気持ちの相反する思いにこころが揺れ動かされました。

小澤さん、ぼくは実をいうと、ここんところ、ケア現場の人へのインタビューに対して苦手意識が芽生えていたのです。とくに「介護のカリスマ」と呼ばれるような人にインタビューすると、彼らの語る「ケアのコトバ」というのがなかなか難物であるわい、とつねに感じていたからです。なぜぼくがケアする人たちにインタビューするのがむずかしいと感じていたのか、まずご説明したいと思います。

一つには、ケアする人が発する言葉をぼくなりに理解することがむずかしいことがあります。そしてもう一つには、そもそもケアという動作／行為／関係性を言葉にするのがむずかしい、ということがあります。

言葉で理解するのがむずかしい

まず、ケアする人が発する言葉をぼくなりに理解することがむずかしいことについて。

これは、あるケアについて理解し、その理解したケアを自分の身体でもって実践するためには、ある意味「頭ではなく体でわからなければ」わかりようがない領域の知識を含んでいるように常日頃感じているからです。そのような領域の知識をそのまま論文に載せてみても、どうもぼく自身がその言葉を使いこなせているとは到底思えなかったからです。

たとえばインタビューをして言葉にしてもらっても、いまひとつ理解できない、「腑に落ちる」「ピンとくる」までには行かない場合がありました。その場合などはぼくはこう感じてしまうのです。「腑に落ちる」「ピンとくる」までには行かないのは、その人が身体で感じた臨場性を言葉にしているからであり、その臨場性ある身体感覚を感じ取れなければ、そこから生まれた言葉も感じ取ることがむずかしいのではないか、と。

言葉にするのがむずかしい

次に、そもそもケアという動作／行為／関係性を言葉にするのがむずかしいことについて。

「ケア」という事象が生じる場は、臨場性のあることだけに、言葉にしにくい場でもあるなあ、とぼくは感じていました。ぼくが見聞きしたケアの行為や関係は、言葉にできないものが非常に多いのです。クライアントやケアされる者としての相手の体験が強烈すぎて、言葉にできないこともありました。そこで起こっていることを言葉にして持ち帰ろうとすると、その言葉ではとらえきれないものがこぼれ落ちていることに愕然としたこともありました。

そんな「ケア」という事象が生じる場を無理やりに言葉にすると臨場性が失われ、「もの」としてのケア、「技法」としてのケアとしてとらえられる危険性がある［野口 2002］ともぼくは思いました。ぼくはフィールドワークで体験をしたことを考察する際、目の前で繰り広げられている「ケア」を「もの」として（あるいは「技法」として）とらえようとしているわけではありません。しかし、ケアについて言葉にすることで、その言葉がケアの技法・技術・信条あるいは金科玉条として標準化、普遍化されるおそれがあると思うのです。

さらに、ケアする人自身が、自分が為しているケアをかならずしも言葉でつまびらかにできないことがあげられます。ケアというのは、自分で動けていても、その動きを自分で言語化することのむずかしい領域の一つであるようです。

「じつは現地の当事者は、かならずしも自分たちの社会についていちばんよく知っている人々であるというわけではない」。この理由をフィールドワークを長年してきた佐藤郁哉さんは、「第一に日常生活の中にはごく当たり前のこととして無意識のうちに処理して済ませてしまう事柄が非常に多い」ことと、「第二に、当事者というものは、自分の生活に関わる物事についてきわめて限られた知識しか持っていないことも多い」といった理由をあげています［佐藤 2002］。

小澤さんからの疑問・批判に答えてみたい

このように、ケア現場にかかわっている人たちにインタビューするのに臆病になっていたぼくが、小澤さんにインタビューする気になったのは、なんでなのでしょう。いままで書かれた著作を読んで、小澤さんだったら、ケアする人としてインタビューしてもむずかしさを感じずに言葉を交わすことができそうだ、と思ったからなのかもしれません。ぼくの疑問や問いかけにキチンと具体的にうまく答えてくれるのではないか、と期待感にふくらんだからなのかもしれません。

さて、小澤さんのインタビューや、いままでの小澤さんとのメールでのやりとりを思い返してみると、三点ほど、小澤さんから疑問というか批判をぼくは受けていたのかなと、鈍感なのかいまごろ考えるようになりました。

それをもう一度、この文章のなかで整理してみたいと思います。そのほか、インタビューのなかで印象に残ったことも述べてみたいと思います。

1 「ケアにはコトバはいらない」か？

〝肉体派〟のぼくには痛い一撃

小澤さんがぼくに対して疑問を投げかけた（批判された）第一点目としましては、「言語的なかかわりというのを指向しているようだけど、認知症の人に対しては身体的なかかわりをもっと考えていくといいよ」ということだったように思います。

以前から小澤さんはぼくに、認知症の人たちとのつきあいには言葉なんかいらない面もある、認知症の人たちの語りや言葉だけにこだわるばかりでなく、もっとノンバーバル（非言語的）なものに関する考察を、と指摘をされていましたね。そういえば、小澤さんは著書を通じて、認知症をもちながらも生きる人たちがいかに豊かな表情をみせてくれるかが彼らとのつきあいにおいて大切なのだ、と述べておられますね。

「そうか。ぼくには、身体、からだに関する考察が足りないかなあ」と反省しながらも、ぼく自身、

〝言語派〟ではなく〝肉体派〟を自負していただけに、小澤さんのこの一言は痛い先制パンチを受けた感じでした。

「ケアにはコトバはいらない、かあ……、うーん」。ちょっと口答え的な感じになるかもしれませんが、ぼくの言いたかったことをあらためて述べさせてもらってもいいでしょうか。

■なぜ「小山のおうち」の語りに注目したのか

小澤さんは意外(?)に思われるかもしれませんが、ぼく自身はむしろ非言語的なコミュニケーションにこだわってきたんです、じつは。

ぼくは、小澤さんもよくご存じの、認知症の人たちが自分自身の物忘れについて語りあうことで世の注目を浴びた島根県出雲市にある「小山《おやま》のおうち」というデイケアの場をフィールドワークしてきました。そして、メンバーの認知症の人たちが、物忘れについてなぜ語りあえるのかについて論文で紹介してきました。それ以来、認知症の当事者による語りについてずっと着目して研究してきたのは確かです。そのこともあって、身体的な面の考察が足りないのでは、と小澤さんは解釈されたのかもしれません。

しかし、ぼくが「小山のおうち」にフィールドワークさせていただいたときに、そこのデイケアの場で感じ入ったことがあります。それは、「小山のおうち」というケアの場は、バーバル（言語的）なコミュニケーション以上にノンバーバル（非言語的）なコミュニケーションを重視してケアをおこなっている場であった、ということなのです。いや、「小山のおうち」に通う認知症の人たちが物忘れについておおらかに語ることができた――バーバルなコミュニケーションが可能になった――のも、豊かなノンバーバルなコミュニケーションがそこに満ちあふれていたからだとぼくは思ったのです。

サイコドラマの身体性

「小山のおうち」では「サイコドラマ」という精神療法の手法のエッセンスを用いています。ぼくは通常のサイコドラマというのを体験したことがあるのですが、身体をフルに使い、時間をかけてイメージを膨らませることをおこなっているなあと感じました。

たとえば、ぼくが体験したグループのセッションでは、実在しない架空の「ボール」をパスしあうということがありました。その場合、いま「ボール」を持っているとされるAさんの、Aさんなりにイメージした「ボール」を、みんなでイメージしあうのです。「イメージする」といっても最初から「ボール」の存在をイメージできるわけではありません（なかにははじめからイメージできるグループのメンバーの方もいたかもしれませんが）。

その「ボール」をAさんがでBさんにパスし、そのパスの仕方からBさんはパスを受ける（という演技をする）。Aさんがワンバウンドしてパスしたかのように演技すると、Bさんはワンバウンドしてはずんだ「ボール」を目線で追い、キャッチする（という演技をする）。ときに最初はAさんがイメージした「ボール」は手のひらサイズの弾力のあるボールだったのが、途中から風船のようにふわふわしたものになったりする場合もあります。すると何回かやっているうち、「さもボールがそこに存在するかのような」感じがグループのメンバーのなかに膨らんでいき、そのイメージを共有しているかのような感覚にとらわれるのです。あれは不思議な感覚でした。

とはいっても、ぼくらは幼少のころ、たとえば「海賊ごっこ」と称しては、近所の空き地を大海原と見立て、転がっている土管を海賊船と見立て、棒っきれをサーベルと見立てて、「いま、ここに」ありもしない海賊船どうしの闘いをして遊んでいたはずなのです。幼少のころはあんなに豊かにイメージを膨らませることができたのに、どうしてこうも凝り固まった頭になり果ててしまったのか、と暗澹とさせられますね。

それはともかく、サイコドラマの強みは、こうしたイメージを膨らませることを「語る」ことだけでなく、「演じる」ことで深めていけることです。つまりサイコドラマは、決してバーバルなコミュニケーションによるかかわりだけではなく、いやそれよりむしろノンバーバルな、身体的なコミュニケーションによるかかわりを指向しているのです。

青いビニールの海、思い思いの波の音、おんぶしてその中へ

サイコドラマの手法のエッセンスをうまく用いている「小山のおうち」では、通常のサイコドラマのようにわざわざ「舞台」を設定したりしませんし、とくに役を付与することもありません。デイケアにおける一日の生活そのものをサイコドラマの「舞台」と考えて演出していきます。

たとえば、海水浴に行ったときのことを振り返る語りあいをしたことがあったそうです。スタッフがメンバーをおんぶして海に入ったところを撮った写真を見ても、メンバーのお年寄りのなかには「海水浴に行ったこと」も「こんな写真を撮ってもらったこと」も「一緒に写っている人のこと」も思い出せない人がいます。こんなとき、そうした物忘れを追い詰めていくと「呆けゆく」とされる人は困惑し、混乱の様相をみせるものです。

ですが「小山のおうち」のスタッフはそうした物忘れを「当たり前のこと」として認めながら、その話題をテーマにして、即興の再現劇をおこなっていきます。まずは「うみはひろいなおおきいな」と歌うことによって海のイメージを膨らませてもらいます。そして、青いビニールのゴミ袋を床に何枚も敷いて「青い波の海」の舞台を演出し、「海の波はどんな音がするかしら?」とスタッフが問いかけると、

「ジャポーン」「チャポーン」「ザブーン」とメンバーは思い思いの波の音を出します。その流れで波の役、船の役（汽笛の音を出す役）、月や太陽の役をメンバーにやってもらい、海の歌を歌い、波の音、汽笛の音も交じりあうにぎやかな輪の中を、スタッフがメンバーをおんぶしながら青いビニール袋の海へと入っていきます。

こうして「海水浴へ行っておんぶして海に入ったこと」の再現劇が幕を開けるのだそうです。海水浴の写真を見て「ちっとも覚えていません」と情けなさそうな顔をされたメンバーも、その即興の再現劇の場で主役を演じることで表情が輝く瞬間があるといいます［原田 1997］。

▩言語的かかわりと身体的かかわりの近さ

こうしてみると、「心身一如」といわれるように、言語的なものと身体的なものは明確に分けられるものではないように思います。まずいえることは、「目は口ほどにものを言う」じゃないですけど、からだの動きは雄弁（おおいに語る）でありますよね。

もう一ついえることは、言葉はたぶんに身体的なものであると思うのです。その例として、「メタコミュニケーション」というのがありますよね。卑近な例でいえば、仲のよい友人や家族に対して「ばかだなあ、おまえ」という言葉など、微笑ましく言う場合と冷やかして言う場合とでは言葉の内容を超えて伝わるメッセージが変わってきますよね。これなどは言葉は文脈依存的であると説明されますが、じつは言葉はとても身体的なものである例ではなかろうかと思うのです。

2　「認知症の人はわかりやすい」か?

「わかりやすい」と言い切られて……

今回のインタビューの冒頭に小澤さんは、「認知症の人はわかりやすい」という見解を述べられました。これが、ぼくに投げかけられた疑問の二点目です。ぼくが以前、「お互いのわかりあえなさ、通じあえなさ」というテーマで認知症の人とのやりとりについて書いていたので、その批判を受けたのかな、と思い返しております。

ぼくは、認知症の人とのやりとりで、お互いのわかりあえなさ、通じあえなさを体験し、わかりあえなさ、通じあえなさという〈痛覚〉ともいうべき身体感覚をどう扱ったらいいのか、考えてきました。ですが、小澤さんはそこをいともあっさりと「そんなことないよ、わかりやすいよ」と言い切ってしまわれたのです。

小澤さんは「彼らのしんどさの根幹には、もちろん表現できないということもあるけれども、一方で自分の思いや感情を、あえていえば安易に、状況をわきまえずに出してしまうというところにあるのではないか」「健常な人が身に付けている外面だとか、人にサトラレない取り繕いだとかがだんだん失われていくところが、認知症の問題であり、弱さかな」と言っていますね。

小澤さんの言う「わかりやすさ」とは、認知症の人は認知症というその障害ゆえに「感情がむき出しになりやすい、簡単にサトラレてしまう」状態を指すのでしょう。イライラしていたり、怒りなどが目に見えてしまう、そういう「わかりやすさ」「サトラレやすさ」が認知症の人にはある、と。そういう意味で小澤さんの意見は、「認知症の人は〈サトラレズ〉でもある」というぼくの見解と異なっているようです。

でも、ぼくはやっぱり、いきなり床に突っ伏して泣かれている人を見ると、なぜいまそこでそんな感情表出をされるのかわからないし、「そこの戸に野菜が置いてあるから取ってきて」と言われてもそんなものないんだけど……と思いながら、その人とどうやりとりすれば通じあえるかいなあと立ち止まってしまうわけです。

なぜ理解不能と思ってしまうのか

ここであらためて考えなければならないのは、なぜ小澤さんは「認知症の人はわかりやすい」と言い、ぼくらは「認知症の人はわかりにくい」と考えがちになってしまうのだろう、ということです。ぼくらはなぜ、認知症の人たちを「理解不能」のイメージでみてしまうのだろうか？

小澤さんが「認知症の人ってわかりやすい人」と言うのは、自分の思い、感情を状況をわきまえずに出してしまい、イライラしていたりしているのがすぐわかってしまうからです。そして、そのようにわかられてしまうのは、認知症の人の脆弱さであり、弱いということの裏返しなのだ、とも言っています。それに比べて認知症でないぼくら同士のやりとりのほうがわかりづらい、と小澤さんは言います。それは、ぼくらは仮面を付けて取り繕い、ごまかすことができるからです。

たしかにそうかもしれません。たしかにもっともだと思うのですが、だとするなら逆に、「どうしても認知症の人たちに対して理解不能なイメージを抱きがちになってしまう」ぼくらの心性というか癖というものを考えないといけないように思うのです。

おそらくそれは、両者で着眼点が異なることからくる相違であるように思います。ぼくらは〈認知、認識の次元〉というモノサシから認知症の人たちを見ているがゆえにわかりにくいととらえ、小澤さんは〈情動の次元〉のモノサシで彼らを見てわかりやすいととらえているのでしょう。

■「いつ、どこで、だれが」思考からはずれること

つまり、ぼくらは認知のレベルで考え行動しているから、「いつ、どこで、だれと、どんなことをした」という会話に終始しがちなのです。ここが肝要だと思うのです。

ぼくなんかがそうなのですが、ついつい認知症の人たちとやりとりをするなかで、「いつ、どこで、だれと、どんなことをした」というような話をしてしまい、そのような話が苦手な彼らを困惑させることが少なくありません。それはひとえに、ぼくらの何気ない日常会話が「いつ、どこで、だれが」という認知レベルの思考に頼りきっているということにほかなりません。

「通じあえなさ、わかりあえなさ」の根幹にあるのは、ぼくらが「いつ、どこで、だれが」といった認識図式で思考をし、言動をとりがちである、ということです。だからこそ、そういった認識図式が脆弱になっていく認知症の人と向き合ったとき、ぼくたちがその癖から抜け出せないがためにやりとりのむずしさを感じてしまうのでしょう。

小澤さんは、そうした「いつ、どこで、だれが」という認識図式からはずれて、「情動レベル」で、たとえば「ひとひらの花びらが散っていくのを見た瞬間にきれいだねえと感じあえる」ように認知症の人とつきあえば、「わかりやすい、むしろ簡単にわかられてしまう」とおっしゃったのではないかと思います。

小澤さんはぼくにこう諭したのでしょうか。「認知に焦点を当てずに情動に焦点を当てなさい。認知に焦点を当てている限りは、『認知症の人はわからない』としかとらえられないで終わってしまうよ。

認知レベルで見ていくと認知症の人はわからないのは当たり前なんだよ。だって認知のレベルで障害をもつのが認知症なんだから」と。

だとすれば、認知症の人とのやりとりで、「いつ、どこで、だれが」という認識図式からぼくたちがどのようにフレームアウトして（はずれて）いけるのか、考えなければいけませんね。

小澤さんと親交の厚いクリスティーン・ブライデンさんのように、自分のアイデンティティを「いつ、どこで、だれが」という認識図式にすがりつこうとせず（むしろすがりつくのができなくなったがゆえに）、ひとひらの落ち葉を見て「ああ、きれいねえ」と感じる、そのこと自体に自分らしさを感じるような感覚を身につけたいと思うのです。

3 「認知症の人は取り繕いができない」か？

認知症の人のパッシング論とは

投げかけられた疑問の三点目は、この「簡単にわかられてしまう脆弱さをかかえた認知症の人」論とつながっているのですが、小澤さんが「認知症の人は取り繕いができない」と言っていたことです。

これは、ぼくが「認知症の人は（「何もわかっていない、何もできない」とみなされがちな認知症の人でも）取り繕いをしてるんだ」と言ってきた「認知症の人のパッシング論」を批判されているのかなあと思いました。

ぼくは以前、認知症の人のなかには、自分の物忘れや「呆けゆくこと」に対して周囲に感づかれたくがないために、会話などがちぐはぐになってもつじつま合わせをしたり、取り繕ったり、ごまかしたりして何事もなかったかのように「パス（通過）する」ことがあるのではないか、と書いたことがあります［出口 1999／2004］。「認知症の人は何もできない、何もわからない」と思い込んでいる世の中の思潮に対して「いやいや、取り繕いができるくらい、ちゃんとわかっているところもあるんではないかい」と疑問を投げかけたくて、この「認知症のパッシング論」を書いたのです。

ここでは、また少し別のことを書いてみます。

「不可能な取り繕い」に固執する悪循環

ぼくたちは皆、自分の面子《めんつ》を保つために社会のなかで多かれ少なかれ、ある程度さまざまな取り繕いをしながら生きています。とくに「呆け」を忌避する心性で塗りたくられたこの世界では、認知症の人たちは「物忘れをしていることを取り繕わざるをえない」ような場で生きなければなりません。それも、ひとたび「この人は呆けている」と周囲にみなされたら人間として扱ってくれるだろうかと恐れおののきながら、です。

しかし小澤さんがおっしゃったように、認知症の人は取り繕いができにくくなっていくという不自由をかかえて生きています。つまり彼らは、「取り繕いにしがみつかざるをえないのに、取り繕いができない」のです。

そして自分の面子を保つために取り繕いをしなければ生きていけないこの社会にあって、取り繕いができにくくなっているのは認知症の人にとって死活問題に近い。アイデンティティの危機にある。だからこそ、また逆に、認知症の人は取り繕いにこだわるのでしょう。つまり今度は、「取り繕いができないのに、取り繕いにしがみつかざるをえない」のです。こうして認知症の人は、「物忘れはしていないぞ」と会話のつじつまを合わせようと頑固に言い張ったりごまかしたりなど、「不可能な取り繕い」にさらに固執せざるをえない状況に追い込まれていくのでしょう。

▒そこで援助者側のパッシング・ケアが出てくる

こうした心身の状態はかなりキツイものなのではないでしょうか。認知症の人たちは、かなり緊張した生活を強いられるのではないでしょうか。それゆえに、かかわる側が取り繕い（パッシング）を代行する行為が、認知症の人たちとのやりとりのなかで暗黙の前提のようにおこなわれているように思います。それもまた一つのケアであるとして取り上げたのが、「認知症の人にかかわる側が相手の面子を保つためにおこなう丁重な配慮としてのパッシング・ケア」です。

これは、本人に「呆け」と直面させることは残酷であると見て、そうした場面に出くわしそうになると話題を変えたり、「私は呆けたか」というような気づきにも、話をすり替えたり、やりすごしたりして、「呆け」様態を周囲の側から包み隠すことです。本人がここのところは「ごまかし」て「やりすごし」たいと思っているだろうと推測して、彼らの「ごまかし」や「やりすごし」を支えてあげる配慮のケアがおこなわれている、というものです。

また、本人が物忘れを包み隠そうとした際に、周囲の者はそれを助けたり、「呆け」をめぐる失敗、失態に向きあわせないように、本人ができなくなったと考えられる仕事を引き継いだりする場合があります［出口 1999／2004］。

▒取り繕わなくてもよい場が、なにより必要だ

認知症の人たちが取り繕いにしがみつかざるをえないのに取り繕いができにくくなっているのなら、かかわる側が彼らの代わりに取り繕いをしてあげればいい。かかわる側が代わりに取り繕いをするぶ

ん、認知症の本人は取り繕わなくてもよい。パッシング・ケアにはそんな温情的なものが含まれているかと思います。

ただ、そこにはまだ幾分の緊張関係が消えることなく残っているように思います。つまり、本人は失態（認知症から生じるものであれ、そうでないものであれ）を演じないかと緊張し、その失態を周囲に気づかれ責められないかと、これまた絶えず緊張しているのではないでしょうか。そしてパッシング・ケアする側もまた、「呆け」に直面させないように、失態に気づかせないように配慮するなか、絶えず気を張りつめ緊張しているのではないでしょうか。

そうしてみると、先ほど述べた「小山のおうち」というデイケアの場のように、取り繕いにしがみつくことなく、許しあえる人たち同士で物忘れをおおらかに語りあう場も、彼らには必要になってくるのではないかとも思います。

ぼくがここ数年「認知症の人のパッシング論」「かかわる側からのパッシング・ケア論」にこだわってきた理由もこのへんにあります。この世は皆が皆、取り繕わざるをえない世界であり、認知症による心身の状態変化により取り繕うことができにくくなっている不自由さ、脆弱さをかかえていながらも、彼らは取り繕わざるを得ない。そんなキツイ緊張状態からホッと一息つけるような「取り繕わなくてもよい場」が必要なのではないか、とぼくはつねづね思っています。

そういえば、小澤さんもぼくに送っていただいたメールのなかで、「取り繕わずに気楽に生きていける場所、それは〝虚構の場〟でしょうが、そのような場をこの世の片隅につくりだすことが私たちのなすべきことのように思います」とおっしゃっていましたね。

4 「虚構の場」と「ギャップ」

思いのまま語れる「虚構の場」を

小澤さんは、この「取り繕わなくてもよい場」を〝虚構の場〟と言い換えていますが、小澤さんの著書『認知症とは何か』にも以下のように書かれておりますね。

彼らは自らがかかえる不自由と格闘し、あがき、取り繕い、あきらめ、不自由などないふりなどして、ひどく無理な生活を続けている。それは彼らに二重の不自由をもたらしているに違いない。この悪循環の輪に介護者も巻き込まれて抜き差しならない関係に陥っていることが多い。だからこそ、彼らには世間体などにはとらわれず、失敗してもとがめられない場を用意する必要がある。そこには一人ひとりの不自由を知悉したうえでの過不足ないケアが届けられており、しかも暖かな人と人とのつながりが満ちているはずである。そのような場と関係が作り出せれば、彼らは大変な不自由をかかえていても、生き生きとした、安定した生活を送れるようになる、と私は確信している。しかし、それは「虚構の世界」である。なんと言ってもこの世は、できる人、金を稼げる人、常識や規範に沿って生きている人だけが尊重される世界である。だから「虚構の世界」はいつも宙づりになっていて、現実に足を引っ張られがちであり、ケアの現場も在宅介護者も、現実の世界と虚構の世界とに引き裂かれてしまうのである。［小澤 2004］

よく認知症の人について、過去に回帰した言動をすることから「虚構の世界」に行っている人、というとらえ方をされますが、それと小澤さんが使う「虚構の世界」はまったく異なっていますね。つまり、小澤さんのいう虚構の世界というのは、「日常の常識とか規範が現実社会にあって、それとは少し離れたところで失敗しても認められる場、世の規範や常識から少し自由であって、暖かく豊かな人と人とのつながりができる場」です。そして、「それがケアを届ける場である」と言ってますね。

ここでいう虚構の世界とは、取り繕わなくてもよい場や関係性です。それは、かかわる側が取り繕いを代わりにおこなう「パッシング・ケア」でもあり、「小山のおうち」のように思うがまま思いのまま語りあえる場でもあるのだとぼくは思います。

さらに考えるならば、認知症をもつ本人だけではなく、介護する家族や介護職の人にも、相手にケアを届けるためには、「介護する人にとっての虚構の場」が必要かと思います。思うに、虚構の場を持たない人間はいないのではないでしょうか。ぼくらは、セルフケアとして自分で自分に対してケアを届ける場や時間（小澤さんのいう「虚構の世界」）を持とうとしたり、みずからつくろうとしています。認知症の人たちは、そうしたセルフケアとしてのケアを届ける場や時間をなかなか持ちにくくなっているのだと思います。

守り育てるべきものとしての「ギャップ」

あと一つ、小澤さんは、「ギャップ」という視点で認知症の人のケアを考えていく必要性を訴えていますね。小澤さんの著書から引かせていただきますと、「認知症の人のケアは、大きすぎるズレやギャップを埋めたり調整するためのものでもある。ギャップが大きすぎて困惑が激しくなれば、ケアを届けることで小さくして差し上げねばならない。だが、ズレやギャップ自体は人にエネルギーを与える源でもあるから、ギャップをまったくなくそうなどとせずに、守り育てるものでもあるという姿勢も大切」と述べておられます。

この「ギャップ」という言葉を用いて、認知症の人になぜ「周辺症状」といわれるものが現れるかを小澤さんは以下のように説明されていますね。

「本人のやりたいこと」と「やれること」の間にギャップがあります。「今日はいい天気だなあ、散歩に行こう」という思いと、散歩に出てしまうと帰ってくるのが難しくなる自分とのギャップというような意味です。あるいは本人が想定する自分、たとえば「まだまだぼけてなどいない」と考える自分と実際の自分との間にもギャップがあります。また、周囲の「期待」と現実の本人との間にもギャップがあるでしょう。ところが、［中略］痴呆という病は、このギャップに気づき、自らの力で、あるいは人の手を借りてでも乗り越える力を奪います。その結果、〝身の丈にあった生き方〟を見つけるのが難しくなります。それが周辺症状を生む、と考えました。［中略］あまりに大きなギャップはたしかに生きづらさを生み、周辺症状を生んで本人にとっても大変です。ですから、そこにケアを届けて、ギャップを小さくする必要があります。ただ、ギャップはないといけないのです。ギャップは守り育てるべきものでもあるのです。［小澤 2004］

「ギャップ」と「虚構の場」は矛盾する？

この「ギャップ」という視点は、ぼくのツボにはまりました。それは、「ギャップを守り育てること」と、「ギャップを埋めたり調節するための虚構の場」という、一見相反する両者を認知症ケアにとってどちらも必要なこととして小澤さんがとらえているからです。

ギャップというのは、規範や常識の現実世界をまずは生きていないと出てこないものですね。失敗しても許され、取り繕わずにいられる虚構の場ではギャップは出てきませんよね。つまり、認知症の人には「失敗しても許される、取り繕わずにいられる虚構の場」だけあればいい、というわけでは決してなくて、ギャップがはぐくまれる規範や常識の現実の場もおおいに必要なんだ、と言われてることに感じ入ったんです、ぼくは。

なぜギャップを守り育てなければならないか。小澤さんはこう述べられていますね。

人は「やれること」だけをやって生きているのではない。今はできないけれど、いつかはやれるようになりたいという思いが生を豊かにし、生きる力を生む。いや、それ程大げさなことでなくてもいい。ふだんは手にできない高価なものをたまに買い求め、あるいは食して満足することもあるだろう。［小澤 2004］

「ギャップ」と「虚構の場」は表裏一体？

小澤さんとのインタビューでぼくは、知的障害の子に対するケアを例に出しました。知的障害の子のケアって、いままでだと「保護的」になっていて、なるべくささいなことでも周囲とトラブルにならないように、怪我をさせないように、という感じだったのですが、このごろのケアを見てみると、多少の怪我やトラブルがあってもなるべくいろいろさせたいことをさせてあげて、体験や経験を多くもたせてあげる傾向になっています。もちろん、大きな怪我やトラブルは避けなきゃいけないっていうのはあるのですが。

つまり、本人にはやりたいことがある、でもケアする側からしてみれば、それはいくら本人がやりたいことであってもできないだろう、失敗するだろう、トラブルに巻き込まれてしまうだろう、こころやからだに傷を負ってしまうだろう、つまりは「やりたいこととできることとのギャップがある」と判断して、本人にはやらせないい方向にもっていってしまいます（これがぼくのいうパッシング・ケアの一側面）。

でも、「ひょっとするとできないかもしれない」というギャップはぼくらもかかえていて、そういうリスクを覚悟していろいろ試してやっているうちに、そうしたギャップを越えて、できないと思えたことができたりするわけであって。ただし、それはあくまでも「できなくても大丈夫」という許しあえる場（つまり「虚構の場」）が根底にあってこそはじめてできるわけであって。そういうのが、人生や社会で暮らしていくうえでの醍醐味の一つでもあって、それがない人生や生活なんて味気ないですからね。

知的障害の子には、それが最初からある種の「温情的なケア」といううたい文句で阻害されてきた。しかし社会参加を唱うからには、ギャップを乗り越えられても乗り越えられなくても、多少のリスクを負ってでもいろいろな体験が必要なのではないか。失敗することさえ許されないギスギスした社会は生きにくいじゃないか。

……あれ、これって「虚構の場」の考えと同じですね。「虚構の場」も「ギャップ」も突き詰めてみると、同じ考えのうえに成り立っているというか、コインの裏表のように両者はくっつきあっているみたいですね。

5 「認知症の語り部」であるクリスティーンさんについて

クリスティーンさんへの違和感

認知症の人たちがその体験について自伝を書いたり、公の場で語ったりしてくれて、それらを読んだり聞く機会が増えてきています。そのおかげで、こちらが外側から勝手に思い込んでいたことが誤解であったり、「そうか、そんな体験をするのか。こんな気持ちになるのか」と教えられることが少なくありません。

そのような意味でも「認知症の当事者語り」がムーブメントになりつつありますが、小澤さんへのインタビューでは、「認知症の語り部」ともいうべきクリスティーンさんについて、気になることをいくつかおうかがいしてみました。

というのも、介護の現場で働いている人のなかには、クリスティーンさんに対して違和感を表明している人たちもいるんですね。「認知症の当事者語り」に対するウケがあまりよくない印象があるのです。当事者語りがいまだ稀少で、なおかつ認知症初期とされる人たちや若年性認知症の人たちのうちの一部の人とみなされがちであるせいか、「彼らの体験だけで認知症の人すべての体験が示されていると思い込まれるのはいただけない話だ」とか、「語ることができない、認知症が深まった人が埋もれてしまう」と彼らは言います。

たしかに、いままで偏見やタブーのなかで「語りたいが語ることのできない、語りたいが語りにくい」状況のなかで埋もれて生きていた当事者の人たちにとってみれば、クリスティーンさんたちの「認知症の当事者語り」は、そうした人たちを語らせる契機となるでしょう。その意義は大きい。

しかし、介護職の人たちの意見にもうなずけるところがあります。認知症が深まった人たちが埋もれてしまわないためにも、認知症が生じはじめた初期から深まっていく時期まで、「つながりをもったケア」を届けていくためにはどうすればいいかが問われていかねばならないのだろうとぼくは思うのです。

「すばらしい介護」を言うことの功罪

クリスティーンさんについて小澤さんは三点述べられておられましたね。

第一点としては、小澤さんがいままで認知症ケア現場で見てきて言葉にしたらこういう不自由なんだろうな、ということをクリスティーンさんはかなり的確に指摘している。その不自由さを介護職の人たちは学ばなくてはいけない。

第二点として、認知症の人と介護する家族には「抜き差しならない関係」がどうしてもつきまとうということについて触れておられます。これを小澤さんは「家族という闇」という別な言い方をしておられますね。著書のなかでも次のように述べています。

ただ、このようなすばらしい介護が語られると、一方でこころ傷つく家族も必ずあるはずである。家族には、あるいは人間には語ることのできない闇がある、と私は感じてきた。国際アルツハイマー病協会国際会議でも、涙なくしては聞けないすばらしい介護体験が語られ、「愛と忍耐があれば、介護の困難は乗り越えられる」という発言もあった。しかし、一方で、「私たちは何も好きこのんで介護にあたっているわけではない」という家族の本音も聞かれた。「私たちの気持ちを汲んでケアしてください」という認知症をかかえる人たちの要請もあった。これらの意見が切りむすぶことはついになかった。誤解を招くことを覚悟で、あえて言えば、このような場で話せる人たちはまだ恵まれているのかもしれない。他人に語ることなどとうていできない、墓場までもって行かねばならない秘密をかかえている人たちがいることを、私たちは知っておかねばならない。「愛？ 私はとうていあの人を愛することなんてできない。だって……」この「……」の部分に語るに語れない闇が潜んでいるのである。このような人たちに愛を求めることの愚を、私たちは知っておいた方がよい。［中略］認知症をかかえる人の世界を知ってかかわらねばならないのと同様に、家族は闇の世界をかかえていることもある、私たちの目が届かないところで追いつめられているのかもしれないと考えてかかわることを、私はスタッフに求めたのである。［小澤2004］

▒クリスティーンさんと「縄を綯う人」をつなぐもの

それから第三点として、クリスティーンさんと「縄を綯《な》う人」とが相通ずる、という話をされていましたね。認知症初期や若年性認知症の人たちへのケアを、認知症が深まっていく人たちのケアへとつなげていくためのヒントが、この話には隠されているように感じました。

「認知症の語り部」としてのクリスティーンさんの活動は、いままで認知症に対する偏見やタブーのなかで「自分の気持ちや体験を語りたいけれど語ることのできない」状況で生きてきた認知症の初期の人たちにとっては、たしかに〈希望〉であるでしょう。ただし「語れる」という面にのみ目を向けてしまうと、言葉にしたくても言葉にしにくくなってきた〈認知症の深まり期〉にある人たちには希望がない、ということになりかねませんよね。

それを承知で小澤さんは言います。〈認知症の深まり期〉にある人たちの笑顔も、縄を綯って渡してくれるその縄も、クリスティーンさんの語りや本と同じように〈希望〉である、と。それは、「これらはすべて、まわりの人とつながろうとしていることの証である」ということなのではないでしょうか。

ある人が、「死期に近づいたら病院じゃなく畳の上で死にたいってよく言うじゃん。それって近しい人たちに囲まれて死にたいっていう感情の表現として『畳の上』ってコトバが使われてるんだと思う」と言っていたのを聞いたことがあります。認知症のケアには「初期においても深まり期においても、本人のまわりにどれだけの近しい人がつながりあっていけるのか」が問われているような気がします。その意味で、クリスティーンさんの夫のポールさんの存在と、彼らの言う「ケアパートナー」は象徴的であり、示唆的なものを感じます。

6　具体の人

人は具体性を生きている

小澤さんは、ケアをする家族に対して助言をする際、「やさしくしなさい」といった漠然としたことは言わないのですね。「どこそこにおいしいラーメン屋があるんやけど行ってみたら?」と、〝歩く観光案内所〟となっておられますね。小澤さんは、ケアの言葉に具体性を持ち込んでくれている。このことは、冒頭でも述べたように、ケアする人たちから話を聞いても今ひとつピンとこないことが多かったぼくには得心がいきました。

人はある意味、具体性のある生き物で、「○○号室の患者さん」とか「認知症の人」という括りにはなじめないものなのではないでしょうか。どんな人でも一人ひとり、かけがえのない「具体的な」自己物語があります。そこには密教の曼陀羅図のようにさまざまな物語が散りばめられています。もちろん、認知症の人にとっての自己物語も、まさに曼陀羅図のようにあるはずです。にもかかわらず、認知症となってからのその人の自己物語は、〝認知症の人〟〝要介護の人〟としてしか、つまり「一般的な」ものとしてしか見られなくなってしまいます。

▒個別の「存在証明」に対するケアが必要なのでは？

人には一人ひとり、具体的な「アイデンティティ＝自己の存在証明」があります。そして、「人はパンのみで生きるにあらず」というように、「人は自己の存在証明によっても生かされている」ように思うのです。

小澤さんも認知症の人の「問題行動」について、「自己同一性（アイデンティティ）保持のための必死の闘い」という側面から述べられておられますね。

自己同一性というのは「自分が自分であること」という程度の意味である。つまり、過去から現在まで保持してきた自分、これからも同じ自分であり続けるだろう自分、そして周囲からも承認されてきた自分のことである。［中略］私は、認知症を生きる姿にみられる困惑や周辺症状の多くは、このようなやむにやまれぬ心情から生まれてくるものなのだろうと考えている。むろん、そのような事態に彼らを追い込むのは、彼らのかかえている認知症を生きる不自由なのだが、それを周辺症状に転化させるものは、すでに保持することが困難になった自己同一性への執拗なこだわりである。だから、それらは客観的な目標を失った、解決に至ることのない、周囲からみると

「無意味な」行動になりがちであり、「問題行動」になることが多いのである。しかし、彼らにしてみれば、それらは自己同一性保持のための必死の闘いなのである。たとえそれが、現実的には無謀な試みであり、多くは空回りしてさらに不安と困惑を深める結果をもたらすことになろうとも、である。［小澤 2004］

認知症の人は自己の存在証明が危機になっているという意味で、彼らには、認知症に対するケアだけではなく、より具体的な〈自己の存在証明〉に対するケアが必要なのではないでしょうか。

たとえば、認知症の人がする不可解な言動の一つとして「徘徊」があげられます。しかし、一括りにしていわれてしまうこの徘徊という「歩き」にも、実際には、一人ひとりでまったく異なった「具体的な歩き」があるのではないでしょうか。

ひところ〝徘徊への対処法〟として、徘徊しはじめるとその人をどんどん不安にさせてしまうから、他のことに気をまぎらわせて早めに徘徊をやめさせるべきだとか、イヤイヤ、徘徊はどんどんしてもらって疲れさせるとしばらくは徘徊しなくなるし、夜も徘徊することなくグッスリ休まれる、と論じられたりしていました。

ぼくは、それよりもなによりも、当の「徘徊する」と言われてしまう人は、自分の存在を証明するものを具体的に求めて歩いているように思います。その「具体的なもの／こと」がいったい何か、その「具体的なもの／こと」に対してぼくらは何ができるのか、少し立ち止まって、まさに具体的に考えるのも大切かなあと思います。

▒「現在」という具体性

ぼくがあるデイサービスで出会った男性の方は、昼下がりになると決まって「様子が気になるから現場を見てくる」と言って、最寄駅まで出歩いてしまいます。そしてしばらくの時間、彼は駅のまわりをぐるぐるぐるぐる歩きまわりつづけるのです。

付き添って歩くぼくは最初のころ、彼が以前建設業の仕事をしていたからそんな言動が出てくるのだろうと、〈過去〉からその人の言動を類推していました。「その人の過去を知っていれば、不可解な行動も了解可能になる」ことを、ケアスタッフの人たちのふるまいから見よう見まねで学んできたからです。途中で建設現場があると歩みを止めて、二人でその現場をながめて、彼から具体的な建築技法などいろいろ教えを乞うてみたりもしました。

しかしながら、彼の「歩み」につきあっていった何回目かに、ふと彼がぼくにこう洩らしたのです。「あそこ（デイサービス）に行くと、（周囲の女性スタッフや女性の利用客が）あれ食え、これ食えってうるさいんだ。（そんなところにいるのが）いやなんだよ」と。

ぼくは、彼の徘徊は「建設業者」という〈過去〉から生じてくるものだとばかり思い込んでいました。しかし、きわめて具体的なこの言葉を聞いて、〈過去〉からだけではなく〈現在〉の心境から生じているものでもある、と気づかされたわけです。じつは〈過去〉にばかりとらわれていたぼくは、しばらくすると彼の〈過去〉をいっしょに楽しむことができずに、彼を駅から戻そうとやっきになって焦ってばかりいたのでした。これは、「徘徊は過去への回帰だけから生じるもの」というぼくの思い込みを具体的にくつがえしてくれた出来事でした。

もっとも、女性の少ない職場で働いてきたという過去の習い性から、デイサービスで女性に囲まれて過ごすのは気づまりということもあるのかもしれません。一筋縄にはいきませんが、いずれにせよ、立ち止まって具体的に考えてみないことには何も始まらないと思います。そういえば、「歩み」という字は「少し止まる」と書きますもんね。

おわりに――ケアについて語り、聞くことの心地よさ

この論考の終わりに、小澤さんをインタビューした後の感想を述べたいと思います。率直な感想としましては、とても楽しく、充実した時間を過ごさせていただきました。小澤さんの体調のことを考えると、お話をしてもらう時間が長すぎたと反省しておりますが、ぼくはまだまだ話したいことがいっぱいありました。お話しできなかったことを今回の論考にも盛り込ませていただきました。

小澤さんにインタビューしてから、インタビューする前とはうってかわって、ケアについて語る、ケアについて聞くことの心地よさ、楽しさというものを感じました。それは小澤さんの「ケア語り」が、ケースカンファレンスのようなものとは異なった「具体性」を帯びたものだったからのように思います。

ぼくはふと思うことがあるですが、認知症だろうとなかろうと、人はどこかで矛盾していたり、なにか欠けていたり、間違っていたりするでしょう。ですが、同じくして別なところが欠けていたりしているだれかと出会って、お互いのあやまちや欠けているところを補いあっているように思います。対話するなかで小澤さんは、ぼくのなかの、先走りしていたりうがったりした見方や考え方を補って、新たな方向を示してくれたように思います。

最近よく聴いている曲の詩に、こんな一節があります。

どこかで掛け違えてきて
気が付けば一つ余ったボタン
同じようにして誰かが
持て余したボタンホールに
出会う事で意味が出来たならいい
（「くるみ」Mr.Children）

認知症の人たちと、彼らにかかわろうとする人たちの関係も、こういうものなのかなあと思ったりします。もっとも今回の対話は、ぼくのなかにある「掛け違えて余ったボタン」に、小澤さんはぼくに気づかないようにそっとみずからのボタンをはずして、持て余しているかのようにボタンホールを差しだしてくれたような感じでしたが。

文献

小澤勲 2003『痴呆を生きるということ』岩波新書

――― 2005『認知症とは何か』岩波新書

小澤勲・土本亜理子 2004『物語としての痴呆ケア』三輪書店

佐藤郁哉 2002『フィールドワークの技法』新曜社

出口泰靖 1999「『呆けゆく』人のかたわら(床)に臨む」、好井裕明・桜井厚編『フィールドワークの経験』せりか書房

出口泰靖 2004「『呆けゆく』体験をめぐって」、山田富秋編『老いと障害の質的社会学』世界思想社

野口裕二 2002『物語としてのケア：ナラティヴ・アプローチの世界へ』医学書院

原田勉 1997『いい風吹いて：痴呆老人 出雲からの報告』松江今井書店

Boden, Christine 1998（クリスティーン・ボーデン著、桧垣陽子訳『私は誰になっていくの？：アルツハイマー病者からみた世界』クリエイツかもがわ、二〇〇三年）

Bryden, Christine 2004（クリスティーン・ブライデン著、馬篭久美子・桧垣陽子訳『私は私になっていく：痴呆とダンスを』クリエイツかもがわ、二〇〇四年）

治らないところから始める

天田城介×小澤勲

「棒の如きもの」

小澤——天田さんの二冊の厚い本はどちらもすでに速読していて、ほんとうはもう一度読み直してここへ来ないといけないのですが、体調がすごく悪くて、けっきょくほんの数ページしか読めていないんですよ。

天田——私のほうは、何度も何度も読ませていただいていますから（笑）
小澤先生は『物語としての痴呆ケア』のなかで、ご自身の人生は「棒の如きもの」に貫かれていた、と書かれていますね（小澤注…「去年今年貫く棒の如きもの　虚子」の引用、剽窃《ひょうせつ》です。虚子のような強い意思はなかったのですが）。私は、『反精神医学の道標』『幼児自閉症論の再検討』『呪縛と陥穽』『自閉症とは何か』などから近年の認知症関係の一連の著作までを読んで、その「棒の如きもの」とはいったい何なのかを考えていました。
『物語としての痴呆ケア』には、ケアによって基本的には周辺症状は治るのだと書かれています。けれどもその一方で、ケアとは「治る／治らない」という二元論的な構図を乗り越えたところか

天田城介（あまだ・じょうすけ）
1972年さいたま市生まれ。立教大学大学院社会学研究科博士後期課程修了（社会学博士）。熊本学園大学助教授などを経て、2006年4月より立命館大学大学院先端総合学術研究科にて論文指導スタッフならびに非常勤講師として働いている。大学・大学院時代、「身過ぎ世過ぎ」のため、東京都内のとある病院の看護助手として6年間働かざるを得なかった経験あり。
主な著書に『〈老い衰えゆくこと〉の社会学』（2003年、多賀出版、第3回日本社会学会奨励賞）、『老い衰えゆく自己の／と自由』（2004年、ハーベスト社）など。メールアドレスは josuke.amada@nifty.com、ホームページは http://homepage2.nifty.com/josuke/

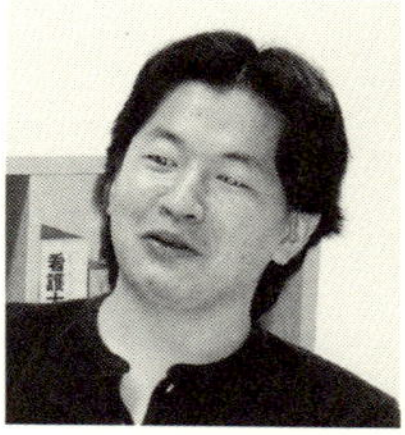

らの実践であり、治療が治らないと切り捨てたところからケアが始まるとも書かれていますね。ちょっと自分の関心の文脈から言うと、小澤先生の反精神医学とは、「治る／治らない」というよりは、「治らない（治さない）ところから始める」ということだったのではないか。そこから「生きがたさを少しだけ楽にすることへのお手伝い」というものが出てくるのではないか。先生のお仕事に貫かれていた「棒の如きもの」とは、治らないというところから出発し、「生きがたさを少しだけ楽にするお手伝い」にこだわりつづけてきたことなのかな、と思って拝読したのです。

小澤——ありがとうございます、としか言いようがないです。もっともそう書いたのは、私の臨床対象が、まったくの偶然ですが、人生の段階を追って変わってきた、ということを言っただけなのですが……。

滝川一廣先生（→p.068）もいつも言われることだけれども、人間のこころってとても不自由なものです。人間というのは他の動物に比べれば自由を獲得したかわりに、こころの不自由とか混乱とかをかかえてしまったんでしょうね。そのことを理解せずに、近代的自我からの「ズレ」というか「歪み」として精神障害のことを語るのはいい加減やめてよ、という感じはあったかもしれませんね。

ただ、正直いって、最初のころに書いたものは自分の言葉になっていなくて、いま読み返すと恥ずかしい限りです。認知症のことを書き出してようやく自分の言葉が少し見つかったかなと。まわりの評価としては、「おまえは転向したのか」という人と、一方では「ぜんぜん変わらんな」という人もいます。

天田——先生の立ち位置としてはまったくズレていないとぼくは思っていて、まさに「棒は貫かれている」と感動して読ませていただきました。

小澤──そう言っていただくと評価が大きすぎるのだけれども。当時はやはり精神医療改革の運動に身を置いていましたから、その運動のなかで考えるとしたらこういう書き方になる、というのが正直いってあった。だからいま思うと、ほんとうの臨床に根ざして、そこから自分の考えを自分の言葉で書くということができていなかったので、いまそう言われるとすごく恥ずかしいです。

天田──先生の反精神医学の最大のエッセンスは、一言でいうと「原因論では争わない」ということだったと思うんですよ。それまでは、身体的要因なのか社会的要因なのかとずっと言われてきた。自閉症であれば、脳欠損説とか家族原因説みたいなものがあって、身体的要因とすると生物学的なあるいは大脳生理学的な説明で片づけられる。あるいは関係論でいけば家族が悪いという話になってしまうんです。けれども、身体的要因、社会的要因どちらが重要かという話ではなくて、そこに存在する「人間の生きる世界」をどうとらえるかなんだ、と主張されたのではないかと思うのです。

先生の認知症関連の本のなかでも、「身体的不調が徘徊に結びつく」と身体的要因はちゃんと書かれているし、「嫁姑の関係が攻撃性に結びつく」と関係性についても書かれている。ただ小澤先生は、それだけで片づけてしまわないんですね。そこには「当事者たちの生きる世界をどうとらえるのか」が書かれていて、もっと言えば「反精神医学の最大のエッセンスは、持ち上げられすぎていた原因論を適切な場所に差し戻す」ということが明示的でないけれど書かれていて、これはほんとうに感動して読んだのです。

もう一つは、向谷地さんが言われたように(→p.045)、「治ることへの不安」、あるいは「自分が自分になることの恐れ」というのは、統合失調症だと明らかにありますね。たとえばまくら元にコーヒー缶を置いておくというような、われわれの貧弱な言語で表現すれば「虚構の世界」でなんとか折り合いをつけて生きてきた人が、「できること」を重んじる社会に戻されてしまう。そういう意味では「できる私」になること（でなければ生きられないこと）への強烈な不安みたいなものがやっぱりあるわけですが、そこで先生は「まあ、治らんでもええやん」と言ってしまう。だけど当然彼には苦しみもある。そこで、「治らんでもいいけれども、その苦しみをどうしたら少しでも楽にするお手伝いができるのか」が書かれていたのかなと思います。

小澤――それと、やはり治らないでも暮らしていける、生きていける場所をどうつくるかですよね。なにも社会のトップで活躍するのがすばらしい人生だとぼくはぜんぜん思っていない。少し規範からはずれていても、あたたかく、そっと見守ってくれる場所を社会の片隅でもいいからどうつくるかでしょうね。

天田――その意味ではラディカルでありながらプラグマティックですね。ラディカルさだけだと政治的な文脈だけに回収されてしまうところがあって、なかばこれは私自身にとって天につばを吐くような話になる（笑）。一方ただプラグマティックなところにだけいると、どうしても自分の立脚点みたいなところが見えなくなってしまう。ぼくは看護助手として六年間働いてきた経験からいっても、プラグマティックだけの閉塞的な状況からのみ考えるのではうまくいかないと思います。その両者をどう接続するか。その〈政治〉と〈実践〉の「接続の技術論」の一つとして「物語として解釈する」ということがあるんだと思いました。

「力を行使してしまう側」としての自覚はあるか

小澤――天田さんにいつかおっしゃっていただいたように、言葉にしてしまうと抜け落ちてしまうものが山ほどあるけれども、だからこそ言葉に変えてみないといけないこともある。ただそのときに、「言葉にすることで抜け落ちてしまった大切なものがたくさんある」ということを、こころのなかに止めておかないと駄目でしょう。

ケアの現場は、ほんとうに日々工夫、試行錯誤の連続ですよね。でも、それが個別の日々の工夫だけに終わってしまうと、ケアの場には財産が残らないのです。

天田――その意味ではケアはひじょうにクリエイティブな仕事ですし、そのクリエイティブさが財産になっていくと思います。ただ重要なのは、「工夫しようとする現場をどのようにつくるのか」でしょう。その動機づけの調達っていうのが、すごくむずかしい。

ぼくは看護助手をしながら――これは自戒の念というか、いまでも胸がズキズキするのですが――患者さんを縛らざるを得なかった状況が幾度もありました。いまだに胸引き裂かれるような夢を見ることもある。その意味でもとても印象的だったのですが、先生は『物語としての痴呆ケア』のなかで、スタッフを説得して物盗られ妄想の多かったAさんを一か月だけ入院させたことを書かれていますね。Aさんの重大な決定をわれわれがしたことだけは絶対に忘れないでほしい、本来Aさんが自分で決定すべきことを専門職が決定したことを忘れないでほしい、とスタッフに語ったと書かれていました。

小澤先生は、ずっと専門職としてかかわられてきたんですね。ご本を読んでも、「みんな平等だよね、みんな同じ人間だよね」という話にはぜんぜんなっていなくて、専門職としての立脚点をまったく失っていません。「みずからの立ち位置のなかから重大な決定をしたという責任は負いつづけるのがケアの仕事なんだよ」というようなことが書かれていて、まったくそのとおりだと思える部分もありました。

ある意味では、後悔、罪の意識、自責の念が起爆剤となって、クリエイティブな場を生み出す契機になっていくことがあるのかなと思います。だからこそ、重大な決定を専門職はつねに行使しつづけているのだということをどう自覚していくのかをスタッフに伝えていくことをしないと、現行の制度設計から考えるとすれば、なかなかクリエイティブな場にはなっていかない気がします。

小澤――そうですね。少なくとも、何人かがかなり意識的に自分たちがやってきたことを、格好をつけて言うと、思想として、技術として蓄積していく覚悟をもってもらわないと……。思想のない施設は、工夫はいっぱいするのだけれども、どこかで潰れてしまうのではないでしょうか。

天田――ケアの世界では、「こういうケアをしたらお年寄りがひじょうに生き生きしました」とか、けっこういいことがたくさん言われているのですが、「専門職がいかに力を行使しているか」はなかなか言われないのですね。それに対して先生は立ち位置としての医者のポジションをつねに自覚化されていて、「専門職っていったい何なの?」と問いつづけている。これがもう一つの反精神医学のエッセンスだったとぼくは思うんです。そこを全部とっぱらって、「同じ人間だから向き合おうね。台所でご飯を一緒につくりながら一人ひとりを生活者として見つめましょうね」というのは、嘘っぽいというか欺瞞的に見えてしまいます。

小澤――ぼくは関西人だから露骨にいうと、一方は金を払って利用してくれている。一方は金をもらって生業《なりわい》としているわけだから、平等であるはずはない。その両者のあいだに権力関係をなくすわけにはいかない。「デイケアだと一日一万円以上の介護報酬をいただいているわけだから、一万円あれば世の中ではどれだけ上等の食事、サービスを受けられると思ってるんだ。それでも利用していただけるようなケアサービスを提供しなければいけないよ。そういうことをいつも考えているに違いないレストランやバーに負けるな」と言いつづけていました。

天田――専門職が、あるいは専門職として行使してしまう力を、どう自覚化するか。さっき先生が言われた物語として読み取ることの傲慢さも、「どう自覚化するか」が裏にありますよね。そこが機能しないと物語を読み取ることが自己目的化してしまう。たとえば最近デイサービスセンターや宅老所などでは、「むかし大工の棟梁だった鈴木さん」とかと言いつづけたりするところがあるんですね。

小澤――私のいた施設で、ガラス屋さんをしていた人が全部のガラスをはずしてしまって、もう危なくってしょうがないんでね、だれかが「ごくろうさま。あとは若い者がやりますからお任せくださいい」「うん。わかった」――その程度の話でね、いつでもいつでもガラス屋さんであるわけではない。そればっかり言っていると、効かなくなる。

天田――人の人生は一枚岩ではなくて、いくつもの姿、像をもっているんですね。たぶんガラスをはずしている場面だから、「ガラス屋さん」という呼びかけが生きるわけで、朝起きたときに「ガラス屋さんの田中さん、おはようございます」というのは違うんですよ。文脈に応じて「ガラス屋さんである田中さん」がいるわけで、それに対して声を掛ければいいだけの話です。

小澤――そうですね。あるとき、「ガラス屋の田中さん、ごくろうさまです」と声を掛けてスッと終わっても、それがその施設の決まり文句になってくると、だんだん効かなくなってきます。いわばマニュアル化してしまうと駄目なんだよね。

天田――物語がその人の生活を覆うわけではなくて、いくつもの錯綜する物語が田中さんをつくっている。むしろその錯綜したことを読み解いて、そして読み解いたことの傲慢さを自覚するということが大切なんだと思います。

いま当事者論みたいなところで専門性も全部語られてしまって、「専門職はみずからの限界性と落とし穴を自覚せよ」と言えない雰囲気がありますね。当事者の世界を理解する、当事者が語るということはとても重要なのですが、専門職がみずからの力をどう行使してしまっているのか、が語られない。

小澤――それを自覚しているかどうかですね。自覚しようがしまいが当事者とケアスタッフは非対称な関係です。それを十分にわきまえておかなければいけないでしょうね。

天田――けっきょくは、当事者と同じ世界を生きているんだという論と、仕事としてやっているんだという論のどっちかになってしまう。それはひじょうに窮屈かつ平板な解釈ですね。

「リハビリいるか、いらないか」を超えて

小澤――『自閉症とは何か』を出してぼくが唯一よかったなと思ったのは、読んでいただいたあるお母さんから「このとおりだと思う」と言われたことですね。

そのお母さんは、ともかく変なトレーニングは絶対に受けないと言う方でした。ナントカ療法とかいうのは全部拒否する、というかたちで生きてこられた。息子さんはいま四〇歳過ぎぐらいなのですが、小さいころは夕焼けが大好きな子で、混んだ電車に乗っていて夕焼けが見えてくると座っている人を押しのけてでも見ようとしていましたから、いつでもトラブルがおこっていたんです。いまもすべての専門的な援助は断って本屋さんをしている。本屋さんといっても店をもっているわけではなくて、教師などの知り合いのところに自分たちがおもしろいと思った本を持っていって、買ってもらっているんです。

親御さんは「何もしないことが自分にとってはよかったのだ」と言ってくださって、それはほんとうにうれしいのですけれどもね。一方で、親と子の並々ならぬ葛藤もあったのだろうけれど、それを支えてくれた教師、友達もいるし、すばらしい家族、地域のすばらしい仲間があってようやくそこにたどり着いたと思うんですね。この親子がこのような状況をつくり出したといえるのかもしれませんが、でも、療法のようなものがまったく必要がないかといえば……さあ、どうでしょう。

それはちょうど高血圧の人に「生活を全部見直してこうすれば血圧は薬を飲まなくても下がるよ」と言うようなことなのかもしれません。それは事実だろうけれども、大半の人にはできませんよね。仕事が終わったらきちんと帰ってこいだとか、塩辛いものを一切食べるな、ストレスの高いところからは身を引けとか。なかなかうまくいかないでしょう。だから治療やケアが専門家によってなされることを全部否定する気にはいまは到底なれません。

天田——『幼児自閉症論の再検討』に出ているYちゃんの話ですね。とても大切に読みました。Yちゃんの場合は、咬まれることを嫌悪するのではなく、咬まれる回数が減ったことを喜んでくれるような知人友人に囲まれていて、そういう環境があったからこそ「何もしない」ということが意味をもってきたわけですね。

何もしないことも、その人をとりまく状況や文脈によって位置づけられるものなので、一概に「治療・療法否定論」にもならないし、かつ「何もしない」ということも否定できない。たしかにYちゃんの置かれていた状況とか環境が備わっていれば、何もしないというのが一つの選択としてありうるけれども、同時に多くの人が現状がそういう状況ではないときには、リハビリや各種療法だけが支えにならざるを得ない人もまたいて、それも否定できない。ただそのときには、リハビリや療法によって「治すこと」は当事者にとってどれほどのコスト・負担がかかるのか、そして「誰(何)にとって治すことが望まれているか」という問題を問う必要があると思います。

小澤――認知症においてもそうですね。

天田――療法の否定と、療法がときとして意味をもつということ。そのへんをどうやって言うのかがテーマですよね。どうしても「リハビリいるか、リハビリいらないか」の単純な図式でしょう。

小澤――目の前に困った人がいれば、やっぱり助けるために動く。だけど、それが場合によってはその人を傷つけているかもしれないということはつねに念頭に置いておく。ぼくはスタッフには、何もしない人には「駄目だよ、もう少し働きかけてください」とは言うけれども、かかわりすぎたことについては基本的には何も言わない。起きた結果については、施設長であるぼくが責任を負うからやってみなさいと言ってきた。もちろんやりすぎだったり、やり方が間違っていればちょっと呼んで、「こういう理由でこうだと思う」とは言いますが。

天田――療法だとか治療といわれているものが加害的であったという歴史があったけれど、何もいらないんだという話にはならないし、かつ療法が必要な場合もある。そうすると「どっちもありうるのですよ」みたいな話に着地してしまうことになる。これをどう解きほぐしていくかが重要で、そんなにわかりやすい話にはならないのですよね。

もちろん「医療モデルか生活モデルか」というような陳腐な二元論では駄目だろうとぼくは思います。人間はべつにモデルを生きているわけではないですから「医療」も「生活」も必要です。身体か精神かでもなくて、先生がずっと言われているように、こころに波が立つことでそれがからだにダイレクトに反映されることもあるし、からだの不調がこころの波へとそのまま通じてしまう。こころとからだの敷居が歳をとって下がって、どちらにも変動を与える。ここでも心身二元論みたいな平板なものはとれないですね。個別に見れば見るほどそんな単純な話にはならない。

先生はそこのすっきりしなさをどうお考えになっているのかをちょっとお聞きしたいですね。

▒療法を日常に位置づけなおす

小澤――あのね、ちょっと違う話だけれども、むかし、回想法で知られる黒川由紀子さんとほとんど話したことがなかったんですが、学会のあとの懇親会で彼女が寄ってこられて「先生、私のことが嫌いでしょう」と言ってこられたのです。「えっ？ そんなことないですよ」とあわてて答えたのですが、私が療法ということに関して否定的であると思われていたのでしょうね。だけど黒川さんのようなほんとうの専門家ならば回想法の限界もわかっているし、回想法という型にはまった方法だけで相手とかかわっているわけじゃないですよね。行動療法もそうだと思っているのです。ぼくは行動療法には批判的ですが、ほんとうにすぐれた行動療法家はすぐれた精神療法家でもあります。

ですから、ほんとうに療法としてやるならば徹底的に専門家として自分たちの技術を磨けと。そこから見えてくるものがあるはずだとぼくは一方で思うんですよ。中途半端な専門家が付け焼き刃みたいなワザを振り回してやっているのはまずいんだろうと思っているのです。専門性を突き詰めていくと、そこから見えてくる世界は決して狭いものではないと思います。

天田――ぼくはどちらかというと療法に否定的なんです。なぜかというと、療法の中味について否定するところも多々あるのですが、同時に、往々にして療法が自己目的化してしまって、たとえば認知症の高齢者や統合失調症の人がその療法の対象者として括られてしまう。そして、「誰にとって治したいのか」という力学が見えなくなってしまう。そういう息苦しさがぼくはいちばん嫌いですね。

小澤――そういう専門家が療法をしていると、その時間帯はスタッフが療法家に預けてしまっていることがよくあります。自分たちは知らん顔をしているわけですね。そのあいだは自分たちの介護の手が休める、みたいな感じで見ている。療法をしている人は、その療法が終わると「はい終わりました」と帰ってしまう。それでは駄目です。そうではなくて、現場の人たちは療法――回想法だけでなくて、音楽療法、理学療法、作業療法も含めてですが――に何を求めているのかを明確にしなさい。それ抜きに任せてしまっては駄目だと言っていました。

療法がおこなわれているときは、かならずそこにだれかスタッフを一人へばりつかせていました。療法が終わったあとでそれを評価して、そこで獲得できたものがあるならそれを日常のケアのなかでどう生かせるのか、ということを考えなさい。療法家も含めたスタッフ全体がダイナミックに動いていないと駄目ですね。

療法だけあっても対象者を閉じ込めてしまうと天田さんはおっしゃいました。もちろん閉じ込めてしまうのだけど、その時間・空間が日常のなかに還元されていないという問題がひじょうに大きいと思います。だから療法家にはかならず「今日はこういうプログラムでやります」とはじめに全体の見取り図を示してもらって、終わったら今日一日あったことをスタッフと療法家が一緒に話し合うということが絶対に必要だと思うんです。最初に決めたプログラムは臨機応変に変わっていくわけですが、それはそれでいいし、それをしないような療法家はぼくは駄目だと思っています。いずれにしても、終わったあとで療法家をまじえて話し合う時間が必要です。たとえ五分でも、です。

──（司会）療法の世界で完結するのではなくて、それは日常という大きな世界の一部にしかすぎないということを相互に確認するための五分、なんですね。

小澤──そうです。療法家からも、日常生活を支えているケアスタッフにむけて何かしゃべらせる。たとえば「あの人はなんとなくいつもとは違ったけれども、ケアのなかではどうなの？」とかね。そういうのが病気や身体的な不調を見つけるきっかけになったりすることもあります。そういうダイナミックな関係が必要なのであって、別室でクローズにして、そこで何がおこなわれているかを他のスタッフはだれも知らない、というのではまずい。ますます対象者を療法のなかに抱え込んでしまうということになります。

受動的に引き受けた価値を批判的に見る

──きょうお話をうかがっていてあらためて、小澤先生はとても自由な方なんだなと思いました。いろいろな軸が同時に立っている。

小澤──それはそうかもしれない。いい加減なんや。

──そのいい加減さを聞きたいのです（笑）

小澤──臨床家というのはだいたいそんなもんやね。折衷というか、使えるものは何でも使ってみようとするのです。

天田──心か体かもそうですし、身体的要因か社会的要因かも、医療か生活かも、すべての軸で先生は二元論をとっていないですね。ただ「過剰に持ち上げられたものは適切な位置に戻そうよ」ということをずっと言われている。マニュアルに対しても反マニュアルじゃないし、療法に対しても反療法ではない。いわばそれをツ、ー、ル、として使ってしまう。そのツールが、その人が生きる世界へと通じるものとなるならよしとする。

このようにいくつもの価値が、矛盾なく同居しているんですね。あるいは矛盾すべきものが一見矛盾なく両立しているように見えてしまう。

小澤──(笑)

天田──あるいは一見矛盾するこの二つの事柄が並列的に接続している。それは単に臨床家としてプラグマティックにやってきたからということだけでもないのではないかと思っているのですが。

小澤──それはわからないなぁ……。

天田──たとえば精神障害について先生が書かれているものは、精神障害をネガティブにとらえる価値観──治すものだ、なくなったほうがいい、消滅すべきだという価値観──にも反対しているし、かといって物神化するように、へんに持ち上げるべきものでもないとおっしゃっていますよね。ぼくは先生のなかで重要だなと思ったのは、京都大学を出られた後で兵庫県立病院光風寮にいたときに、いまでいう「ひきこもり」の子たちと出会いましたよね。そのころは学校に行かせようとして、無理やり車に乗せていって良くなったと言われることもあった。ただここにいくつかの往復運動があるのですが、その後の闘争にかかわったり、東大の赤レンガの問題など時代的な背景があって、「なぜ学校に行かないのか」という視点から、なぜ彼らは学校に行けるようになったのか」という点に力点が置かれるようになったと書かれています。最初にそういうことがあったり、時代的に運動に巻き込まれたりコミットしたりしていくなかで、自分の立ち位置を失わないままで、いくつかの価値が両立するようになったのかなぁと思いました。

小澤――……自分で自分の総括はなかなかできないですね。

天田――先生は、うつ病には最初は興味がなくて、うつの治療は苦手だったといろいろなところで言われていますね。統合失調症はある種、「親しい世界」だけど、うつ病は現世の枠組みで上がったり下がったりする、と。いずれにしても規範の内部で起こるあれこれに対してはひじょうにクールなまなざしをされていますよね。であるにもかかわらず、規範に呪縛されざるを得ない人たちへは「寛容」であり、多元的な価値を許容するところがありますね。それは何なのだろうかというのが読んでいてもよくわからなかった。

小澤――何なんだろうな。ぼくもよくわからん。ただ、そうも言っていられないことがあってね。サテライトの外来でやっているとうつ病の人もたくさん来るんですよ。そうすると嫌いやとか、なんだこいつらはと言うわけにもいかないのですね。

それができるようになった理由は二つあります。一つは躁うつ病について、薬物療法だけではなく、精神病理もかなり勉強しました。それでかなり理解できるようになった（本書「少し長いまえがき」参照）。もう一つは、自分が中年を過ぎると規範のなかで生きている自分が見えてきますから、他人にだけそんなことを言ってはなぁ、というのもありました。

しかし、なんであっちこっちに矛盾がありながら、なんでもないような顔をしていい加減なことを言っているのかは（笑）、ちょっとわからないな。

天田――先生はつねに実践家でおられたので、問題は「待ったなし」でやってきますので引き受けざるをえない。言ってみればひじょうに受動的なんですよね。先生が積極的に何かにかかわったというよりは、「やらざるを得なかったので」という感じがします。

小澤――はいはい。そうなんですよ。

天田――受動的なかかわりのなかで、それぞれの人が存在し、生きる世界の価値を引き受けてきた。なおかつ、そのように受動的に引き受けた価値を、先生は「私」へのこだわりが強烈なので、それを批判的に見ているんですよ。批判的に見ているけれども、あるいはそれゆえにその批判が起爆剤となり、批判しつつ受け入れていくみたいな、そういう「自己制御のメカニズム」が働いている。それが多元的な価値の同居、一見すると矛盾するような相対するような思想の並列同居状況をつくりあげているのかなと思います。

小澤――ぼくもわかりません。

天田――ただ先生、いくつかの価値が同居しつづけるためにはそれなりの足場があるのかなと思うんです。

小澤――足場ねえ。わからないけど、やはり生涯、ずっと現場に居つづけたということでしょうかね。私は、一貫した足場というより、ケアを届ける人が少しでも暮らしやすくなるためには、そのときどきで利用できるワザ、考え方をなんでも利用しようと考えてきました。それが、天田さんからみれば矛盾だらけに映るんでしょう。

先に論理があってそこからいわば演繹的にケアの方針を導くのではなく、まず、ある種の勘で、こうすべきではないか、そうすれば相手が楽になる、喜んでくれるだろうという感覚があるのです。そのことをコトバにすればこうなるだろうというように、コトバや論理は後からついてくるんです。

天田――その勘は、どのように養われてきたのでしょうか。

小澤――現場で、治療やケアの対象になっていただいた方に教えていただいたことが蓄積したというしかないでしょうね。

それと、私には「私」への強烈なこだわりがある、と言われましたが、それはちょっと違うなあ、と感じます。お話ししているうちに思い出したことがあります。

最近は、ほとんど記憶から抜けてしまっていて、あまり思い出したくはないのですが、私はかなり複雑な家庭環境で育ちましたから、いつも人の顔色をうかがい、相手の気持ちを汲んで、それらに添って動くことが習い性になってしまったのだろうと思います。

ただ、母親だけは、貧乏な家庭に育ってほとんど教育は受けていなかったようなのですが、非常にしっかりした女性で、私をとてもかわいがってくれました。私が中学生のときに乳がんで亡くなったのですが、その母の思い出が、自己評価も低かった私をどこかで支えつづけてくれたのだろう、と思います。

天田——『物語としての痴呆ケア』のあとがきに、認知症になったお父様の話なども書かれているのですが、その記述と、中学生のときにお母様が亡くなられた記述とのトーンはかなり違いますね。ぼくが勝手に思っていたのは、人の顔色を見ないとやっていけない家族背景でありながらも、お母様だけはちょっと違った存在だったのかと。
その意味では、先生が規範に呪縛されざるを得ないことに対して嫌悪しつつも、その一方でその規範に呪縛されながら自己否定に陥っている人々をどこかで支えつづけることの原動力というか、その象徴的存在として先生のお母様があったのかもしれないと思っておりました。

小澤——そうかもしれないけど、うーん。やっぱり自分ではわからないな（笑）

小澤勲の生きてきた時代の社会学的診断
——ラディカルかつプラグマティックに思考するための強度

天田城介

はじめに——時代の社会学的診断

我ながら大仰で恥ずかしいタイトルを付けたものだと思う［★1］。もっと簡単に語れる、喜ばれそうなものを書いたほうがよいかとも思う。だが、その一方で、私はある人たちの生きてきた時代の語られ方に強い不満を感じていて、その意味では「ことは単純でない」ことを主張すべきであると思い、かねてから尊敬する小澤勲さんに手紙を書くつもりで、このような傲慢きわまりないタイトルを付した論考を執筆した。

とりわけ、一九七〇年代前後においてさまざまに語られてきたことが忘却されている——そしてその忘却さえも忘却されている——現在において、小澤さんがこれまで遂行してきた仕事を適切に／誠実に位置づける必要があると思って、この顰蹙《ひんしゅく》を買いそうなタイトルを付けた論文は書かれている。そして「社会学者が何を診断するというのか！」という批判は実に正当な批判であることも付記しておく。

その意味で、本稿は小澤勲さんを宛先にした「手紙」であると同時に、その時代を生きてきた私（たち）自身を宛先にした「郵便」として送られるものとなる［★2］。

1 小澤勲の生きてきた時代──忘却された歴史の忘却と反復される言説

小澤勲の軌跡と来歴

一九三八(昭和一三)年、神奈川県の鎌倉に生まれる。中学生のとき、彼の母親ががんで亡くなる前に「大きくなったら今は治せない病気を治せるようにしてね」と告げ、そのことが後に彼が医師になったことに「どこかで影響を与えていたのだろう」と回顧している［小澤・土本 2004:299］。そして一九六三(昭和三八)年、京都大学医学部を卒業し、医師となる。

卒業後はインターン生として大学病院にて研修した後、滋賀県中央児童相談所、兵庫県立病院光風寮に勤務。一九六六(昭和四一)年、京都大学大学院医学部入学。高木隆郎のもと、児童精神医学部門にて学ぶ。このころ、自閉症に関する研究で最初の論文を書き上げる。

その後、一九六九(昭和四四)年には、一年以上の無期限ストで「医局解体闘争」を担うことになった京都大学無給医会の書記長を務める。同年、大学院を自主退学。

一九七〇(昭和四五)年、京都府立洛南病院勤務。「この時期には、統合失調症の治療に心を奪われていた。うつ病は苦手だった。統合失調症の深い哀しみは実感できたが、うつ病は現世の枠組みのなかでヒエラルヒーが上がったり下がったり、はじき出されたことがきっかけになって起こることが多く、正直言って、そんなしょうもないことで悩むな、と感じてしまっていたのであろう」［小澤・土本 2004:304］と当時を振り返る。

その後、一九七四(昭和四九)年には『反精神医学の道標』『幼児自閉症論の再検討』を、一九七五(昭和五〇)年には編著『呪縛と陥穽：精神科医の現認報告』を、一九八四(昭和五九)年には『自閉症とは何か』を上梓する。一九九八(平成一〇)年に『痴呆老人からみた世界：老年期痴呆の精神病理』、二〇〇三(平成一五)年に『痴呆を生きるということ』、二〇〇五(平成一七)年に『認知症とは何か』を刊行している。また、二〇〇四(平成一六)年には土本亜理子と共著で『物語としての痴呆ケア』を発表している。

また、一九八〇(昭和五五)年に洛南病院老人病棟の担当となり、一九九一(平成三)年には同病院副院長、一九九四(平成六)年には同病院を退職し、広島県三原市の老人保健施設「桃源の郷」の施設長となる。その後、種智院大学教授を務めたのち、現在同大学客員教授である。そのような経歴である。

小澤は自らの人生を回顧しつつ言う。「私の人生は振り返ってみると、『棒の如きもの』に貫かれていたように見えるのだ」[小澤・土本 2004：302]。

★1 ある一人の医師が生きてきた「時代」を「診断する」などという、はなはだ烏滸《おこ》がましいタイトルにすることにとても躊躇したのだが、私はこの一九七〇年代前後に起こった事柄、そしてそれ以降においてさまざまに語られてきたことの多くが忘却されているため、今後はその言説をめぐる政治について徹底的に思考していくことが大切だと思い、表現としては問題含みであることを知悉しつつもこのタイトルを採用した。また、「診断」という表記はかつての「医学」の隠喩を用いた社会学の時代を連想させるかもしれないが、私はそうした「医学モデル」を参照枠組みとした(陳腐化した)社会学を反復するつもりはない。ここで決定的に重要な点は「一九七〇年代という《時代》の歴史的文脈をいかに解読し、その言説の配分《エコノミー》＝配置をどのように定位させるか」という問いである。

★2 以下、敬称略。本書の趣旨からすれば「小澤勲さん」と表記すべきとも思ったが、本稿は私(たち)自身を宛先にした「郵便」としても送付されるものになるため「論文スタイル」を採用した。ただし、小澤勲さんの著書から引用するにあたり、原文において小澤さんが傍点で強調している箇所については、引用者(天田)が傍点にて強調する箇所との混同を避けるため、割愛させていただいた。

以上のように、小澤は自らを「医師／臨床家」として同一化《アイデンティファイ》しつつ、社会学者のような「傍観者」的な位置取りではなく、その内部にて「医学／医療」を批判しながら——つまりは不断の「自己批判」を保持しつつ、自らの実践の価値の相対性を自覚化するように律しながら——、常に実践してきたのである。そして、それは小澤だけの軌跡・来歴ではなく、一九七〇年前後に起こった時代的な出来事を契機に少なくない人たちが歩んだ道程であった。

小澤勲の生きてきた時代

一九七〇年代以降、「精神医療」に限定しても、実にさまざまなことが語られた。たとえば、人体実験やロボトミーなどについて、あるいは優生保護法改正(改悪)議論のなかでさまざまな事柄について、さらには「治療論／反治療論」をめぐって少なくない批判的言説が紡ぎ出された。そのような歴史的・政治的な文脈において彼の最初の単著『反精神医学の道標』は上梓された。だが、現在、そうした歴史が忘却され、そして忘却されていることもまた忘却されている状況にある。幾つかの偶発的な時代的な契機によって突きつめられた問いについての言説が拡散し、しばしば矮小化・忘却されつつ、反復されている。その意味において、私たちは、こうした忘却された歴史の忘却と反復される言説の只中にある。

だが、私たちは一九七四年の最初の著書で彼が以下のように問うたことをいま一度想起することができる。彼は「抵抗」と「闘争」の只中でこの問いを紡ぎ出しているのである。

> 私は「やはり自閉症児は存在する」(より正確には「存在させられている」というべきかもしれないが)といわなければならない。〔中略〕「自閉症児」をつくり出す構造を解体せぬかぎり、「診

断」をやめたとて何ほどのことがあるのであろうか。仮にキチガイとよぶことを偉い先生方がやめると申し合わせたところで、今の世の中にキチガイがなくならないリクツと同じである。［小澤 1974a：236／傍点引用者］

そのうえで「要するに自閉症児とは、なにがなんだかさっぱりわからない子どもたちのことである」［小澤 1974a：236］と位置づけつつ、以下のように問う。

「わからない」というのは「わかると困る」ということなのだ。私のことばで説明すればこういうことである。ある対象を前にしてその対象の言葉なり思想なりが私の「思考の枠組」から著しく逸脱して、枠組にくみ込むことがきわめて困難な場合に私の対処の仕方には二通りある。何らかの口実、たとえば相手をキチガイだとか、異常だとか、病気だからという理由によって「わからない」ことを対象の責任とし、対象と自分との関係を断つことによって自分を守るか、それとも自らの「思考の枠組」を根底的に解体しながら、そこから生まれ出ずる対象との新たな「関係」に賭けるという不断の苦痛に満ちた作業を開始するかである。「思考の枠組」の解体などというより自らの「感受性」の解体、再生と言った方がよいであろう。あるいは、「ものの見方」と言うより、「ものの見え方」の変化と言うべきかもしれない。いずれにしても、「わかろうとする」ことは実にしんどいことなのである。［小澤 1974a：243、小澤 1974b：184 に再掲／傍点引用者］

彼は一九七四年という時点で何を言わんとしたのだろう。幾通りにも記述可能であるが、ここでは「医師／臨床家・小澤勲」という視点からきわめて乱暴に整理しておこう。

第一には、「自閉症児」「精神障害者」「認知症高齢者（痴呆老人）」が常に既に作り出されている構造を――その人たちがこの社会においてそのように存在させられている機制を――問うべきだと述べている。

第二に、そうした現実を生きる只中で――彼は「なにがなんだかさっぱりわからない」人たちに強烈に魅せられているのだが――、「わからない」ような事態＝「『思考の枠組』から著しく逸脱して、枠組にくみ込むことが極めて困難な場合」の「対処」として《対象と自己との関係の切断を通じた自己保持の戦略》ではなく、《自己の思考の枠組の解体から惹起する対象との新たな関係性に賭ける戦略》が採られるべきであることを主張しているのだ。それは文字どおり「不断の苦痛に満ちた作業」であろう［★3］。

第三に、小澤自身はまさに「医師／臨床家」として「わからない」人たちを「わかろうとすること」、つまりは《自己の思考の枠組の解体から惹起する対象との新たな関係性》に賭けて自ら実践してきたのだ――「不断の苦痛に満ちた作業」のしんどさの只中で。

第四として、当然ながら、そうした「思考の枠組」への懐疑は自らの立脚する「医学／医療」の枠組へと向かい、その枠組の差別性と抑圧の構造を問うことになる。

> むろん、われわれは、「枠組」（あえていうなら「偏見」）なしに対象と接することは不可能である。ただし、「枠組」が（歴史的・社会的所産であり／引用者補足）相対的なものに過ぎないことを大前提とし、「枠組」が対象を差別し、抑圧する構造性をもっていないか、かかる「枠組」はいかにして形成され、いかにしてのり越えられるべきものなのかが常に考慮されていなければならない。［小澤 1974a：238］

自らの立脚する「医学／医療」の枠組が「相対的なものに過ぎないことを大前提とし」、その枠組の差別性と抑圧の構造を根底から問い質しつつ、それを乗り越えることに希望を見出しているのである［★4］。

第五として、彼自身が「私は従来の精神医学的諸概念を根源的に疑い始めている。そもそも『科学的』概念といえども、その社会の歴史的一時点における支配的な日常的諸規範を本質的に超え出ることはできないといっても過言ではあるまい」［小澤 1974a：12］と述べるように、その枠組への懐疑は「医学／医療」はもとより、「科学」の「枠組」にも向かっていたのである。つまり、《思考の枠組の社会的被拘束性》を根底からとらえなおし、「病い・障害をなおそうとするのは誰か／何か？」という問いを

★3　本書所収のインタビューにおいて、小澤は「他者をわかろうとする」という「実にしんどい」行為にこそ信を抱き、私は「他者の理解不可能性」の可能性に賭けるという参照前提の差異・ズレがあったのだが、実はこのこと自体は大きな差異ではなく、むしろ両者の認識論は同根である。小澤が「物語」を通じて「痴呆ケアの技術論」を（その傲慢さを自覚化しつつ）記述するのもこうした「わかろうとする」ことへ希望を抱いているゆえである。その意味では、小澤は「わかろうとする」ことへの志向性によってはじめて《自己の思考の枠組の解体から惹起する対象との新たな関係性》が可能になると指摘しているのに対して、私は「他者の理解不可能性」という認識論的な立脚点に立つことによって当事者を専門性の言語によって容易に理解＝簒奪《アプロプリエイト》してしまうことなく、逡巡・躊躇・拘泥しつつ《自己の思考の枠組の解体から惹起する対象との新たな関係性》へと賭けることを主張しているのである。天田［2004］等を参照されたい。

★4　この根源的な問いのなか、小澤は「診断」に対して以下のように答える。「何故なら、診断という行為こそ、一人の生身の人間が他ととりかえようなく表現しているすべてのものを症状という抽象的なラベルに置きかえ、ついで、その人間の存在そのものを抽象的カテゴリーに押し込める作業だからである。かくして、医師は生身の人間の、生身の苦悩とむかいあうかかわりに、抽象的な『疾病』に対することで身をかわすことが可能となるのである」［小澤 1974b：193－194］。この言明と構築主義／相対主義の異同はどこにあるのかを私たちは真剣に考えるべきであろう。

照射せんとしたのである。このことは「病い・障害をなおそうとする」力学の根底に潜在する「価値なき存在」あるいは「生きるに値しない命」を抹消せんとする思考を《優生思想》として告発した人たちと《同時代》を生きてきたことの証左であるとも言えるだろう（こうした事実は記憶されるべき事柄だ！）。

《排除の思考》への抗い

その後も小澤はこの問いと粘り強く格闘し、『自閉症とは何か』では「いかにして差別の学として精神医学は形成され得たのか？」について考究している。そこでは「われわれは精神医療が現実的にも歴史的にも、決して精神医療内部の力だけで動いてきたのではないこと、つまり外部の力によって動かされてきたという側面がきわめて強いことを知っている」［小澤 1984:9］と冒頭に述べた後、この書の最後で以下のように語るのだ。

> われわれはようやく冒頭にあげた疑問「自閉症児ということばは成立し得ても、何故、胃腸障害者ということばが成立し得ないのか」に答えることができる。要するに、その発見過程が異なるのである。つまり、まず疾病が発見されるのか、それとも排除すべき人間として先に定められるのか、である。いうまでもなく、自閉症は後者の典型例である。社会的に排除すべき一群の子どもが析出され、医学的にラベルされるべき存在として範疇化される。もし、社会的排除過程に、医学的論理が適合しないならば、医学的概念の方が改変させられることになろう。そして、まさにこのようなことが自閉症論をめぐって歴史的にみられた事実なのである。［小澤 1984:578］

「医学」「科学」における《思考の枠組の社会的被拘束性》を根底から／徹底的《ラディカル》に思考しつつ、その「原因論」を争うのでも「介入論」のみを批判するのでもなく、「医学」「科学」に内在／潜在する《排除の思考》——「病い・障害をなおそうとする＝消去しようとする思想」「価値なき存在を創出／抹消しようとする暴力の思想」の別名だ——を痛烈に批判したのである。だからこそ、小澤は《排除の思考》に抗う医学的概念の「改変」とそれらを基底にした実践に挑みつづけているのだ。その意味で、今日までの彼の「医師」としての立ち位置は「ズレていない」——「棒の如きもの」は貫かれている——と言えよう。

では、彼自身は「なおすこと」をいかにして考え、そしてどのような実践してきたのか？

2 歴史の忘却（の忘却）に抗うもの

立ち現れる世界の肯定

小澤は「病者にとってのりこえるべき」は「悪い状態」にあるのではなく、自らを抑圧し、従順化させられた「よい状態」にこそあると指摘したことがある［★5］。だからこそ、彼は「ホンネ（かけがえのない自己表出）を確保しつついかになおることができるのか。そのような過程にわれわれは関与できるのか」と問うたのである。

★5　インタビューのなかでの「なおることへの不安」「自分(私)が自分(できる私)になることとの恐れ」はこの点にも関連する。自己同一性規範の只中での「できる私」への呪縛はかくも苛烈で、しんどいのだ。

われわれのテーゼはこうだ。病者は「状態がわるい」といわれるとき、ホンネを出し、かけがえのない自己表現を示す。だが、「状態がよい」といわれ、なおったとき、ホンネを抑えこんでよくなっている。ホンネを確保しつついかになおることができるのか。そのような過程にわれわれは関与できるか。つまり、われわれの認識によれば、病者にとってこえるべきは、「病気が悪くなったとき」にあるのではない。その時に示したかけがえのない自己表現をみがきあげ、現実と行動とに繋ぐ回路へとたたきこむ操作に失敗して、「適応論者」の悪魔のささやきに敗北し、ホンネを捨て去り、抑えこみ、再び耐えがたくなった時に爆発する「再発」の時まで、自らを抑えるに抑える、従順な「よい状態」こそ、のりこえるべき対象なのだということだ。［小澤編 1975: 175］

統合失調症、自閉症、感情病・うつ病、認知症……といったように実践の「対象」が変更しても、小澤はこの「ものの見え方」に魅了されつづけてきたのではないかと思う。だからこそ、認知症の当事者たちの「コーピング」［★6］をあれほど見事に剔出することが可能であったのだろう［★7］。おそらく小澤は自ら格闘しつつ一九七〇年代という《時代》に、「よい状態＝なおした状態（当事者が自己抑圧した状態）」を手放しで肯定するのではなく、むしろ「悪い状態＝なおさない（なおせない）状態」における当事者たちの「かけがえのない自己表出」によって示される「世界」にこそ肯定されるべき「何か」があると感受したのではないか、と思うのだ。それは今日の認知症当事者の生きる世界のとらえ方にも通底する感覚＝論理である。だからこそ、彼は痛切な問いを自らに立てつつ、以下のように語るのである。

彼らは妄想を発見する以外に「わたし」を保つことができなかったのである。［中略］痴呆を病む人についていえば、妄想というかたちを可能にしたのは、彼らを追いつめ、つまずきを増大させた痴呆の不自由である。なかでも、事態を自己の責任ととらえることの困難が、ここでは妄想というかたちの発見を可能にした主な導因である。［小澤 2003：183／傍点引用者］

そうであるがゆえに、いわゆる「問題行動」などと表現されてきた「周辺症状」とは――「医学的説明の対象」ではなく、むしろ「理解の対象」としての――認知症の当事者たちの「かけがえのない自己表出」によって立ち現れる世界であり［★8］、人間の根源的な受動性（不自由さ）にあってその存在を賭けた必死の闘いであるのだ。だからこそ、そこでは「痴呆という病を生きる一人ひとりの生き方や生きてきた道、あるいは現在の暮らしぶりが透けて見えるような見方が必要になる」［小澤 2003：8］と幾度も強調するのだ。

▒「生きがたさを少しだけ楽にするお手伝い」への拘泥

以上のように、小澤は《「なおさない（なおせない）状態」における当事者たちの自己表出によって立ち現れる世界の肯定》を認識論的な立脚点としつつ、だが同時に、当事者はその世界を生き抜くなかで

★6　「コーピング」については小澤［2005：153-156］等を参照されたい。

★7　本書所収のインタビューの部分では紙面の関係から掲載できなかったが、小澤の「コーピング」と私が指摘した「当事者のアイデンティティ管理の実践」の異同については天田［2003／2004］参照。

★8　私の言葉で表現すれば、「問題行動」とは当事者自らが「社会的に生きていくことへ賭けた最後の希望であり、文字通り〝命懸け〟のアイデンティティ管理の実践なのである」［天田 2003：214］。

生きがたさ・生きづらさを強烈に感受しているのもまた事実であり、だからこそ、「なおらない(なおせない)ならば、何もしないほうがよい」などといったノーテンキな「物言い」をして自らの実践を断念するのではなく、その当事者の《生きがたさを少しだけ楽にするお手伝い》である《ケア》の実践に拘泥しつづけているのだ。

> いったい、ケアを「治る」「治らない」で考えてよいのか、そのような考え方は偏った医学的発想ではないのか、ということです。ケアは、治療が「治らない」と切り捨てたところから始まる、と言うことさえできます。［小澤・土本 2004:34］

> 周辺症状は、［中略］中核症状がもたらす不自由のために、日常生活のなかで困惑し、不安と混乱の果てにつくられた症状ですから、暮らしのなかで、つまり、ケアによって必ず治る。これが痴呆ケアの原点です。この確信がないと痴呆のケアはできません。必ず治るはずなのです。［小澤・土本 2004:31／傍点引用者］［★9］

このように「なおる／なおらない」という「二元論的な構図」において思考するのではなく、「ケアは、治療が『治らない』と切り捨てたところから始まる」と表明しつつ、同時に「(周辺症状は) ケアによって必ず治る」ものであり、そして「この確信がないと認知症のケアは成立しない」［小澤 2005:151］と言述する。この「医師／専門職」としての《立ち位置》からの実践こそ彼が終始一貫して遂行してきたことであり、まさに「棒の如きもの」なのではないかと思う［★10］。

そして、『物語としての痴呆ケア』において端的に示されるように、彼は「ケアによる《生きがたさを少しだけ楽にするお手伝い》」の実践のために「中核症状がもたらす不自由のために、日常生活のなかで困惑し、不安と混乱の果てにつくられた症状」である「周辺症状」の「ストーリーを読む」ことの必要性を強調・主張する［小澤・土本 2004:34］。それは巷でしばしば唱導されているような「やさしくせよ！」といった強迫的／脅迫的な「道徳論」ではなく、あくまでも「技術論」としての「物語論」を冷静に主張したものである。実際に前掲書は「痴呆ケアの技術論序説」［小澤・土本 2004:5］と位置づけられている。加えて、インタビューのなかでも彼自身が、自らの「物語論」に対して「他者の物語を読み解くなど傲慢なことだ！」と言及していたように、自らの実践の限界性と陥穽を認識し、その実践の価値の相対性を自覚しつつ、自らの「技術論」を創出してきたのである。

「なおす／なおさない」の問いの先へ

「なおす／なおさない」の問いの先に向かおうとしたのは小澤勲一人だけではなく、一九七〇年代以降の時代的なうねりのなかで幾人もの人たちが「その先」に歩もうとした［★11］。ただし、その異同を確認するためにも、ここでは彼が切り拓いてきた道程を考えてみたい。そのための作業として、この時代において何が問われてきたのかをごく簡単に確認しておこう。こうした基本的な作業は大切にもかかわらず記憶・記録されるべきである［立岩 1997］。

★9　同様のことについて近著『認知症とは何か』でも触れている［小澤 2005:152-153］。

★10　インタビューのなかでも小澤勲の「棒の如きもの」を「なおらない（なおさない）」という立ち位置から「生きがたさを少しでも楽にするお手伝いにこだわりつづけてきたこと」として私は解釈している。

★11　小澤自身の「なおること」や「発達」についての見解を参照［小澤 1974a:84-85］。また、この同時代には「所有の規則」を根底から／徹底的に問い直した人たちがたしかにいたという事実は想起されるべきであり、また

わらず、それはなぜかおこなわれていないのだ［★12］。

立岩真也が鮮やかに記述してみせたように、「私ができること」それ自体はよいことである［立岩 2001］［★13］。単純に考えても、行きたいところに行くことができる、食事ができる、排泄ができる、入浴ができる、呼吸ができる、体温を保つことができる、等々。いずれもよいことだ。ならば、「私が《自らによって》できること」と「私が《他者の補いや機械の利用などによって》できること」は等価である。「私」が遂行しようが、「誰(何)」が遂行しようが、「できること」が達成されればひとまずはそれでよい。つまり、「できること」が達成されるのであれば《手段x》はいずれでもよいことになるはずである。したがって、きわめて乱暴に、図式的に示すのであれば、以下のようになるだろう。

A−0　「私ができること」は肯定される。

A−1　「私が《x自らによって／他者の補いや機械の利用などによって》できること」もまた肯定される。

A−2　「私が《x自らによって／他者の補いや機械の利用などによって》できることを、私が《y自らによって／他者の補いや機械の利用などによって》決定できること」もまた肯定される。

A−3　「私ができることを否定するような、《手段x》《手段y》による遂行」は否定される。

第一に、【A−0】「私ができること」はそれ自体よいことである。ゆえに、「私が《自らによって》できること」と「私が《他者の補いや機械の利用などによって》できること」は等価であり、「同じところで天秤にかかってよい」［立岩 2001：183］ものとなり、【A−1】もまた肯定される。その意味では、極論すれば《手段x》は何でもよいことになる。

だが、現実にはそうはなっておらず、治療やリハビリテーションなどによって「私が《自らによって》できること」が称揚され、そちらを選択することが余儀なくされてしまう。そして、その選択をしたうえで、その《自らによって》が困難／不可能な場合に《他者の補いや機械の利用などによって》という選択肢が採られていくことになる。また、《自らによって》が可能になるよう採られる選択には当事者に膨大なコスト・負担を強いることがしばしばある。ゆえに、「私が《いかなる手段かによって》できるようになるかについて、私が決定する」ことはよりましな事態を召喚するだろうし、その人が他者の意のままにならない（制御し得ぬ）存在であるという地平からもまたそれは肯定される。ただ、この「私が決定する」場合においても、（たとえば、認知症の人たちの少なくない人たちがそうであるように）その決定に困難をともなう人たちもいるのもまた事実である。

とすれば、その場合にもその「私の決定」にともなう《手段y》として「私が《自らによって》決定できること」と「私が《他者の補いや機械の利用などによって》決定できること」は等価となる。したがって、【A-2】「私が《手段x：自らによって／他者の補いや機械の利用などによって》できることを、私が《手段y：自らによって／他者の補いや機械の利用などによって》決定できること」もまた肯定されることになる［立岩 2001：179-186］［★14］。ここまでは割とスムーズに了解される（はずの）話で

★12　インタビューでは時間の制約上、この点について十分に言及することが困難であった。だが、私たちは「治療（リハ・療法）いるか、いらないか」で単純に解を出すのでもなく、かといって「一概には言えない」と簡単に断念するのでもなく、執拗に思考しつづける作業が不可欠なのだと思う。

★13　本節で提示する論点の多くは立岩真也のきわめて緻密に思考された論考に負っている［立岩 2001］。また、これらを思考するうえで「能力主義を否定する能力主義の肯定」は必読である［立岩 1997］。

★14　さらに緻密に検討すべき論点はあるのだが、ここでは割愛する。詳細は立岩［2001］参照。

ある。だが、私たちが考えなければならないことは「その先」を問うことにあるのだ。

「私ができること」はよい。だが、等価であるはずの《手段x－1：自らによって》と《手段x－2：他者の補いや機械の利用などによって》は現実には同じ位置価とはなっておらず、私たちの社会において病いや障害をもつ人たちを補うことや機械を提供することは周囲にとって「面倒」「迷惑」「負担」なことととして位置づけられており、「社会的利益と損失」ゆえに「なおすこと」へと駆動する力学が現に作動している［立岩 2001：186］［★15］。

また同様に、論理的には等価であるはずの「私が決定できること」の《手段y－1：自らによって》と《手段y－2：他者の補いや機械の利用などによって》は現実における私たちの社会において価値的に同値とされてはいないという事実性がある。そして、【A－3】として、「できること」による生存可能性を否定する《手段》は否定されることになる。

その意味では、私たちは「私が《自らによって》できること」──それが困難な場合には少なくとも「私が《他者の補いや機械の利用などによって》できることを、私が《自らによって》決めることができること」──を価値あるものとして指し示す「所有の規則」と「価値の配置をめぐる政治」によって、自ら「なおすこと」を選択している／させられているのである［★16］。いわば《選択の政治学》とでも呼び得るような、一つの選択へと駆動する所有の規則と価値の配置があるのだ。だからこそ、第1節で言及したように、彼は「病い・障害をなおそうとする＝消去せんとする」力学を、あるいは《思考の枠組の社会的被拘束性》ゆえに「価値なき存在を創出／抹消しようとする暴力の思想」たる《排除の思考》に呪縛された「医学」「科学」を痛烈に批判したのである。

《私たちはなぜ病いや障害をなおそうとするのか？ 医学／科学が排除の思考に呪縛されているとすれば、私たち（医師）にはいったい何ができるのだろうか？「なおすこと」と「補うこと」が等価だとすれば、なおせない病気や障害に対して（医師として）何かすることは有害でありさえする。だとすれば、私たち（医師）には何ができるというのか？》。

彼はこのように問うたのではないか（と私は勝手に想像している）。

★15　立岩は吉田おさみの「問題は誰がなおしたいかということです。［中略］精神病の場合は主として社会がなおしたいのです」という言葉を引用したうえで、「従来の正統精神医学」が、（1）狂気の患者帰属、（2）ネガティブな狂気観、（3）狂気の原因論としての身体因説（あるいは性格因説）をその構成要素としていたのに対して、「反精神医学」は、（1）狂気の成立機制としてのラベリング論、（2）狂気のポジティブな評価、（3）原因論としての社会要因説（あるいは環境要因説）を基底的認識にしていると解釈されているが、後者の（3）を採用すると、前者の（3）「身体的要因（原因）→狂気（結果）」に対する「社会的要因（原因）→狂気（結果）」という構図の主張となってしまうがゆえに、「原因論それ自体が、いかにして『精神病』をなくするかという目的的実践的要請から出発している」という意味では、「身体因説」も「社会要因説」も同根であることを指摘している。換言すれば、「反精神医学」が「社会要因説」を採用すると、「身体的（生物学的）な原因はある」ことが解明されるとその「命脈」を絶たれることになるし、そもそも「原因→結果」という「因果」の構図自体の前提にある「狂気（病気）をなおすこと＝消滅させること」を駆動する欲望について批判的に検討することが困難となることを主張しているのだ［立岩 2003］。
★16　自己決定が困難な場合、誰がいかにして代理決定をすることが可能かという問題について、あるいは、「私が《他者の補いや機械の利用などによって》できること」がよいとしても、たとえば「歌う」「聴く」「嗅ぐ」などの行為を遂行する場合、「私が《自らによって》できること」によって当事者がその世界を感受することが可能となることについては、紙幅の関係上ここでは割愛する。また、「所有の規則」と「価値の配置をめぐる政治」について緻密かつ大胆な論理を提示した画期的な仕事に『私的所有論』がある［立岩 1997］。本稿では後者である「価値の配置をめぐる政治」に限定したうえで、とりわけ認知症当事者の自己否定化・自己差別化の感情・感覚について考える。

この問いを前にして、小澤は自ら格闘しつつ、また「わかろうとする」という「不断の苦痛に満ちた作業」のしんどさの只中で、さまざまに試行錯誤しながら当事者の《生きがたさを少しだけ楽にするお手伝い》である《ケア》の実践に賭けたのではないか、と思う。それは「医師／臨床家」として自らの限界を知悉した態度であったのかもしれない。あるいは、インタビューの最後にあったように、彼の生い立ちに由来するものであったかもしれない。

いずれにしても、小澤は、(1)「病者」「障害者」が作り出されている構造を問い、(2)《自己の思考の枠組の解体から惹起する対象との新たな関係性に賭ける戦略》を採り、(3)「医師／専門職」としての《立ち位置》から「不断の苦痛に満ちた作業」である「わかろうとすること」を断念することなく実践し、(4)その実践のなかにおいても自らの立脚する「思考の枠組」への懐疑を保ちつづけ、(5)その「思考の枠組」に潜在する《排除の思考》と「価値なき存在を創出・抹消せんとする欲望」を駆動する所有の規則と価値の配置の政治を根底から問うたのである（第1節）。そして、(6)「悪い状態＝なおさない（なおせない）状態」における当事者たちの「かけがえのない自己表出」によって立ち現れる世界を肯定しつつ、(7)同時に、その世界を生き抜くなかでの当事者たちの「生きがたさを少しだけ楽にするお手伝い」＝《ケア》に拘泥しながら——そしてその遂行を「技術・論」として定位させながら——、(8)「価値の配置をめぐる政治」の只中にあって「『できる私』でありつづけなければならないという規範から自由になれる場所」を創り出すという実践を示してきたのだ。

とくに、最後の「価値の配置をめぐる政治」の只中にあって、たとえば、認知症の当事者の多くは「ワシはバカになってしまった。死んだほうがマシだ」「生きとってもしょうがない」と自らを自己差別化＝自己否定化する事態に陥ってしまう［天田 2003：121／2004：75］。それはたとえば、二四時間付き添ってくれる人を個人契約のかたちで自分のお金で雇っている認知症の当事者にもこのような自己差別化＝自己否定化がしばしば見られることからも――そしてその人はその付き添いをお願いしている人に対して横柄な態度をしていた人である――、物理的につつがなく在宅で暮らしていけるだけの介護量と「質の高いケア」なるものが調達されれば解決するような問題でもないだろう［★17］。そして「完全に解決されるべき問題」とすべきでもないだろう。このように私たちが自らをひどく嫌悪し、否定し、自らで自らを差別化してしまうような感情・感覚をどのように考えたらよいのだろうか。

　こうした領野において、彼はこのような当事者が抱かざるを得ない《生きがたさを少しだけ楽にするお手伝い》をしてきたのだ――「当事者の生きる世界」を常に考えあぐねつつ。

> 痴呆老人からみた世界はどのようなものなのだろうか。彼らは何を見、何を思い、どう感じているのだろうか。そして、彼らはどのような不自由を生きているのだろうか。筆者が痴呆老人の治療・ケアの現場に立つようになって二〇年近くになるが、この間、考え続けてきたのはこのことであった。［小澤 1998：i］

★17　ただし、私たちの社会ではつつがなく在宅で暮らしていけるだけの介護量を受けとることができる人はほとんどいない。まずはこの現実を不可視化・隠蔽することなく問わなければならない。

3 規範への呪縛／規範からの自由

《自己同一性《アイデンティティ》》の問いへ

だから、小澤は自らの実存も重ね合わせながら以下のように問うたのではないか。《では、自ら意のままにならない自分（の身体）をひどく嫌悪し、自らに対して許し難いような感情を抱くのはなぜだろうか？　私たちはどのようにかかわることができるのか？》。

このような地平から彼は徹底的に思考し、さまざまな試行錯誤を重ねながら実践してきた。

私は、認知症を生きる姿にみられる困惑や周辺症状の多くは、このようなやむにやまれぬ心情から生まれてくるものなのだろうと考えている。むろん、そのような事態に彼らを追い込むのは、彼らのかかえている認知症を生きる不自由なのだが、それを周辺症状に転化させるものは、すでに保持することが困難になった自己同一性への執拗なこだわりである。［中略］しかし、彼らにしてみれば、それらは自己同一性保持のための必死の闘いなのである。［小澤 2005：169］

「周辺症状」は「中核症状がもたらす不自由のために、日常生活のなかで困惑し、不安と混乱の果てにつくられた症状」であり、それらはそもそも「中核症状による不自由」によるのだが、それを「周辺症状に転化」させるのは「すでに保持することが困難になった自己同一性への執拗なこだわり」であると指摘する。

だが、その一方で「周辺症状」とは「自己同一性保持のための必死の闘い」でもあり、それは「かけがえのない自己表出」でもあるゆえ――根源的な苦悩とのバランスを保つための現れでもあるゆえ――、「治療によってなおす＝消去すべき」ものでもない。さりとて、当事者はその「自己同一性への執拗なこだわり」ゆえに（悪循環ループに陥って）幾重にも深い苦悩・葛藤の只中にいるのもまた事実である。あるいは、「自己同一性への強迫的なこだわりが、かえって自己同一性の保持を危うくし、大きなゆれを招く」ような現実を生きている。

自己同一性への強迫的なこだわりが、かえって自己同一性の保持を危うくし、大きなゆれを招く。その悪循環が認知症者を追いつめる、と述べた。ということは、この悪循環から解き放つことができれば、逆に彼らの自己同一性の崩れを最小限にできる、と考えられないだろうか。［小澤 2005：173］

だから、採るべき戦略は、「自己同一性の崩れを最小限にできる」ような「悪循環から解き放つ」実践であり、そのことによって、当事者の苦悩と葛藤に満ちた自己差別化＝自己否定化の感情から「少しだけ楽になる」ことが可能になるのである。換言すれば、別様の「コーピング」によって生きることができるような《ささやかなお手伝い》をすることによって「少しだけ楽になる」ことを実現可能にさせていく戦略である。

このようなとき、私たちに届けられるのは「自分がかかえる（認知症の）不自由を一生懸命乗り越えようと努力」した「成果」であり、その「成果」は認知症を生きる当事者が自らの自己同一性を必死に保持せんとするゆえである、と彼は論考するのである。

さらには、「体験としての中核症状」である「痴呆を生きる不自由」には身体的不調、奥行き知覚の障害、感覚のスクリーニング機能の障害、覚醒度のゆれと情動のコントロール不全、「同時進行人間」の崩れ、全体的把握・物語ることの困難、実行機能の障害、フィードバック機能の障害、自らのつまずきの自覚が困難であることなどがあるのだが、その諸々の困難性の核心にあるのが「それらを統括する知的『私』が壊れる」〔小澤・土本 2004:80〕という事実性を指摘しつつ、こうした障害ゆえに別様に世界が立ち現れることを肯定していくのである——誤解なきよう説明しておくと、それは「障害」それ自体の肯定/否定ではなく、そのことによる「存在の現れ」のほうの肯定である。

「私の世界」の位置価

では、小澤にとって「私の世界」とはどのような位置価として定位されているのだろう。彼によれば「私の世界」とは「誰とも代替のきかない」ものでありながら、他方で「私」は「私たちの世界」もまた生きている。彼はこの事実性から出発して考えあぐねていく。

> 人は誰とも代替のきかない「私」を生きている。哲学者は独我論とけなすかもしれないが、この実感は私たち大半のものであろう。しかし、一方で私は「私たち」を生きてもいる。人は一人で生きることはできない、と言い替えていいのかもしれない。私は私たちの世界に溶け込んでゆく存在でもあるのだ。〔小澤 2005:63〕

病を得、生命の限りが近いことを知っている私は、「私を超越するもの」を確かに感じ取れるようになっている。私は、私がいなくなった世界をまざまざとイメージすることができる。私とつながり、私を支えてくれた人たちが、私を心のどこかに潜ませてうごいてくれている。それはいずれ忘却の彼方に消えていくだろうが、それでもこの宇宙のどこかに私の生の痕跡はある。そう感じ取れるのだ。［小澤 2005：108］

たしかに死を受容したのは（スキルス性胃がんの／引用者補足）彼女であったが、そこには死を日常のことと感じ取って、彼女の死まで自然のこととして受け止めた母との時間があったことを忘れてはなるまい。実は、もう一人親友がいてその女性とのつきあいも大きかったというが、いずれにしても、彼女ひとりが死を受容したというより、最後の時間をともに過ごした人たちが、彼女とともに死を受容したと考えたい。［小澤 2003：216-217／傍点引用者］

後者の「私たちの世界」とは「私を超越するもの」であり、病いを得た彼は自らの肉体が消失した世界をまざまざとイメージし、「この宇宙のどこかに私の生の痕跡はある。そう感じ取れるのだ」と述べるのだ。病いを生きる彼は「自己」をこのように定位させるが、それはおそらく病いを得たからというよりは、病いを得てよりたしかに実感できるものとして再び確信したのであろう。こうした「私の世界」の位置価の設定から小澤流の《生きがたさを少しだけ楽にするお手伝い》＝《ケア》の実践は導かれていくのである。小澤勲の「自己論」を中軸とした「ケア論」の核心はここにこそあるのだと言えよう。

規範への自由？／規範からの自由？

こうした「自己論」に立脚するゆえであろう、「できる私」に呪縛され、「すでに保持することが困難になった自己同一性への執拗なこだわり」を抱きつづけてしまう認知症の当事者に対する実践として、（1）「ズレとギャップを『身の丈にあったもの』にする調整」と、（2）責任の所在を追及されることがないような「虚構の世界」を創出することが提唱されている。

ズレとギャップが周辺症状を生むのだと考えるのなら、周辺症状を治めるためには、これらをなくせばよい。だが、彼らの「やりたいこと」を潰し、エネルギーを殺ぐようなかかわりは周辺症状をなくすだろうが、彼らの生きる力を奪う。だから、痴呆は病の自然な進行を超えて深まる。［中略］彼らのこころのなかにあるズレは大切なエネルギー源でもある。私たちの実感からしてもそうだろう。ギャップは「身のほど知らず」とそしられることもあるが、夢と希望を生む源でもある。［小澤 2003：210］［★18］

彼らのケアを開始してまずなすべきことは、責任の所在をいったん棚上げできる場面をつくり出すことである。［中略］もつれた糸を解きほぐすには、彼らが置かれた家庭という閉じた場所だけではとうていうまくいかない。閉じた場を開くこと、それも責任の所在を追及せずにすみ、追及されることもない場へと、彼らを誘い出すことが必要である。［小澤 2003：200］

端的に言えば、あるいは社会学において「使いまわされた言い方」をするとすれば、彼は「規範への自由」（言うなれば〝ボチボチとやっていけるような自己同一性の保持のお手伝い〟）と、「規範からの自由」（「虚構の世界」を創出することを通じてガチガチの自己同一性規範からの離脱が可能になる場）を実現可能とするような「多元的戦略」を遂行してきたのである。

だが、よくよく思い出してみると、彼は「うつ病は現世の枠組みのなかでヒエラルヒーが上がったり下がったり、はじき出されたりすることがきっかけになることが多く、正直言って、そんなしょうもないことで悩むな、と感じてしまっていた」［小澤・土本 2004：304］と記述していた。にもかかわらず、「現世の枠組＝規範に呪縛される人たち」に対して彼自身は（強烈なアンビバレントな感情を抱きながらも──「しょうもないことで悩むな」と思いながらも立ち去れない何かを感受しながら）実践の場に留まったのはなぜだろう？

むろん、「苦手と感じていたからこそ、うつ病の精神病理や治療方法を勉強した」ということもあるだろうし、「四〇歳代も終わる頃には、自分自身がこの世の規範に巻き込まれてしまったからだろうか、ようやくうつ病治療も苦にならなくなった」ということもあるだろう。だが、そのことは、いくら医師としてかかわらざるを得なかったとしても、なぜ「うつ病論に近い」ものがある「認知症論」をここまで緻密に考え抜いてきたのかの説明にはならない。

ここまでくると私の勝手な印象論に過ぎないのだが、彼自身がインタビューの最後で言及しているように、「いつも人の顔色をうかがい、相手の気持ちを汲んで、それらに添って動くことが習い性になってしまった」ような「かなり複雑な家庭環境」に育ちながら、「母」は「（幼い彼を）とてもかわいがり、その「母の思い出が、自己評価も低かった私をどこかで支えつづけてくれたのだろう」という事実を拡大解釈すれば、「規範に呪縛されつづけることへの嫌悪・冷静さ」と「規範から自由になること（自己否定化という生きがたさから少しだけ楽になること）への希望」を同時に持ちつづけたのはこうした小澤勲の人生の軌跡ゆえとも言えるだろう。さらには、彼自身が「規範に呪縛されざるを得ない人

★18　同様の記述が『認知症とは何か』［小澤 2005：150］においてもなされている。

たち」が「苦手」でありながらも、まさにそうした規範に呪縛されながら自己否定に陥っている人たちを「どこかで支えつづけて」きたことへと駆動してきたものは「母」ではないか。そう勝手に想像してしまうのである。

4 小澤勲の《物語》

〈政治〉と〈実践〉の「接続の技術論」

繰り返すが、小澤は「物語としての痴呆ケアの技術論」を通じて「誰にも譲れない固有名詞をもった一人の人が『痴呆の人』という無名の存在になってしまった」と感じている当事者に「もう一度、固有の名前をもった『＊＊さん』を取り戻すこと」[小澤・土本 2004:10]を実践しつづけているのである[★19]。その意味で、「医師／臨床家」として「自らがいかに力を行使しつづけているのか」について常に自覚的であり、その実践の限界と落とし穴も含めて自らの実践が孕む価値の相対性について問い直してきた人である。さらには「専門職とはいったい何なのであろうか？」について考え抜いてきた人である。

そして、「当事者の生きる世界」に常に照準するがゆえに、「身体的要因か、社会的要因か」といったような陳腐な二元論によって「原因論」を追及する道筋ではなく――「原因論では争わない」態度を貫き――、また「リハビリいるか、いらないか」といった平板な二元論的解釈をするのでもなく――さりとてそこでの権力の非対称性とコストについては考え抜く姿勢を保持しつつ――、「医師」として受動的にかかわるなかで一見すれば矛盾するような幾つもの価値を接続してきた人である。

そして、「医師／臨床家」として自らに課した「医療内部」の〈政治〉を問い、そこから自らの限界性を知悉しつつ、〈実践〉へと接続してきたのではないか。このように思うのだ。その意味では、ラディカルかつプラグマティックに思考をしつづけ、かつそれを実践において示してきた人である。

私たちはこの小澤勲の〈政治〉と〈実践〉の「接続の技術論」から考えるべきこと、問いつづけなければならないことが山ほどある。そして、それは彼の生きてきた時代において、彼がまさにその時代にあってもがき苦しみながら、そのしんどさのなかで生まれてきたものである。私たちにはこの《小澤勲の生きてきた時代》を幾重にも慎重に、かつ誠実に読み解くことが求められているのだ。

> もし、この世が、その片隅にあっても、世の価値観から離脱した「虚構の世界」をそっと許容できるようになれば、認知症を病む人たちも、彼らとともに生きている人たちも、もっと心安らかに生きていけるはずである。それは認知症をかかえる人たちを、生まれ、育ち、暮らし、老い、病を得て、生命の限りを迎える自然な流れに置くことのできる社会であろう。それはすべての人に安定と豊かさをもたらしてくれるに違いない。私たちは、まだまだ小さな点に過ぎないだろうが、豊かな「虚構の世界」をあちこちにつくりだし、それがいずれはこの社会のかたくなな枠組みを変えるに違いないと楽観的に信じるしかない。私たちがやれることは絶望的なまでに小さ

★19 『認知症とは何か』においても「周辺症状の成り立ちを解明するには、医学的な説明によってではなく、認知症という病を生きる一人ひとりの生き方や生活史、あるいは現在の暮らしぶりが透けて見えるような見方が必要になる。そこには誰にも譲れない一人ひとりの固有の物語がある。ケアにはその物語を読み解く、というかかわりが求められる」［小澤 2005：24］と記述する。

い。しかし、そこからしか希望は生まれないのだ。［小澤 2005：194／傍点引用者］

■「棒の如きもの」

私たちは、小澤勲の病いや障害を生きる当事者への、そしてその家族への温かな眼差し、《ケア》の実践を遂行しているスタッフへのゆるぎない信頼、さまざまな試行錯誤を経て作り出してきた実践に裏打ちされた自信と自負、制度に翻弄・呪縛されることのない現実感覚《リアリズム》、《ケア》の場における重大な責任を負う覚悟を誰よりも自覚してきた責任感、「わかること」に拘泥しつつ「分かるところも分からないところも『丸ごと』どう引き受けていくかの工夫」［小澤・土本 2004：234］を常に思考しつづけることが可能な知的強度と思考の柔軟さなどに真の意味で頭を下げるべきであろう。

また柳誠四郎が指摘するように、「自閉症児がまったく心を閉ざしているのかどうか？」という問いに対して彼は「目の前にかざした自分の掌の指の間から彼らがチラチラとこちらを見ているのをどう理解するんや？」と述べ、また「職員を増やせば利用者の豊かな暮らしが実現できるという論」に対して「鉄条網が人に変わるだけじゃないのか」と主張していることに——むろん、現在は「ケアには人の質が何より大切だけど、その質を確保するには最低限の量が必要」と主張する——、その都度の時代文脈のなかで決断してきた小澤勲の《ケア》に対する確たる信念と矜持を感受するだろう［小澤・土本 2004：2-4］。

あるいは、私たちは、無数の「T君」「K君」——それは精神障害者や自閉症児、うつ病患者、認知症高齢者と呼ばれる人たちである——からの「呼びかけ」に自らの無力感を知悉しながら応答しつづけてきた軌跡に触発されることになる［小澤・土本 2004：283-287］。

そして、インタビューにおいても言及したことであるが、それは「Aさん」の治療病棟への入院に

「賭ける」姿勢にも通底する決断であり〔小澤・土本 2004:212〕、そうしたその都度ごとの「責任の重さ」を感受してきた「何か」こそが「小澤勲」を通約する「棒の如きもの」〔小澤・土本 2004:302〕であることを知ることになるのだ。

私たちは、以上のすべての実践のなかに折り込まれている「小澤勲」の《物語》を読み込むことのできる時代を生きている。そして小澤勲自身が『物語としての痴呆ケア』のなかで記した「あとがきにかえて：私の歩んだ道」の言葉・コトバに強烈に惹きつけられながら、あるいは無数の「T君」「K君」への「呼びかけ」への「応答」を惹起させてきた「棒の如きもの」=「何か」に貫かれた小澤勲の《人生=物語》に思いをめぐらせながら、自らの立ち位置=場所で立ち止まらざるを得ないのだ。

その《物語》の「何か」とは、これまでの「小澤勲」の先駆的な実践に通ずる「何か」であり、卓越した論考が収められた一連の著書において実に見事な先鋭な論理を提示した「小澤勲」から感受した「何か」であり、終始一貫して《ケア》をその根底から考えつづけている「小澤勲」を駆動していると感じる「何か」である。

私たちは「小澤勲の生きてきた時代」からその「何か」に触れることができる。

文献

天田城介 2003『〈老い衰えゆくこと〉の社会学』多賀出版

―――2004『老い衰えゆく自己の/と自由：高齢者ケアの社会学的実践論・当事者論』ハーベスト社

―――2006『「承認」と「物語」のむこう（仮題）』医学書院（二〇〇六年刊行予定）

小澤勲 1974a『反精神医学への道標』めるくまーる社

―――1974b『幼児自閉症論の再検討』ルガール社

―――1975『呪縛と陥穽：精神科医の現認報告』田畑書店

―――1984『自閉症とは何か』悠久書房

―――1998『痴呆老人からみた世界：老年期痴呆の精神病理』岩崎学術出版社

―――2003『痴呆を生きるということ』岩波新書

―――2005『認知症とは何か』岩波新書

小澤勲・土本亜理子 2004『物語としての痴呆ケア』三輪書店

立岩真也 1997『私的所有論』勁草書房

―――2001「なおすことについて」、野口裕二・大村英明編『臨床社会学の実践』有斐閣、一七一-一九六頁

―――2003「生存の争い：医療の現代史のために・9」、『現代思想』三一巻一号、二一八-二二九頁

III部　認知症を生きるということ

■　公開講座より

今日は、ほんとうにたくさんの方においでいただき、ありがとうございます。この教室は私どもの大学でいちばん大きな教室なのですが、みなさんが座っていただけないほどになり、ご迷惑をおかけしております。ただいま、補助椅子を用意しておりますので、しばらくご辛抱ください。

この公開講座は、学生や教職員も参加しておりますが、むしろ地域の方々に、この大学ではどのような研究がおこなわれ、教育がおこなわれているかを知っていただこうという趣旨で続けられているものです。

今回の公開講座全体のテーマは「老いを幸せに生きる」ということのようですが、老いるというのは、なかなか大変です。良寛さんにも「老いらくを　誰がはじめけん　教へてよ　いざなひ行きて　うらみましものを」という歌があります。「だれや、老いなんて考えたのは、わかったらそこに行って文句を言ってやるのに」というような意味でしょうか。あの良寛さんにして、と思うのです。

良寛さんが亡くなったのは、いまでいえば腸がんによるものだろうと言われています。一人暮らしの庵でたれ流しのようになって、「夜が早く明けて、だれか来てくれないかな、着替えをしてもらおうと、輾転反側《てんてんはんそく》しているのだが」という歌も残しています。「この夜らの　いつか明けなむ　この夜らの　明けはなれなば　おみな来て　尿《ばり》を洗はむ　こいまろび　明かしかねけり　長きこの夜を」という歌です。

老い、病いの悲惨をうたった恨み歌のようにも読めますが、どこか飄逸《ひょういつ》です。みずからの苦痛を歌に詠み、それを対象化して、なお「軽味」があるというのは、さすがに良寛さんです。

私は、老いるということが簡単に幸せにつながるとは、とうてい思えません。ただ、老いるということが、ひたすら悲惨とだけ思っているわけでもありません。

今日の主題は認知症ですが、認知症をかかえて生きるということは、とても大変なことです。でも、認知症がまったく絶望的な病いだとも思ってはいません。認知症をかかえても、必ず生き生きと生きる道はあると考えて、実践してきました。

その両方、つまり認知症を生きる大変さと、それを乗り越えて光明に至る道とを、今日はみなさんに少しでもおわかりいただけたらと考えています。

（光明寺の山門と紅葉のスライドを映して）これは京

都の西にある光明寺というお寺の山門で、私が撮った写真です。私はもともと桜フリークで、今年もあちこちでお花見をしました。御所から始まって植物園、半木《なからぎ》の道、醍醐の夜桜、それから常照皇寺、海津大崎……、ややや追っかけ的にあちこちの桜を見て回ったのです。

でも、この数年、「もみじもいいなあ」と感じるようになりました。葉が枝から離れる少し前に一瞬赤々と輝く色を見せてくれる、もみじがとても愛おしくなったのです。

1—転換点に立った認知症ケア

今日は「認知症を生きるということ」というタイトルにさせてもらいましたが、この一年間、認知症ケアの世界ではさまざまなことが起こりました。この一年は、認知症ケアの転換点、いい意味でのターニングポイントだったろうと思います。

▒痴呆から認知症へ

まず、昨年（二〇〇四年）十二月に「痴呆」という用語は「認知症」に代わりました。痴呆という用語は、学術の世界でも、行政・法律用語としてもなくなったのです。もっとも私は、用語が変われば何かが変わるとか、差別がなくなると考えるほどお人よしではないのですが、それでも「痴」も「呆」も広辞苑をひくと「愚かで、ぼんやりしていること」とあり、それは差別だという以前に、認知症をかかえる人の「真の姿」とは異なっているという意識が社会全体に広がったのなら、やはりいいことだ、と考えて、厚生労働省の当該委員会に賛同する旨の意見書を送りました。

この機会に、認知症の真実の姿を世に伝えたい、という思いもありました。

▒当事者が語りはじめた

次に、当事者がみずからの体験、こころの世界を話していただけるようになったということを挙げておかねばなりません。たとえば、昨年秋に京都国際会館で開かれた国際アルツハイマー病協会国際会議では、世界各国の当事者が語ってくれました。むろん、そのなかにはわが国の当事者もおられました。これはとてもありがたいことでした。

まだ世間には「認知症の人は何もわからない」という

とんでもない誤解が残っています。しかし彼らの話を聴いていると、その誤解がまったく根拠のないものだったことが、すべての人にわかったと思います。

オーストラリアのクリスティーン・ブライデンさんという女性は、私が敬意を込めて「認知症体験の語り部」と呼んでいる方ですが、彼女を取材したテレビ番組がいくつも放映されましたから、ごらんになった方があるかもしれませんね。二〇〇三年に来日されたとき、私もジョイントで講演しました。

その後に、数日ご一緒させていただきました。彼女も先の国際会議においでいただき、当事者のセッションの司会をされていました。みずからの体験を綴った二冊の本も出版されていて、邦訳も出ています。私も一文を寄せ、ごく一部、翻訳のお手伝いもいたしました（『私は誰になっていくの?』二〇〇三年、『私は私になっていく』二〇〇四年、ともに「クリエイツかもがわ」から出版）。

でも、彼らが語るのは大変だっただろう、と思います。言葉で語る大変さだけではなく、世間の認知症に対する誤解や偏見が、まだまだ残っているなかで話すのですから、迷いも戸惑いもあったに違いありません。ときには、傷つくような周囲の対応もあったでしょう。彼らはケアの現場で、あるいは家庭で、言葉にならなくても、日常的にさまざまな思いを私たちに届けているはずです。それを私たちが聞き逃してきたのではないでしょうか。

暮らしのなかで

認知症をかかえる人の話をうかがっていると、彼らを主語として、といいますか、彼らの選択を尊重して、暮らしのなかで考えていかねばならない、そして彼らのこころと不自由に添ったケアを届けることが求められている、と考えるようになったのです。とくに医療は、これまで生活と出会えていなかったのです。

2―『痴呆老人からみた世界』

私は、いまから一〇年ほど前に、『痴呆老人からみた世界』（岩崎学術出版社）という本を書きました。クリスティーンさんの原著が出版された年ですが、不勉強で彼女の本はまだ読めていませんでした。

この本は、学術書として書きましたから、小むずかしいこともたくさん書きましたが、その冒頭に「痴呆老人からみた世界はどのようなものなのだろうか。彼らは何を見、何を思い、どう感じているのだろうか。そして、彼らはどのような不自由を生きているのだろうか」と書き、この本全体で、少しでもその疑問に答えようとしました。

当時、認知症を病む人の世界がどのようなものなのかという問いはほとんどありませんでした。その原因は何か、障害の人が医学的にみて、その原因は何か、高音難聴か低音が聞きにくいのかということを客観的に知る必要はあります。でも、聴覚障害の人のケアや教育にあたろうとすると、彼らがどのような不自由をもち、どのような思いで暮らしておられるのか、それがわからないと駄目ですね。聴覚障害のケアや教育の現場では、こういう問いは当然のことと考えられてきて、手話や口話法もつくられたのです。ところが、認知症に限っては、そのような視点があまりなかったのです。不思議ですね。

当事者が「いままでの認知症に対する見方は、健常者が自分の常識で、私たちをみる見方でしかなかった。それは認知症を病む自分たちからするととてもずれている。ほんとうの自分たちの姿を見てくれていない。そのような誤った視点でケアしてもらっても、私たちの思いとすれ違うばかりだ」と訴えられたのは、当然でしょう。

クリスティーンさんが最初の本を出されてから一〇年近く経って、ようやく認知症のケアは、認知症をかかえる人たちを私たちの常識の枠組みにどう押し込めるかという処遇や対応ではなく、彼らのこころに寄り添い、彼らのかかえる不自由を熟知して的確なケアを届けようと考えるように、少しずつではありますが、変わってきました。

3―『痴呆を生きるということ』

■病いを生きる

私は、二〇〇三年に『痴呆を生きるということ』（岩波新書）という本を出しました。そのなかで、痴呆は病気だが、病気を生きる生き方は百人百様である、と書きました。

たとえば、胃の同じ場所に、同じような胃潰瘍があっても、医者の言うことをとても忠実に守って、食養生し、規則正しい生活をする人もあれば、酒が飲めないくらいなら死んだほうがましだと言って、酒をかっ食らう人もいるでしょう。もちろん、私は医者ですから、「医者の言うことを聞いてよ」とは言います。しかし、「おまえは生きるために胃潰瘍を治しているのか、胃潰瘍を治すために生きているのか」とからかわれるような人が早く治るかというと必ずしもそうではないのです。酒をかっ食らっても治ってしまう人もあれば、非常にナーバスに医者の言うことを聞いて、おどおどしながら生きている人がかえって治らないということもあります。どちらが正しいかということではなく、病いを生きる生き方はじつに多様であることを言いたかったのです。

固有名詞を回復する

クリスティーン・ブライデンさんは「一夜にして私は『痴呆の人』になりました」とおっしゃってます。それは、痴呆と告知されて以降、クリスティーン・ブライデンという固有の名前をもった人間ではなく、「痴呆の症例」でしかなくなった、ということの不当さを訴えておられるのです。

ですから、私は認知症のケアが、もう一度、その人の固有名詞といいますか、その人のこれまで生きてきた道をきちっととらえて、一人ひとりの人生が透けて見えるようなケアを届けなければならないと考えてきました。そのようなことを、この本で書いたのです。

4 — 痴呆予防論のうさんくささ

ここで少し認知症の予防という、最近よく聞かれる話題についてお話ししておきましょう。

先に、私は認知症を病気だと考えていると言いました。ですから、その病気あるいは障害を的確に見定めて、そこに的確なケアを届けることが必要です。たとえば、認知症にはさまざまな原因があり、種類があって、それによって治療やケア、経過や予後も違うのです。たとえば、アルツハイマー病は、脳の原因不明の萎縮によって認知症に陥る脳の病気ですが、脳血管性認知症は脳の血管が詰まったり（梗塞）、破れたり（出血）して、その血管が酸素や栄養を送っている脳の部分が死んでしまい、認知症に陥る病気です。つまり、脳血管性認知症は、もともとは血管の病いなのです。

そのような違いを無視して語られている予防論も多く、とてもうさんくさいのです。

いずれにしても、私は予防の話が嫌いです。予防論には、どこか認知症を絶望的な病いとする雰囲気があります。また、認知症を生活習慣病とする考え方からすると、現在、認知症をかかえて生きておられる方は、間違った生活習慣を送ってきた人なのでしょうか。その結果、いわば自業自得でいまの病いをかかえられるようになったのでしょうか。私は、決してそうは思いません。

5—物語を読み解く

『痴呆を生きるということ』の後に『物語としての痴呆ケア』（三輪書店、土本亜理子さんとの共著）、『認知症とは何か』（岩波新書）を上梓しました。

そのなかで私は、「物語としての認知症ケア」ということを考えました。専門家はナラティブ・セラピーと呼びます。しかし、その具体的な姿はあまり明確ではありませんでした。そこをもう少し具体的にしようと考えたのです。

つまり、認知症の症状や行動をそう決めつけるのではなく、その裏に広がる物語を読み解こうとしたのです。その人の人柄、生きてきた軌跡、暮らしの状況、周囲の人の考え方、かかわりのあり様を知ると「わかり方」が深まるのです。

あまり抽象的なことだけを言っていてもしょうがないので、具体的に、私が出会ったある方のことをお話ししましょう。

八〇歳代の女性です。少し認知症があったのですが、暮らしに困るほどではなかったようです。自分の食事は自分でつくっておられました。

彼女がからだの病気になって入院したのですが、良くなって退院されました。しかし、退院されて後、「入院しているあいだに、私の嫁入り道具やら何やらを盗ったやろう」とお嫁さんを激しく攻撃されるようになったのです。認知症の人にもっとも多い、もの盗られ妄想です。内科の主治医からは「入院して認知症が進み、妄想が出てきたのだろう」と言われ、薬ももらっておられたのですが、副作用が強く、飲めなかったようです。困り果てて相談にみえたのです。

いろいろお尋ねして、わかったことはこのようなことです。

その女性は「私は男運が悪くて、五人の男性と死別したり、生き別れたりした」とみずからおっしゃるのです。けっきょく、自分の子どもは生まれなかった。五人目のご主人ももう亡くなっていて、この男性には連れ子があったんですが、この人もすでに亡くなっています。その亡くなった連れ子の嫁と、今は一緒に暮らしています。このような事情を聞いただけで、大変でしょう？

入院したときには、かなり重篤な状態だったようです。そこで、いちばん彼女が信頼しているのがお孫さんだったので（といっても、むろんまったく血のつながりはないのですが）、いまは彼女の名義になっている土地財産を孫の名義に移してもらえないか、という申し出を、お嫁さんがしたのだそうです。彼女に死なれて、いまでは絶縁状態になっている縁戚から遺産相続の訴えがなされることを懸念してのことだったようですが、ちょっとデリカシーに欠けるのではないでしょうか。お嫁さんも「どうもそれが原因ではないか」と言われていました。

この女性はその後、私どものデイケアに通われるようになりました。ある日、「人生でいちばん輝いたとき」というテーマで話し合っておられました。ある人は、お嫁に行くときに白無垢を着た日と言われました。別の人は、死んだと思っていた夫が戦争から帰ってきたとき、息子が志望の大学に入ったとき、お連れ合いが退職してはじめて海外に連れていってくれたとき……などと次々に話されました。

この方の番になって「あなたは？」と問われた彼女は、苦々しげに「私には、そんなときは一日もなかった！」と言い切られたのです。過去を振り返るようなテーマは、人を傷つけることもあるのだ、と思いました。

波乱万丈の人生を自分の力で乗り切ってきた彼女の、最後のよりどころは自分の土地財産だったのでしょう。しかも、認知症をかかえるまでは、小さいながら自分の田畑を耕してこられたのです。このような方が土地家屋の名義変更を求められた。そういう事情がわかると、「盗った」と言い出されたのも、妄想とはいえ、無理からぬことと思えるのです。

しかし、その後、通っていただいた私たちのデイケアで、とても朗らかになられ、私たちを信頼していただけるようになって、妄想はなくなり、安定されました。ある日、彼女はぽつりと、「いままでは嫁さんにしか世話になれないと思ってたけれど、先生のところでならお世話になってもいいわ」と言っていただけたのです。

6―認知症をかかえる人の思い

　ここからは、認知症をかかえる人のこころの世界を考えていこうと思います。

　むろん、彼らには彼らの喜怒哀楽があり、私たちと地続きの世界を生きておられます。しかし、あえて認知症を病む人に共通する感情をあげれば、寂しさと喪失感でしょう。そのどちらにも「取り返しがつかない」という感覚があるのです。この感覚は若い人にはなかなか実感していただけないのではないでしょうか。

　若い人には、どこかに「取り返しがつく」という感覚が潜んでいるような気がします。たとえば、自分が惚れ抜いた人に振られてひどく落ち込んでいても、どこかで「取り返しがつく」という思いがある、あるいは「あのような人には二度と会えない」と感じていても、何年かして新しい出会いがある、というようなことはないでしょうか。しかし、老いるとほんとうに「取り返しがつかない」のです。こころにしても、からだにしても、です。

　みなさんもよくご存じの瀬戸内寂聴さんという方がおられます。私も懇意にしていただいていて、いろんなお話を聞かせていただくのです。ある日、寂庵にお邪魔してお話をうかがいました。「この三日、徹夜して先ほど狂言の脚本を書き上げたのよ。むかしは髪振り乱して書いたのですが、いまは髪がなくなってね」とさわやかな笑顔で冗談をおっしゃり、「では、私のことなど放っておいて、どうぞお休みください」と言うと「これから講話に行かねばならないのよ」と言われるのです。「では、早めに切り上げて、お休みください」といらぬお節介を焼くと、「今晩にはインドに行くので、そうもしていられないのよ」と、秘書の人たちから「化け物」と言われるほどメチャクチャ元気なのです。

　でも、「私のいままでのことを知っている人は、みんなあの世にいってしまった。たくさんの人たちがあの世で待っていてくれるだろうから、死ぬことはもう怖くはないのよ」と言われる師の顔には、気のせいか、ふっと寂しさが漂うのです。

　この世には自分の来し方を知らない人たちだけが残されたときの寂しさは、私にも身に染みます。認知症をかかえる人の、取り返しのつかない喪失感、からだを引き裂かれるような寂しさを思うのです。

7 一青山光二『吾妹子哀し』

ここである小説を紹介しましょう。私の言葉が足りないところを補っていただこうと考えているのです。青山光二さんの『吾妹子《わぎもこ》哀し』という小説です。

題名は、「妻よ哀れ」という意味でしょうが、「哀れ」という語には「かわいそうに」という意味と「いとおしい」という意味とが込められているのでしょう。青山さんは九〇歳を超えた現役の作家ですが、この小説は平成一六年度の川端康成賞を授与されています。実体験を元に書かれているようです。

小説のなかで青山さんは「杉《すぎ》」という名前に、奥さんは「杏子《きょうこ》」さんになっていますが、杉は若いころ、杏子を深く愛し、結婚します。そして、たとえば戦争に駆り出されるような、人生の節目節目で杉は「杏子に銃口を向ける者があれば、お前は躊躇なく銃口の前に立てるか」と自問自答し、その都度「立てるとも。さあ、撃ってみろ」と答えてきたのです。「それから何十年が経ったのか。今また杉は銃口の前に立っている。銃にこめられた弾丸はアルツハイマー型痴呆症だ」。というわけで、青山さんの、実際の介護体験が元になって書かれているようです。

そのなかには、印象的なエピソードがたくさん書き込まれているのですが、そのうちのいくつかを紹介しましょう。

▒やさしさ

ある晩、杉が気配に気づいて目覚めると、杏子がいない。二階で寝ていたのですが、下に降りてみると家中の電気をつけて、杏子はソファにからだを丸めて寝ている。「そんなとこで寝ていたら、風邪をひくじゃないか。起きて二階へ上がろう」と声を掛けるのですが、「あなたもここで寝たら」と言うだけで起きあがってくれない。

そこで抱き上げるように立たせると、杏子は杉にしがみついて「寂しくて、わたし、じっと寝てられない。こんな気持、あなたにはわからないでしょ」と言うのです。「そうか。寂しいのか。それで家中の電気を点けて歩くのか」と杉は納得するのです。

杉は心筋梗塞の既往があるので、ほんとうは夜中に力を出したりしてはいけないのですが、渾身の力をこめて彼女を抱き起こし「さあ、目を覚まして、山登りだ」と声を掛け、二階にあるベッドに連れて上がるのです。すると、彼女は「いっしょに寝て」と言います。そこで、杉が彼女の脇にもぐり込むと、杏子さんは「いちばん大事な人」と杉に抱きついて言うのです。「どちらからともなく、お医者さんごっこを始めた。杏子のかんじんな部分は、ちゃんと濡れていた」。

いいですね。ほんとうにやさしい小説です。純愛小説といってもいいでしょう。私はこの手の小説は気恥ずかしくて敬遠しがちなのですが、この小説に描かれたやさしさには脱帽です。でも、これは長年惚れ合って、最初の出会いの気持ちを持続させて、時を重ねてきた二人だからこそできることですね。多くの人は、そうはいかないでしょう。まず、「寂しいから抱いて」なんて言えません。それに、舅に「寂しいから横で寝て」と言われても、「はい」とは言えませんよね。

だから寂しさがこころの中にだんだんたまっていって、それがいろいろな症状になって出てくるのだろうと私は思います。

▒「あの変な女、だれ?」

別のエピソードです。認知症の人を家で看ていると、入浴がけっこう大変なんです。入浴を嫌う人もかなりあって、「お風呂だけでも入れてください」と私たちのデイケアに来られる方もかなりありました。杏子さんもなかなかお風呂に入っていただけなかったようです。

杉には子どもが三人いるのですが、全部自立していて、いまは二人暮らしです。長女は茉莉子さんとおっしゃいますが、イギリス人と結婚して、イギリスで暮らしておられる。その茉莉子さんが、たまたま日本に帰ってきました。そこで、杉が「お母さんを風呂に入れてやってくれ」と、茉莉子さんに頼んだのです。

茉莉子さんはお湯をはって、お母さんにお風呂に入るよう言うのですが、何度勧めても入ってくれない。そこで茉莉子は「どうしてもはいらないの? 全部、支度できているのよ。はいんなさいよ。ねえ。どうしてもはいらないの? どうしてもはいらないんだったら、わたし、出て行くわよッ。この家を出て、どこかへ行っちゃうから。いいのね? それでもいいの? ねえ、すぐにはいんなさい。承知しないわよ」と言うのです。

ありそうな話です。入浴は在宅介護していて難渋することの一つです。私も、「ぼけ」た父親を自宅で看ていたことがあって、最後まで看取ったのですが、入浴には手を焼きました。ときにはかなり力づくで風呂に入れたこともあります。

ですから、私は茉莉子を非難する気はまったくないのですが、小説では「気迫のこもった声で決めつける言葉が母である杏子の躯《からだ》を打ち、杏子の躯が小さくなっていく気がした」と書かれています。「ひきずられるように杏子は、のろのろとした動作で着ているものを脱ぎながら、立って浴室の方に歩き出した」のです。

こうして、しぶしぶ入浴したその日の夜、杏子は杉に言うのです。「ねえ、階下《した》の部屋にいる変な女、誰ですか。大きな顔して、勝手なことばかりしている」。帰ってきたときに「私、だれか分かる？」と問う茉莉子に「自分の娘が分からなくてどうします！」と怒った杏子なのですが……。

杉は思うのです。「茉莉子が可哀想だな。母子《おやこ》の別れ、生きながら……といったようなものじゃあないか」。でも、私などはどうしても考えてしまうのです。杏子さんもまた悲しく、寂しかったのだろう、って。彼女はおそらく「あんな言い方をする茉莉子は私の知っている茉莉子ではない」と感じ、その瞬間、茉莉子を喪い、記憶から消し去ったのでしょう。

それから一年後、杏子は寝物語に杉の腕のなかで、「茉莉子はどうして日本に帰って来ないのかしら」とつぶやきます。「茉莉子のだんなは優しい人よね。私の手を握って、『ハウ・アー・ユウ』なんて言ってね」

彼女のこころの傷はようやく癒えたのでしょう。でも、そのために一年を要したのです。私たちも、ケアのなかでの、こころない一言がもたらす傷の深さをこころに刻んでおきたい、と思います。

■わかっていることも多い

一方、杏子にはわかっていることも多いのです。京都で食事をして店を出ると、杉に「ちゃんと心づけを置いてきたの？」と問い、「いや、この頃、そういうことはしなくなったのだよ」と答えた杉に「あんなおいしいお食事、めったにいただけませんよ。チップを置かないなんて」とおっしゃり、あわてて杉が店に戻って心づけを置いてきたのです。

また、ふたりの思い出の曲があるのです。ふたりがはじめて出会ったとき「スーヴニール」という曲が流れていたのです。いまでも、その曲を聴くといつも涙ぐまれたり、幸せそうな笑顔になります。

こういうことは、認知症の人と長年、出会っていると、よくあります。そのような瞬間には、こちらまで涙ぐんでしまうのです。

8―記憶障害について考える

ここからは、認知症をかかえることがどんな不自由をもたらすのかをお話ししようと思いますが、認知症というとほとんどの人が「もの忘れ」を思い浮かべられるでしょうから、まず記憶障害について考えてみましょう。

リボーの原則

いまから一〇〇年ほど前の、リボーという人の論文があります。最近、読み直してみて、これがなかなか優れた論文であることを発見しました。まとめてみると、このようなものです。

(1)記憶は、最近の出来事から失われていく。

(2)知的に記憶したものは、体験的な記憶より失われやすい。

(3)感情的能力は知的能力よりはるかにゆっくりとしか失われない。

(4)日常の習慣的なこと、長いあいだ身についた習慣、たとえば着衣、食事摂取、手仕事、トランプなどは、最後まで残る。

ふつう、リボーの原則というと、この第一則がいわれます。最近のことは覚えていなくても、むかしのことはよく覚えている、という原則です。

ご家族が「うちの母親はぼけたふりをしているだけです。だって、五分前のことを忘れているのに、三〇年前に私たちが結婚したいきさつはよく覚えていて、『おまえたちは親が反対しているのに、駆け落ち同然に一緒になって、ふしだらな女や』などといつも言うのですから」などと訴えられることがよくあります。そのようなときには「それが認知症のもの忘れの特徴なのです」とお教えします。

でも、むかしのことならなんでも覚えているか、というとそうではないのです。感情が揺さぶられた出来事で、それ以後も何度となく繰り返して思い出していた出来事に関する記憶なのです。つまり一回だけの記憶ではなく、何かにつけ思い出して新たに記憶しなおしていたと考えられます。

第一則は、説明したとおりなのですが、第二則以降も見事です。知的に覚え込むより体験で覚えたことは身によくつくのです。授業で習うより実習で身についたことのほうが忘れないでしょう。それと同じです。

第三則は、認知症ケアでとても大切なことです。つまり、認知症では、残念ながら知的能力はたしかに低下していくのが通常です。でも、感情はあまり衰えないのです。このギャップに彼らは悩むのです。徐々にできないことが増えていく。しかし、そのことを感情レベルではよくわかっていて、周囲の反応で、自分がまわりに迷惑をかけていることもわかるのです。つらいですよね。世間の「認知症になると、何もわからなくなるから楽なものだ。周囲は大変なのだが」という誤解がもし正しいのなら、彼らはもっと気楽に生きていけるのかもしれないのです。しかし、実際は違います。

第四則は長年身についた習慣、「昔取った杵柄《きねづか》」は残るというものです。私はもう何十年も自転車に乗っていませんが、自転車に乗れって言われたら、いまでもおそらく乗れる。しばらくはちょっとフラフラするかもしれないけれど、乗れると思います。また、私は子ども時代、琵琶湖のそばで育ちましたから、ボンと水の中に突き落とされても、いまでもしばらくなら泳げると思います。そういうものは最後まで残るんです。

広島にいたころ、デイケアでお好み焼きをつくろう、ということになって、キャベツを刻んでもらったら、言葉を失くした深い認知症の人がみごとに切ってくれました。若いスタッフなどかなわないくらいでした。かつて日舞の師匠だった方が、みごとな舞を披露してくれたこともありました。こういうものは最後まで残るんです。

記憶再生の遅れ——あるご夫婦の話

記憶論は、現在とても複雑な理論展開をみせていますが、かつては記銘、保持、再生、再認に分けて考えられていました。臨床的には、この考えがいまでも役立つことがあります。

まず、覚える。これが記銘です。それをこころの中にとどめる。これが保持。それを取り出す。これが再生で、再生されたものが記銘したことと同じである、と確認する。これが再認です。

私に会いたいというお申し出を受けて、あるご夫婦と京都でお目にかかりました。ご主人がアルツハイマー型認知症をかかえておられるのですが、お会いしてみると、とても穏やかな方で、すばらしい介護を受けておられるのだろうなと感じました。二時間ばかりお話しさせていただいたのですが、その数日後、奥様からメールをいただきました。

そのご夫婦は関東の人で、せっかく京都に来たのだからと三日ばかり観光して帰ることになさったようです。次の日、美術館に行かれました。ご主人は一つひとつの絵画に的確な感想を述べられ、奥様は「これが認知症をかかえる人の言葉か」と感嘆なさったということです。

その美術館を出たところで、たまたま「百万遍行き」のバスが通りかかった。百万遍は京大近くの地名です。それを見て、奥様は「あっ、百万遍行きだ。近くに瑞林院というお寺があるのでしょう？ 行きましょうよ」と声をかけたのです。ところがご主人は「なんだ、それは。そんな寺は知らん」とつれないのです。

奥様は「お父さん、思い出してくださいよ。あなたから何度も何度も聞かせていただいた瑞林院ですよ。あなたの若いころ、そのお寺で全国の若い学者たちと合宿して、戦後はじめてカウンセラーの大家をアメリカから呼び、お話を聴いた。それがあなたの一生の道を決めたって、いつも言われてたじゃないですか？」。このご主人は、私でもお名前を知っている臨床心理学者だったのです。

「知らん」とやはり素っ気ない。「行ったら思い出しますよ」と言うのだが、「まったく興味がない」と行こうとなさらない。ほんとうは奥さんのほうがお連れ合いの青春の一ページにふれたかったようなのですが、仕方なくあきらめて、最終日、河原町でお土産を買い、新幹線の時間が迫っているので、そろそろ京都駅に向かおうと考えておられたのです。そこに百万遍行きのバスが通りかかった。それを見て、ご主人は「いまから瑞林院に行く」と言われたのだそうです。

「もう新幹線の時間まで二時間しかなかったのですが、タクシーをとばしてそのお寺まで行ってきました。当時の住職はからだを悪くされているとのことで、お会いできなかったのですが、後を預かっておられるお坊さまに、当時のいろんな話を聞かせていただいて、二人ともすばらしい時間を過ごしました。先生がおっしゃっていたように、ある刺激が与えられても、それがその人の物語を呼び覚ますのには時間がかかるということがよくわかりました」と書かれていました。いい話ですね。

ただ、ケア現場ではどうでしょう。これだけゆっくりその人の反応を見るというのはなかなかむずかしいでしょうね。ですが、ある刺激が加わっても、それが物語として再生されるまでに長い時間がかかるということは、やはり心得ておかなくてはいけないだろうと思います。逆にいえば、的確なきっかけさえあれば、時間をかけてでも記憶は再生されるのです。きっと認知症の方には、まだまだよいきっかけさえあれば、再生されるはずの記憶がたくさん眠っているのではないでしょうか。

ある ケア現場で

講演を頼まれて長崎に行ったときのことです。初対面の、デイケアの女性スタッフが空港まで迎えに来てくれていました。ホテルに連れていってていただき、講演の打ち合わせをしました。それは短い時間で終わったのですが、待ちかねたように二人は「先生、こんなことってあるのでしょうか」と話し出されました。

彼女らのデイケアに、ある男性が通ってこられるようになった。その方の認知症はかなり深いようにみえ、あまりおしゃべりになることもなく、無愛想で、話しかけてもあまり返事もしていただけなかったようです。

ケアを始めて数週間経って、さまざまな事情から特別養護老人ホームに入所することが決まったんです。ところが、なんの反応もなく「あの人は自分がこれから入所するということもおわかりになっていないんだろう」とスタッフは話し合っていました。

ところが、入所する一週間ほど前になったころ、彼は「あんたとは買い物に行ったなあ」「みんなでチャンポンつくって食べてくれたなあ」「あんたは故郷の話をしてくれたなあ」「あのチャンポンはうまかったなあ」というようなことを、スタッフ一人ひとりの手を握っておっしゃったのです。

「こんなことってあるのでしょうか」と、二人は涙を流しながら、私に話してくれたのです。私もついもらい泣きしてしまいました。「そうだね。彼らが体験したことは、良きにつけ悪しきにつけ、こころに蓄積していくのです。あなた方のケアは、彼のこころに届いていたのだと思うよ」と申し上げました。

記銘もされているし、保持もされているのだが、うまくきっかけが与えられないと再生されない、ともいえます。認知症を病む人たちは、こころに秘めたさまざまな物語をもっておいでになるのに、私たちが、そのきっかけを差し出すことができていないのではないでしょうか。また、やさしいケアは、そのときには届いてないように見えても、間違いなく蓄積していくのだ、とあらためて確信しました。

9―認知症を生きる不自由

ここまで記憶障害についてお話ししてきましたが、認知症はもの忘れをはるかに超える障害です。認知症を生きる不自由は、記憶障害、見当識障害、判断の障害などと語られますが、このようなむずかしい専門用語ではなく、暮らしの場で考えてみようと思います。

疲れやすさ

認知症をかかえる人は疲れやすいのです。それまでごく当たり前に、自然にやれていたこと、たとえば、慣れた道を散歩する、掃除する、買い物に行くなどのことを、一つひとつ「これでいいんやな、ほんとうにこれでいいんやろか」と緊張し、確認しながらでないとできなくなるんです。逆にいえば、そうすればまだできるのです。でも、それでは疲れますよね。

認知症の初期には抑うつ状態がよくみられる、といわれます。しかし、少なくともその一部は、疲れ果てて意欲がなくなったように見えるのではないでしょうか。ちなみにこの状態に抗うつ剤はあまり効かないのです。

こころ・からだ・生活世界を隔てる壁が低い

こころが揺れると、からだも揺れます。落ち込んでいると、風邪を引きやすくなり、肺炎に移行したりします。逆に、身体的不調はこころの激しい揺れをもたらします。いらいらしたり、ひどく落ち込んだりします。これはだれでもそうだ、とおっしゃるかもしれませんが、老いると、とくに認知症をかかえると如実に現れるのです。まさに、心身一如なのです。

さらに、生活が揺れると彼らの心身は揺れます。ケア現場で、スタッフ間がぎくしゃくすると、真っ先に彼らに影響が及びます。逆に、彼らが揺れると、その揺れが家族全体を巻き込むのです。

「同時進行人間」の崩れ

同時に複数のことをすることができなくなる、あるいは一つの行動が複数の行為を含んでいるときには、その行為を遂行するのがむずかしくなるのです。

先に紹介したクリスティーンさんは、かつてはきわめて有能な公務員で、十数人の部下を束ねて政府のブレーンとして働いておられました。公務員勲章まで授与されておいでです。そのころ、一度に一つのことしかしない部下にいつもイライラしていたのだそうです。当時、彼女の下で働いていた人は大変だったでしょうね。

ところが、このごろはいくつかのこと、たとえば、炊事、掃除、洗濯、アイロンがけをしていると、焦がしてしまうようなこともあって、ここが彼女の偉いところなのですが、いまは一つのことだけをやるように決めている、とおっしゃっていました。ふつうは、これがなかなかできないのです。

車を運転することもむずかしくなります。NHKのテレビ番組では「アクセルとブレーキの位置を忘れてしまって」と解説していましたが、そうではないでしょう。むしろ、信号や道路標識を見て、飛び出してくる人がいれば、とっさに判断しなければならなくなるでしょう。その都度のいくつかの情報を統合して、瞬時にアクセル、ブレーキ、ハンドルを操らねばなりません。これがむずかしくなるのです。

ホテルなどでバスタブに湯をはる際、お湯と水とをうまく調節して適温の湯にする。これもむずかしいのです。

全体の物語を読めない

与えられた情報を統合して、全体の物語を読むことがむずかしくなります。

たとえば、認知症の妄想としてはもの盗られ妄想がもっとも多いのですが、「盗った」と名指しされ、攻撃を向けられるのは、もっとも身近な介護者です。そうなるのは、それなりの理由があるのですが、「それはまずいんじゃない？　いちばん世話になっている人を妄想に巻き込み、攻撃するのは……。ちょっと抑えておいたほうがいいのに」とつい考えてしまいます。でも、彼らは全体の状況を読んで、そのなかで自分がどういう行動をとったらよいのかを読むのが苦手なのです。

10―コーピングとしての認知症症状

認知症を生きる不自由についてはまだまだお話しすべきことがあるのですが、時間の都合もあり割愛します。

ここからは、認知症を生きる姿は、認知症の不自由の直接的表現ではない、という話をさせていただきます。彼らは、生涯はじめてかかえることになった不自由を乗り越えようとして、不自由に抗い、あるときは不自由などないふりをし、あきらめてしまったりしているのです。心理学などでは「コーピング」という言葉を使います。「対処行動」と訳す人もいます。

でも、不自由と真正面から闘うと、「敵」は強大ですから、なかなか勝てないのです。

記憶障害とコーピング

こんな方がおられました。

たんすの引き出しを開け閉めをして、「ない、ない、ない」といらいらとつぶやいておられました。「どうされたのですか、一緒に探しましょう。何をなくされたのですか」と尋ねました。ところが、「それがわかっているぐらいなら、苦労せん」と言われたのです。

それを傍で聞いていたスタッフが不用意に「何をなくされたのか、忘れられたのですか」と言うと、「さっきから、そう言っとるじゃろう」と激怒されたのです。

みなさんは「何を探しているのかがわからないのに、まだ探しつづけるなんて……」と思われるかもしれません。この方は、最初は何かを探しておられたのだと思います。ところが、何を探しているのか、途中で忘れてしまった。探すことを止めると、何を探しているのかさえ忘れてしまった自分を認めることになる。それはとうてい許されない。そこで、探しつづけるという行為が残ったのでしょう。

私も、最近、もの忘れが激しく、何かを探しに二階の書斎に行くのですが、何を探しに行ったかを忘れてしばらく考えても思い出せず、「何やってるんだか。困ったもんだ」とつぶやいて降りてくるのです。でも、私のようにいい加減では済ませられない方は、先のような行動に辿り着くしかないのでしょう。

その背景には、いまの世の中では、記憶がしっかりしている人が偉い人、そうでない人は駄目な人、金持ちが偉くて、金儲けできない人は駄目、役割は完全に果たすべきで、そうでない人は落伍者……という一方的な決めつけが行きわたっているという事情があるのだと思います。そのような社会で暮らしていると、「忘れてもいい」と考えるのは、なかなかむずかしいでしょう。

何を探しているのかを忘れても探しつづけることでようやく「できる」自分を保つことができているのでしょ

う。彼がもし「盗られたんだ、だれかが持っていったんだ」と考えることができれば、ちょっと楽になります。これがもの盗られ妄想への一つの道筋だろうと思います。むろん、そうなると新たなトラブルの種がまかれることになるのですが……。

▒「異常な状況に異常な反応をするのは正常である」

ここまでは、認知症をかかえるこころの世界から問題を考えてきました。しかし、これは偏った見方でしょう。こうも考えられます。

V・E・フランクルの『夜と霧』（みすず書房）という本があります。彼はユダヤ人でアウシュビッツに収監されていたのですが、奇跡的に生還し、そのアウシュビッツでの体験を書いたのがこの本で、戦後、出版されました。さまざまな反応をしている人たちの報告をし、こう書いておられます。

「異常な状況に異常な反応をするのは正常である」

いつ殺されるかわからないのですから、さまざまな「異常行動」が起きるのは当然ですよね。

私たちがケアの現場で認知症をかかえる人にとって異常な状況をつくっているのではないか、無理やりその状況に適応を強いているんではないか。そのことが認知症の人にさまざまな反応を引き起こしているのではないか。いつもそう疑い、反省してケアにあたらねばならないだろう、と思います。

11―さまざまなコーピング

コーピングとしての周辺症状について、別の例をあげましょう。

▒弄便

便いじり、弄《ろう》便という行為があります。その成り立ちはこのようなものでしょう。

「何かお尻のあたりが気持ち悪い。何か挟まっているようだ。触ってみよう。あれっ？　何かぐにゃぐにゃしたものがある。何か手に付いてきた。布団になすりつけると取れた。何度かやっていると、なんとかなった。あれっ？　嫁さんがすごい顔をしてやってきた。何ごとだろう？」

むろん、こう考えても介護が楽になるわけではありません。ですから、私はご家族に「弄便があってもがまんしなさい」とは言いません。やはり弄便されると、とつもなく、臭いですよ。私もぼけた父親を看ていて何度も弄便を経験しました。仕事から帰ると、私の連れ合いが泣きながら畳を拭いていました。ものすごいにおいです。畳に染みついたにおいは消えません。畳表を裏返してもだめで、けっきょく、一年に二回ぐらい畳を替えないと、住めませんでした。

つい私は父親を叱りつけていました。しかし、嫁のために息子に叱られた、と感じたのでしょう。しばらく家内とのあいだはぎくしゃくしたようです。何も言わずに、一緒に拭けばよかったのに、といまでは思うのですが、そのときはできませんでした。

ただ、なにも嫌がらせでやってるわけじゃあない、とわかっただけで、ほんの少し気持ちが楽になる。その程度のことです。便を挟んでも気持ち悪いとさえ思えないと、もう弄便はなくなります。

「帰る」「行く」

夕方ごろになると「帰る」「行く」と言い出す人がいます。「いま・ここ」で生きているのが、どこか居住まいが悪いと感じている人が、自分のプライドが保て、平安な日々を送っていた過去の地に空間移動を試みられる行為でしょう。

不思議なことに、「帰る」と言うのは女性が多く、男性はだいたい「行きます」とおっしゃいます。女性は夫とけんかすると、むかしはよく「帰らせていただきます」と言いました。さて、いまはどうでしょうね。帰り先は故郷か実家、あるいは長年住み慣れた家です。

男性が「行く」と言うとき、行く先は決まってかつての職場です。いくつになっても男は仕事から離れられない。ちょっと切ないですね。

「妻が二人いる」

妄想については、先ほど話しましたから割愛しますが、「妻が二人いる」という方がおられました。この方の場合を考えておきましょう。「本物の妻はやさしいけれど、偽物の妻は意地悪する」とおっしゃるのです。

これは介護を受けていると「ありがたいなあ」と思う気持ちは十分にありながら、その一方で「自分の気持ちをわかってくれない。意地悪されているみたいだ。私はなにも好きこのんで介護されてるわけじゃあない」と感じる気持ちもあるのです。その二つの気持ちを本物と偽物に振り分けられたのでしょう。
ちょっと意地悪く、付き添ってこられた奥様を指して「ここにおられる方は？」とお尋ねすると、とても照れくさそうに「本物」とおっしゃいました。

12―認知症ケアで、とても大切なこと

認知症の人の知的機能は落ちていくのですが、感情は残ります。そのギャップがコーピングを生み、認知症の症状、「問題行動」を生んでいるのだろうと思います。このことは繰り返しお話ししてきましたが、これが認知症ケアでもっとも気づかわねばならないことの一つです。ですから、もう一度、くどいようですが繰り返しておきます。

知的機能の低下に比して、感情機能は保持される。世の誤解のように、ぼけてしまうと何もわからなくなる、感情まで枯渇するのなら、いっそ楽なのかもしれない。しかし、そうではない。自分には、喪われ、できなくなってきたことがたくさんある。周囲の反応を見ていると、どうも自分はたいへんな迷惑をかけているらしい。そのようなことは、十分にわかっておられるのだろうと思います。かりに、本人がそれを否定されても、です。しんどいでしょうね。

ギャップがあるのは、知的機能と感情機能とのあいだだけではありません。「自分のやりたいこと」と「やれること」のあいだに、周囲の期待と現実の自分とのあいだにもギャップがあって、そのギャップをなかなか乗り越えることができないのです。それがさまざまな症状を生んでいるのだろう、と私は考えています。

ギャップをつぶすと周辺症状は消えます。たとえば、大量の安定剤の投与などで「やりたい」という意欲まで奪えば、症状は消えます。しかし、「やりたいこと」まで奪ってしまうと、生きる意欲も失われ、表情もなくなり、「生きる屍」だけが残ります。

私たちだって簡単にできることだけをやっているわけではないでしょう。ちょっと無理をしながら、暮らしているのだ、と思います。ギャップをかかえながら生きているのです。それが生きる意欲を生み、暮らしを豊かにしているのでしょう。それは、なにも大げさなことでなくてもいいんです。がんばったから、一年に一回ぐらい、いままで我慢して買わなかった、ちょっと高いバッグを手に入れようかとか、たまには「回らない寿司」を

食おうかとか。そういうちょっとしたことが、生活にハリと潤いをもたらしているのではないでしょうか。

認知症をかかえる人も同じです。彼らにだけギャップをなくさなければ、と考えるのはおかしいと思います。ですから、あまりに大きなギャップは、ケアで補い、彼らの選択に添って暮らしをつくることは必要ですが、ギャップはまったくなくすのではなく、保持すべきことでもあります。

13―「家族の会」のスローガン

次の公開講座では、「呆け老人をかかえる家族の会」（「認知症の人と家族の会」）の代表理事である高見国生さんにお話しいただくことになっています。私の話などよりずっといい話をしていただけると思うので、できれば、おいでいただければありがたいと思います。

その家族会のスローガンは、「ぼけても心は生きている」と「ぼけても安心して暮らせる社会を」です。

これはすばらしいスローガンです。家族会は、当然のことですが、最初は家族のしんどさを訴えつづけておいででした。これはもちろんいまも変わりません。この訴えがあって、ようやく行政が動きだし、もちろんいままでも不十分ですが、以前とは比べようがないほど、わが国の認知症ケアは進展したのです。厚生労働省は「認知症の十年」を策定し、その初年度の今年を「認知症を知る一年」と位置づけています。ここまできたのは、家族会の尽力のおかげと言ってもいいでしょう。

しかし、その家族会が「いちばんしんどいのは本人なんだ」と考えられるようになったのです。高見代表もおっしゃると思いますが、「家族ももちろん大変、でもやはりいちばん大変なのは本人」と言い出されたのです。この転換はすごい。

（ここからは、現場で私たちがどのようにケアしてきたかを画像で示したのですが、割愛します。私の施設のアイドルだった方々の笑顔、縄を綯《な》う、おむすびをつくる、裁縫をする、お茶会をする、保育園の子どもたちが訪ねてくれる、流しそうめんをする、誕生会や忘年会、節分で私が赤鬼に扮した写真、寿司屋をやったときのもの、お芝居をして私が講談師のように話している画像などでした）

画像を見ていただいておわかりかと思うのですが、認知症をかかえることは、とても大変なことです。不自由なこともたくさんあります。でも、ケアが届けば、それを乗り越えて、画像でお示ししたような笑顔を見せてくれるようになるのです。

14―最後に

最後に恐縮ですが、私自身の話をさせてください。私は三年あまり前に、肺がん末期、転移しているので手術不能、余命一年と告知されました。でも、奇跡的に生き残って、今日、みなさんにお会いでき、お話しさせていただけて、とてもうれしく思っています。

その間、抗がん剤の副作用で髪が抜け、とてもしんどくて一日数時間しか起きていられません。脳転移が生じ、レントゲンの全脳照射を受け、認知レベルも落ちました。この三年で、二〇年以上、年をとった感じです。

ですが、この三年のあいだに先輩、友人、同僚、家族らにとてもやさしく支えていただきました。多くの新しい出会いもありました。それは、すばらしい出会いでした。

最初の治療のために二週間だけ入院することになったので、学生の諸君にも、病気のことを伝えました。いちばん前に座っていた車いすの学生さんが、車いすに吊ってあったお守りを黙って私に差し出してくれました。千羽鶴を届けてくれた事務の方もいました。ありがたいことです。いまは、これまでにないほど充実した三年でした。この三年は、とても平安な日々を送っています。

こんな私事を、最後にお話ししたのは、認知症を病んでおられる方も、私と同じように、とても不自由で、しんどい思いをなさっているはずです。でも、みなさんが私にやさしくしてくださったように、認知症をかかえておられる方にもみなさんのやさしさを届けていただいて、適切なケアで支えることができれば、命の限りを迎えられるときに「しんどかったけれども、それまでになかったような人のやさしさに包まれて、最後はいい人生だった」と感じていただけるのではないかと思うのです。

そのためには、私たちがもっともっとこころに届くケア、不自由を適切に補うケアをつくりあげなくてはいけないのだろうと思います

どうもありがとうございました。

［二〇〇五年五月一四日、種智院大学にて］

Ⅳ部　「ぼけ」を読む

■認知症高齢者をかかえる家族への手紙

ここに掲載する文章は、「呆け老人をかかえる家族の会」（「認知症の人と家族の会」）の機関誌『ぽ～れぽ～れ』に、二〇〇五年四月から二〇〇六年三月まで、連載されたものです。いくらか加筆、訂正しましたが、ほとんど原型のまま、ここに収録することをお許しいただいた家族の会に、深く感謝します。

ちなみに「ぽ～れぽ～れ」はスワヒリ語で「ゆっくり、ゆったり、おだやかに、やさしく」などさまざまな場面で使われているようです。すばらしい誌名ですね。

私の以前からの知人に黒川由紀子さんという方がおられます。回想法などで有名な方ですが、『認知症と診断されたあなたへ』（医学書院、二〇〇六年）の共編著としてご一緒させていただきました。最近、彼女はマサイ族の長老たちに回想法をおこなわれたそうです(!)。長老たちは口々に「最近の子どもはトウモロコシのように早々と育ってしまう。もっと〝ぽ～れぽ～れ〟で育てないと」などと、「ぽ～れぽ～れ」という言葉を繰り返し使っておられたと聞きました。「私の目には、彼らは悠久の時間を生きているように見えたのですが……」と黒川さんは言われていました。

なお、ここでは「ぼけ」という表記をとっていますが、「呆け老人をかかえる家族の会」の機関誌への連載であることを考えてのことです。二〇〇四年十二月に変更された認知症というかたい用語より、老いの一つのかたちと考えるような内容になっていますから、「ぼけ」と表記することにしました。ただ、私は用語にあまりこだわらないほうなので、文中には痴呆、認知症という用語も混じってきそうです。

1 ご挨拶

ご無沙汰しております。十数年前、私がまだ京都府立洛南病院に精神科医として勤務していたころ、本誌に「痴呆老人の人権」というかたいテーマで何回か書かせていただきましたが、今回また連載をお引き受けすることになりました。よろしくお願いします。

拙著『痴呆を生きるということ』（岩波新書）では、耕治人さんの小説（病妻三部作）を、『物語としての痴呆ケア』（三輪書店）と『認知症とは何か』（岩波新書）では、青山光二さんの『吾妹子《わぎもこ》哀し』（新潮文庫）を紹介し、「わかりやすくてよかった」とお褒めいただきました。

そこで、今回の連載は、「二匹目のどじょう」をねらって(!?)、「ぼけ」をテーマにした文学作品を紹介し、それに蛇足になるでしょうが、私のみなさんへのメッセージを添えようと考えています。

ごく最近、長崎在住の藤川幸之助さんから詩文集『ライスカレーと母と海』(ポプラ社、二〇〇四年)を贈っていただきました。藤川さんの詩は、『痴呆を生きるということ』のなかでも、最初の詩集『マザー』(同社)から引用させていただきましたが、今回は詩ではなく、あとがきのなかの言葉を紹介しましょう。お母様はすでに「ぼけ」が重度で、まったく言葉を失い、胃ろうから栄養を摂っておられるようです。

でも、「七年前、母の介護に疲れ亡くなった父が、生前母に歌っていた『旅愁』という歌を歌う時だけは、きまって母は大きな声を出」されたようです。そうですね。どんなに「ぼけ」が重度になっても、こころが通じたと思える瞬間があります。ただ、そう感じられるのは長年連れ添った人だけに許される特権でしょう。

さらに、藤川さんはこう書いておられます。

《静かにベッドに横たわる母を見ると、母を海のようだと思う時があります。海は言葉をもっていません。しかし、その広さとその輝きと青さで、私に多くのことを語ってくれます。母は言葉を失いましたが、凪いだ海のようなヒトミで静かに私を見つめ、言葉では伝わらないことをこの私に教えます。

母とその母の痴呆という病気がなかったら、ここまで深く親のことを考えたでしょうか。人を支えるということを考えたでしょうか。……母のために自分の時間を使い、自分自身を惜しみなく差し出すことで、自分自身が自由になっていくのも感じます。母が病気になったから、こんなにも深く「生きる」ということの意味を考えることができるようになったのだと思うのです。母が自分の身を挺して私を育てようとしているとさえ感じています。

痴呆の母を思う時、子どもの頃家の近くにあったバス停のイスを思い出します。ほったらかしの雨ざらしの木のイスです。今にもバラバラにほどけてしまいそうなおんぼろのイスでした。バスを待つ人を座らせ、歩き疲れた老人を憩わせ、時にはじゃま者扱いされ、けっとばされ、毎日のように学校帰りの子どもを楽しませるバス停のイスでした。崩れていく自分を必死に支えながらも、人を支え続けるイスでした。私の中では、そのイスが痴

呆の母の存在とぴったりと重なるのです》

この連載によって、大変な毎日を送っておられるに違いないみなさんに、ほんのいっときでも憩っていただけるイスを差し出せれば、と願っております。

2 荻原浩『明日の記憶』（光文社、二〇〇四年）

認知症をかかえた人に一人称で語らせる小説は、意外なことにほとんど見あたりません。彼らのなかには深い苦悩と葛藤、それを突き抜けて光明に至るドラマが秘められているという認識が小説家に欠けているからでしょうか。でも、考えてみれば、私たちもごく最近まで彼らのこころの世界を語ってきませんでしたから、それは私たちの責任でもあります。

といっても、まったくないわけではありません。でも、私の知る限り、推理小説作家夏樹静子の『白愁のとき』（初刊一九九一年、最近新潮文庫で再版）と、荻原浩『明日の記憶』くらいです（他の小説をご存じでしたらお教えください）。

今回は、「ぼけ」が深まっていく様相を丹念に追っている荻原さんの作品を取り上げましょう。

主人公の佐伯は五〇歳で、広告代理店の営業部長です。顧客相手に仕事をしなければなりませんから、記憶障害は仕事に直接的な支障をもたらすのです。彼が自分の異変に気づいたのは、よく知っているはずの顧客の名前や日常使っていた名詞が出てこなくなったときです。これだけなら、五〇歳では少し早過ぎますが、年をとるとだれにでも起きがちなミスです。

ところが、彼の場合は少し違うのです。打ち合わせの日が変更になり、それを忘れてしまって相手方にひどく叱られます。最初は、相手の思い違いだろうと考えるのですが、社員からも「ほら、前回の打ち合わせがすんで帰ろうとしたとき、急に予定を変更されて、それでも思っておられたじゃないですか」と言われて、部長も怒り出せないのです。こうなるとちょっと「年のせい」とばかりは言っておられません。何度か行ったのに、道に迷って顧客の会社に辿り着けないこともありました。

頭痛、めまい、疲れが現れます。そして、「この体は、本当は自分のものではなく、誰かからの預かりものではないだろうか」と感じるのです。認知症は知的障害が中核ですが、身体も病むと考えておいたほうがよいと、私は考えています。とくに初期の方は身体的基盤に乏しい（医師は「心気症的」と言います）さまざまな身体の不具合を訴えられることが多いのです。

けっきょく、彼はみずから精神科に赴きます。そこで心理テストを課せられますが、三つの言葉を覚え、数分後に再生させる課題ができず、「ちょ、ちょっと待ってください。急に言われたって困ります。ど忘れしてしまって……。あなただって、そういうときあるでしょう！」とうろたえて医師に言いつのるのです。そして、画像診断と併せて「若年性アルツハイマー病」と診断されます。それから、彼の苦悩の日々が始まります。

父親も同じ病名で、鏡に向かって話したり（「鏡像現象」と名づけられています）、息子を戦友と間違えたり、末期には失禁し、母親に向かって「あなたどなたさんですか」と言っていた姿が思い出されて、恐怖におののき、眠るのが怖くなります。朝、起きたとき、自宅が自分のまったく知らない場所になっているのではないか、と怯えるのです。

妻の枝実子は、認知症の予防だと言って、酒、肉食を禁じ、ビタミンCやEを飲ませ、ついには緑色のブレスレットがいいらしいとどこかで聞いてきて、彼に身につけるように言うのです。彼は妻に激しい言葉を向けます。妻は泣きながら「勝手なこと言わないでよ。一人で苦しんでいるつもり？」と叫ぶように言うのです。彼は自責の念に駆られます。

このように「ぼけ」ゆく人たちは、自分を襲う宿命に怯え、あらがい、葛藤にもみくちゃにされ、まわりが心配すればするほど、いらつくのです。家人の心づかいが、かえって「お前はぼけてるんだ」という事実を突きつけてくるように感じるのでしょう。

そのうち、忘れないようにと、逐一とることにしていたメモがポケットにあふれ、どこにメモがあるのかさえわからなくなり、役立たなくなります。よくあることです。どうしても忘れてはならない予定だけをカレンダーに書いて、出かける前にそれを確認するように、私はお勧めしています。私もそうしています。

こうして、ミスが目立つようになった彼は、アルツハイマー病であることが会社にばれてしまい、退職します。その後、彼の「ぼけ」は進みます。日記代わりにつけていた「備忘録」に誤字が増え、仮名が多くなっていく様が描かれていて、作者はなかなか芸が細かいのです。

しかし、これだけでは救いのない小説になってしまいます。最後はこうなるのです。彼の一人娘が結婚することになり、それを祝ってやろうと、かつて習っていた陶芸を再開し、夫婦茶碗を近くの陶芸教室で素焼きしてもらい、学生時代に通っていた山奥の窯《かま》を訪ねます。しかし、そこはもう荒廃していて、登り窯も長年、火を入れた様子がないのです。

　そこに、かつての師匠が現れます。計算すると、もう九〇歳です。もっとも佐伯は最近、幻を見、聴いていましたから、これが現実の出来事かどうかはわからないのですが……。師匠は「痴呆と言われ、無理矢理施設に入れられたが、逃げてきたのだ」と言います。そして「登り窯は無理だが、野焼きしてやる」と言ってくれたのです。一夜、二人はしこたま酒を飲み、野焼きします。朝、師匠に「あのできそこないがなあ。見られるやきものになったじゃないか」と言われ、喜んで焼き上がった茶碗を手に山を降ります。

　そして、ふもとで女性に出会います。彼は「こんにちは」と声を掛けます。その女性も隣について歩いてきます。「二つの影が寄り添って伸びていた」。佐伯は、まず自ら名乗り、その女性の名前を尋ねます。答はしばらく返ってこなかったが、しばらくして「枝実子っていいます。枝に実る子と書いて、枝実子」。「素敵な名前だ。いい名前ですね」。ようやく彼女は少しだけ笑ってくれた。

　いいですね。さりげない愛が彼を救ったのです。

3　瀬戸内寂聴『われもこう』

（『瀬戸内寂聴全集』第一五巻所収、初出一九八三年）

寂聴師はもう八〇歳を超えておいでなのですが、とうていそうは見えないほどお若く、元気で、相変わらず精力的です。まさに「老い知らず」なのです。

　そのせいでしょうか。師の膨大な作品群のなかには、老いや「ぼけ」を描いた小説が少なからずあるのですが、正直言って、私はそれらにあまりリアリティを感じてきませんでした。でも、短編ですが、「われもこう」だけは私の好きな作品です。私小説ではないが、身辺に実際あった出来事を素材にしていると、おっしゃっていました。

　恭太は脳血栓を患い、さいわい、それは軽くすんだのですが、気力は別人のように衰え、腕のいい家具職人だったのに、まったく仕事をしなくなります。納戸の隅などの暗い場所にさざえのように座り込んでいて、出てこようとしないこともあります。

ひっぱりだすと、「私は死に損ないじゃ。わしのような役立たずは生きとってもしようがない。わしはシベリヤで死ぬべきだったんや。昨夜まで、寒いなあ、おれの家のビワはうまいぞう。帰ったらいっぺん食べに来いよ。やまめ釣りにも行こう。そんな話をしていた時、あいつはもう半分死んどったんや。熱が出てうわ言をいうとったんや。朝になったらもう冷とうなっている」

恭太の話は涙声になり、果ては激しい嗚咽になっていきます。

脳血管性認知症の典型的な姿です。抑うつ的になり、意欲障害がみられる一方で、感情失禁（感情のおもらしですね）がみられるのです。泣くだけではなく、急に激しく怒り出すこともあります。このように、感情のコントロールがうまくいかないのです。

妻のつたは「もう聞きとうない。何百ぺんも同じ話ばかりするのはボケの証拠よ」と言い放ち、「また、シベリヤ狸がついた」と辟易《へきえき》して言うのです。無理からぬことでしょうね。

このようなとき、やさしいご家族はなんとかなだめようとなさるのですが、かえって逆効果で、火に油を注ぐような結果になることが多いのです。むしろ、相づちを打って「聞いてますよ」というサインを送る程度にし、感情の嵐が通り過ぎるのを待つほうがいいでしょう。

そこへ東京で下宿して予備校に通っている孫の亮介が久しぶりに帰ってきます。つたは「きのうはシベリヤ狸がついて、あちこち痛いというイタイタ狸までついて、睡眠不足よ」と言うのですが、亮介は「おれはおじいちゃんのシベリヤ物語、好きなんだよ。ハバロフスクの収容所でスターリンの煙草入れに桜を彫ろうか、すみれを彫ろうかと迷った話とか、炭坑で働いていた時、ニーナという口髭の濃い女の兵隊にいきなり後ろから抱きあげられて、ビヤ樽みたいな胸まで持ち上げられた話とか」と言います。

つたは「そんな話、聞いたことないわ。初耳」と言いますが、亮介に「聞いたことないって……。聞こうとしないんだもの」とたしなめられます。

そうですね。認知症を病む人は、「聞く耳」をもってくれている人にしか語らず、こころも開いてくれないのです。「亮介が恭太の寝間着の襟をあわせ、腰ひもをていねいに締め直す間、恭太はなごんだ表情で、おとなしくされるままになっていた」でこの小説は終わります。

ところで、みなさん、表題になっている「われもこう」という花をご存じですか。我亦紅とも書きますが、私の好きな花の一つです。晩夏、花というより穂のような、暗紫色の、小指の先ほどの花をつける、地味な山野草です。でも、バラ科なんですよ。

恭太の家の庭先にもどこからか紛れ込んできて咲いています。つたは貧相だと引き抜こうとするのですが、恭太は「まあそういうな、縁あってこの庭に居ついた奴じゃ」と守ってきたのです。やさしい亮介ですが、花だとも気づかず、われもこうの根を踏みしだいて庭を横切ります。

われもこうは、恭太を象徴しているようで、表題としてもみごとですね。

4　吉目木晴彦『寂寥郊野』(講談社、一九九三年)

一九九三年の芥川賞を授与されたこの小説は、映画「ユキエ」(松井久子監督、一九九七年)の原作です。幸恵役の倍賞美津子がすばらしい演技でしたね。

幸恵は六四歳で、国際結婚して、夫のリチャードとアメリカの南部の街に住んでいます。人種差別がいまだに色濃く残っているといわれる地域です。息子たちは独立して遠くに住んでおり、夫との二人暮らしです。この街に住んでもう三八年になります。

幸恵の異変はまず感情障害として現れます。不意に神経がいらだち、自分の感情を抑えられなくなって、ときには日本語で罵り、急に泣き出したりして、周囲を驚かせるようになったのです。夜更けにたき火することもありました。朝になって夫が注意すると、彼女は「あれは夕食の前よ。夢でも見たんじゃない?」と笑い出すのです。

また、失職中の夫が彼女をともなって、かつての戦友に就職を頼みに行った際、その戦友の妻が、体調が悪いと出てこなかったのに対して「私を避けたのよ。黄色い肌をした人間が嫌いなのよ」と執拗に言ったのです。このようなエピソードが続き、知人や隣人に「ユキエはこの頃、うそをつくようになった」と言われるようになります。

そのようなとき、夫は彼らに激しく抗議するのですが、妻が「見知らぬ別人」になったようにも感じ、病院に連れていき、アルツハイマー病と診断されます。その後、彼女の「ぼけ」は進行し、同じことを何度も訊ね、泥棒が入ってハサミを持っていったと言い出します。夫が見つけてやっても「あなたが置き場所を変えたんでしょう」と頑固に言い、夫はしていないことまで謝って、ことを収めねばならなくなります。

徘徊がはじまり、夫がようやく見つけると、涙で汚れた顔で「私を置き去りにしてどこへ行ってたのよ」と絞り出すように言葉を投げつけるのです。映画では、行方不明になることを恐れた夫が外から鍵をかけて仕事に出ると、帰宅後、彼女は激しく「私を閉じこめた」となじるのです。でも、次の日、夫が出がけに迷っていると、彼女は窓越しに「鍵をかけて」と悲しそうな顔で言うのです。そうですね。彼らは何もかもわかっているのではないかと、感じることがありますね。

「幸恵は徐々に時を失いつつあった。記憶が分断され、時間は不連続な点となり、つながりを持たない、過去から現在へ、そして未来へと続く流れの中で、彼女は取り残され始めていた」のです。

それでも、息子から幸恵を専門の施設に入れることを勧められ、自分たちと住もうよと言われるのですが、「ユキエと離れて暮らすわけにはいかない」と夫は断るのです。このような話を聞いて息子の妻・由美子は言うのです。「お義母さんは、そんなに他人に依存しているんでしょうか。これはお義母さんの身の上に起ったことなんでしょ。でも、まるでそうではないみたい」。彼女は、幸恵抜きに話が進められたり、突っ返されたりしていることに違和感があったのでしょう。

幸恵は「彼はすごく心配して、いろいろしてくれるのよ。毎日、散歩に連れ出したり、薬の確認をしたり、私のすることに絶対、文句も言わなくなった。彼は私が治るって信じているのよ。でも、彼が私を元に戻すためにに傾けるほどの情熱を、私自身、持てなくなることがあるの。彼には申し訳ないのだけれど、なぜ、そんなに頑張らなくちゃいけないのかと、思うことがあるのよ。一生懸命にやってくれてることには感謝しているのだけれど、息苦しく感じることがあるの」

原作にはないのですが、映画では「今、私の身に何が起こっているかわからないけど、この病気はお前たちとのゆっくりしたさよならだと思っているの」と子どもたちに言う幸恵の台詞があります。脚本は老熟の新藤兼人です。

この本の帯には「アルツハイマー病が愛を砂漠に変えた」とありますが、私はそうは思いません。私なら「アルツハイマー病がもたらした砂漠に、愛はたくさんのオアシスをつくった」と書くでしょう。

それは、リチャードが「ユキエとは、長い時間を分かち合ってきたんだ。自分の生きてきた年月がどんなものだったか、知っているのは、私とユキエだけなのだよ。だから、ユキエが記憶を失えばその分だけ、私が一人で、他の誰も知ることのない、あるカップルの物語を抱え込むことになる」と言うのを聞くだけで十分でしょう。

5 — 藤沢周平『ただ一撃』
(『暗殺の年輪』文春文庫所収、初出一九七三年)


[小澤注…この文章は八月号に掲載されたので、こんな書き出しになっています]

暑い日が続きますね。そこで、今回はまったく趣向を変えて、時代小説を紹介します。藤沢周平のごく初期の短編ですが、私の好きな作家の、なかでも好きな作品の一つです。荒唐無稽なお話ですが、暑気払いと思ってお読みください。

ある藩に新規召し抱えを求めて、熊のように図体のでかい浪人がやってきます。御前試合がおこなわれたのですが、この浪人はべらぼうに強い。たちまち腕自慢の四人の若者が叩き伏せられてしまいます。藩主は不機嫌になって「ふがいない！ あいつを叩きのめす奴はおらんのか」と席を立ちます。藩主に礼もしない浪人の不遜な態度にいらだったのでしょう。

誰かいないか、腕が立ち、負けても藩の名誉が傷つくまでには至らない男が……。こうして、刈谷範兵衛が選び出されます。しかし、彼はすでに年老い、息子に家督を譲って隠居の身。危ぶむ者も多かったのですが、他に人がいない。もう老人だから、負けても大きな問題にはなるまい、というひどい理由で彼に立ち会うよう命が下されます。

息子が呼ばれ、その命が伝えられました。父は、むかし、剣が立ったということさえ知らない息子は「何かの間違いでは」と断ろうとするのですが、聞き入れられません。範兵衛は年をとっているというだけではなく、「ぼけ」ていて、いつも鼻水をたらしています。嫁の三緒はやさしく鼻を拭ってくれているのですが、息子たちからは軽んじられている様子です。

範兵衛は、命を受ける、と言います。「負ければ父上だけのおとがめだけではすみませんぞ。藩主のご機嫌が悪ければお家断絶ということになります」と息子が断るように勧めるのですが、三緒は「負けても、お断りになってもおとがめを受けるのでしたら、お舅さまのなさりたいように遊ばしたら」と言うのです。三緒は、その命を聞いたとき、舅の表情に、嫁に来て以来一度も見たことのない輝きのようなものを見た、と感じたのです。

範兵衛は、試合までに一〇日間の猶予を願い出て、許されたのですが、次の日からも何もせず、背中を丸め、膝を曲げて子どものような寝相で眠ってばかりいます。しかし、数日後、範兵衛は「握り飯を十ばかり作ってくれんか」と三緒に言い、その日から彼の姿が自宅から消えます。行方もわかりません。

その後、原野を疾駆する天狗に会ったという噂が立ちます。三緒はそれが舅に違いないと確信するのです。そして、試合が迫ったある日、範兵衛がふらりと帰ってきます。頰は殺げ、顔は日に焼けて真っ黒、髪は物乞いのようにほつれて、異臭がするのですが、目は底光りして、三緒を見ても微笑みもしません。舅が一人の兵法者になったことを三緒は理解するのです。

しばらく深い眠りに落ちた範兵衛は目覚めて、三緒をみつめて言うのです。「妻が亡くなってから女子の肌に触れたことがない。男のものも、もはや役に立たんようになったかも知れん」。三緒は血の色を失い、乾いた唇を開いて「では、お試しなさいませ」と言います。翌朝、三緒は懐剣で自害して果てます。女性からは厳しい批判を受けそうな展開です。

そして、試合。その結果は……。それを書くのは、推理小説の解説で犯人をばらすのと同じでタブーですが、著者自身が表題でそのタブーを破っていますね。試合の後、範兵衛は急速に老います。何をするでもなく、終日、表情さえ変えずに濡縁でぼんやり庭を見ているだけです。「ぼけ」が進んだのです。

その範兵衛が一度だけあらわな感情の動きを見せたことがあります。息子が再婚することになり、そのことを彼に告げると「名前は何という。三緒か」。息子が「三緒は死にましてござる。先日、一周忌をすましたばかりではござらんか」と言うのですが、「三緒か、それなら異存はない」と答えるのです。何度もそうではないことを伝えると「三緒が哀れじゃ」と涙と鼻水をおぼつかない手つきで拭くのです。

範兵衛はかろうじて思い出します。はじめは儀式のようにはじまった「そのこと」の最中に三緒は激しく取り乱し、喜悦の声をあげたのです。「それを恥じて自害したに違いない。そのことを知っているのは、自分だけじゃな」。それもすぐに記憶の彼方に押しやられます。

冒頭にも書きましたが、荒唐無稽なお話です。でも、「ぼけ」ゆく人たちの傍にいると、ちょっとしたきっかけですばらしい力を発揮されることがあり、彼らにはまだまだ埋もれている力があったのだ、と感じ入ることがよくあります。

また、彼らのこころに残る人は決してお忘れにはならないのだと、いつも感じるのです。

6—澁澤龍彦『都心ノ病院ニテ幻覚ヲ見タルコト』
（学研M文庫、二〇〇二年所収、初版は立風書房、一九九〇年）

前回は暑気払いでしたから、今回は勉強をしていただきましょう。課題は「せん妄について」です。認知症は知能の障害ですが、せん妄は意識の障害です。ですから、鑑別する必要があります。

脳に急性の障害が加わると意識障害を生じます。たとえば、交通事故で頭を強打すれば意識を失いますね。一方、ゆるやかな、慢性の障害が脳に蓄積すれば認知症に至るのが典型です。せん妄は急性の脳障害ですから早くその原因を見つけないと、生命にかかわることもあります。原因が薬物だったりすると、その薬をやめない限りなおりません。認知症にせん妄が合併することが多いのですが、症状や行動に似ているところもありますから見逃されていると大変です。

せん妄は意識の障害であると言いましたが、意識障害を二つの軸で考えてみましょう。「浅い—深い」という軸と、「単純—複雑」という軸です。せん妄は、浅いけれど複雑な意識障害です。「寝とぼけ」を思い描いていただければ近いでしょう。ただ、浅いといっても意識障害があるのですから、記憶は障害され、時間・場所・人などの間違いも起きます。注意を集中させたり、持続したりする能力も落ちます。これだけをとれば認知症と間違えられるのも無理ありません。

でも、これらに加えて活発な精神症状、行動障害がみられるのがせん妄の特徴です。なかでも幻視を見ることが多いのですが、「赤ちゃんが泣いている」などという幻聴を訴えられる方もあります。

多動になることが多く、ぎょろぎょろした目つきで徘徊したり、無目的にタンスを開け閉めします。逆に、まったく身じろぎもせず天井を見つめていることもあります。これらが一日のうちでも急激に入れ替わります。この予測しにくい変動がせん妄の一つの特徴です。不安も強いのですが、夕方や夜間に増悪するのが普通です。夕方症候群といったり、夜間せん妄といったりします。原因は、薬物、脳血管障害、脱水、高熱、環境の急変などですが、詳細は拙著『認知症とは何か』をお読みください。

さて、このようなとき本人はどのような体験をしているのでしょう。澁澤龍彦のエッセイから紹介します。彼はかなり変わった小説やエッセイを書く人ですが、これは実際に体験したことだと、繰り返し断っておられます。がんの手術をした後の体験のようです。

最初の徴候は「天井一面に地図がびっしり描き込んであるように見える。東京の地図らしい。何々区というような文字が記入してあるのまで見える」という体験でした。

「蛍光灯のほかにも換気孔だの火災報知器だのスプリンクラーだの、そのほか得体の知れない装置がいろいろ取りつけてあるが、それらが少しずつ動き出した。……あるものはおそろしい顔になり、ひたと私の方をにらみながら、その首をぐっと伸ばしだした。……時々その首ががくり、がくりとゆれる。気味が悪いったらない」

「これらの幻覚は、細部にいたるまで、じつにリアルで……あいまいな部分やぼんやりした部分は一カ所もない」

これは彼に限らず、せん妄で見られる幻視の特徴です。あまりに鮮明なので、現実とは異なって見えたという人もいます。

「天井から透明な紙を切り抜いた、クラゲのようなかたちのものがいくつとなく降りてきて、きらきら光りながらあたり一面に浮遊する。……巨大なクモあるいはカニのような生きものが、その節くれだった黒い脚で天井をのろのろ這い回っているような、まことに気味の悪い光景も見られた」

クモや蟻のような小動物が無数に白い壁を這っているという幻視は、せん妄の人にかなり共通してみられます。

澁澤さんの場合は、その他にも男女が絡み合っているような幻覚、奇形的にふくらんだ肉体の人物、ぶよぶよしたラクダのような、なんとも気味悪い動物の群れ、それが女性の顔に変わって人をバカにしたようににやりと笑う……これらが急に場面がかわって次々に現れ、部屋が九〇度回転して、自分のベッドが垂直な壁に宙づりになっていたりします。

このようなことが起きているのですから当然でしょうが、せん妄が生じると、みなさんとても不安げです。添い寝したりして「だいじょうぶだよ、私がついているから」と眠りにはいっていただくか、せん妄は中途半端な意識状態で起きますから、いったん明るいところでお茶などを飲んでいただいて、はっきり目覚めていただくと、幻視は消えるのが普通です。あるいは、幻視の像を見つめてもらうと覚醒度が上がって、幻視は消えるのが普通です。ちなみに、せん妄に眠剤は禁忌です。

7 井上靖『わが母の記』(1)

(講談社文庫、一九九七年)

これは、私小説作家ではない作者が書いた「私小説」です。随筆のように淡々と書かれていますが、作者の母に向けるやさしいまなざし、哀切な気持ちは十分に伝わってきて、私の好きな小説の一つです。この小説は凡百の解説書より「ぼけ」の姿を見事に描き出しています。そこで、二回に分けて紹介します。

三部作になっているのですが、今回はまず八〇歳になった母を描いた「花の下」です。夫(作者の父)は軍医で清潔な人でしたが、「厭《えん》人癖」があり、四八歳で退官後、郷里伊豆で隠棲生活を送り、小さな畑を耕し、妻と二人で食べる野菜だけをつくって、五年前に八〇歳で亡くなっています。

その数年前から、母はもの忘れがひどくなり、父は母を残して逝くことが心配だったらしく、顔を合わす人という人に母のことを頼んでいました。

「母の頭脳の蝕《むしば》みは、一緒に住んでみると、予想以上にひどいものであることが分かった。ひとつの話は少しもおかしいところはないのだが、同じ話を繰り返す。内容も、父と違って社交的だった母のいかにも口にしそうな話題だった。だから、一回耳にする限りにおいては、誰も母に老化で錆びついた部分があるとは思わなかった。しかし、一言一句変わらない言葉を、同じ表情で話し出されると、そこに異常なものを認めないわけには行かなかった」のです。

そうですね。初期には「ぼけ」は短時間一緒にいたくらいではわからないので、たまに来た親戚などが「たいしたことないじゃない。あまり大げさに言って『ぼけ』扱いしないでよ」と言い、直接介護にあたっている人を傷つけることがよくありますね。

「母が同じ話を何回もするということは、母がそのことに異常な程強い関心を持っていることに他ならず、その原因になっているものを除去すれば、その関心を逸らすことができるに違いない。……そのように考えて、そう努めた一時期があった。誰かに物を贈るということが母の関心事である場合、妻の美津は母に品物を見せ、それを母の目の前で荷造りし、それを郵便局へ持って行くように手伝いのおばさんに託した。しかし、そんなことでは母はその関心事から解放されなかった。そんなことをして、本当に送るかどうか判ったものじゃない、母は荷造りする妻の手許をうさん臭そうに見守りながらそんな憎まれ口を叩いた。そうした母は可愛いげがなかったが、しかし、どこかに行為の中を流れている自然なものと、底に秘められた策謀的なものとを鋭く見分けているところがあった」

たしかに「ぼけ」の人には、びっくりするほど鋭い感覚がある、と感じることがよくありますね。

母は、一七歳で亡くなった親戚の俊馬なる人物の名をしきりに口に出すようになります。その内容は「一七歳で一高にはいった秀才だった。生きていたら大変な学者になっただろう」「ある日、庭で遊んでいると、書斎で勉強していた俊馬さんが『縁側から上がってきてもいいよ』と言ってくれた。とても優しい人だった」というようなたわいもないものだったのですが、「その頃、母は七、八歳、俊馬は七、八歳年上で、少女だった母には一生忘れることができぬ事件だったのかもしれない……その話をする母は、一種独特の羞《はに》かみを含んだ表情をし、老いに蝕まれた母の言葉にも表情にも老いとは別種のある哀れさがあった」と書いています。

「母が消しゴムで己が歩んできた人生の長い線をその一端から消して行くように消して行ったのかもしれない」と感じ、いま、母は七、八歳なのかもしれない、と言うのですが、作者の長男は「過去が完全に消えて行くなら面白いが、消えない部分があるんで困る。都合の悪い部分だけ消えて都合のいいところは残るんだ」と言います。そうですね。「ぼけ」を単純に子ども返りすると考えるわけにはいきませんよね。

　夫の墓参りに連れていくのですが、母は「お墓参りは堪忍して貰いましょう。あの坂は滑るしね。それにもう、この辺でおじいちゃんへのお勤めから放免して貰いましょう。随分いろいろなことをしてあげたものね。もういいでしょう」と言うのです。

「ぼけ」ると、女性は亡くなった夫のことはあまりおっしゃいません。男性は亡妻のことを生きているようによく話されます。「ぼけ」が深まると「オカアチャン」と言う人は多いのですが、まず「オトウチャン」とは言われません。男は切ないなあ。続きは、次回で……。

7―井上靖『わが母の記』(2)

　今回は、八五歳になった母を描いた「月の光」を紹介します。現在、介護にあたっているのは作者の妹の志賀子ですが、母はまだまだ元気で「年齢を重ねることを忘れてしまったよう」なのです。すばらしい介護を受けておられるからでしょう。

　ところが、志賀子の夫が交通事故で松葉杖をついて家で静養しているのに「結構なご身分ですね」などと嫌みを言ったりするようになり、志賀子は腹を立ててしまい、怒ると「ここは私の家です。出ていって貰いましょう」などと言うのです。

　こうして、しばらく作者が預かることになるのですが、夏なので軽井沢の別荘に連れていくことになり、まず東京に連れてこられました。ところが、その夜は眠ろうともせず、荷物をかかえて故郷に帰ると言いつのります。

　困り果てていると、軽井沢に先乗りしている作者の娘から、こちらに寄越すよう、電話があります。世話は大変だよ、よほどそのつもりにならないと、と言うのですが、娘は「おばあちゃんは私が世話します。だいたい周囲の人はみんなおばあちゃんの気持ちになってあげないから、おばあちゃんの気持ちをこじらせてしまうと思うの」と言うのです。娘から父親が母親の取り扱いについて叱責されている、と作者は感じます。

　遅れて作者が軽井沢に行くと、母は草むしりなどしていて、すっかり落ち着いており「阿蘇の山里秋ふけて、ながめさびしき夕まぐれ」などと口ずさんでいます。娘さんの介護がお母さんのこころに届いたのでしょう。

いま、母のこころにあることは、愛別離苦だけといってもいいものになっていて、作者は「母は八十数年生きて、枯葉の軽さを持つ肉体と毀れた頭の中でまだ生き続けているものは夾雑物というものをすべて取り除いてしまった蒸留水のような、ある清明度を持ったごく素朴な感性のような気がする」と感じるのです。

ある日、訪問客と酒を飲み、送り出した後、作者はウイスキーを飲みながら「さあ、おばあちゃん、同じことを何度でも言っていいよ。こちらも酔っているから今夜はいっこうに堪《こた》えない」と言います。実際、そういう気持ちになっていて「もう何年も普通の人間と人間とが向かい合っているように、虚心に母と対座したことはなかった。私は母が何回でも繰り返す同じ言葉を耳に入れまいと努力しているのが常だった。しかし、その夜は酔いも手伝って今なら母と虚心に対座できるという気持になり、その気持を口に出した」のです。

ところが、次の日、母は言うのです。「この人は変な人だよ、同じことばかり言ってる」

何度読んでも、ここのところに来ると、私はなんとなく楽しくなります。作者も「私は思わず笑い出した」と書いています。なにかとても暖かい、ほのぼのとした気分になれますね。

一方で、母は作者を「この人」と呼び、もはや息子であることもわからなくなりかけています。「やすしをここに寝かしておいたのに、いなくなった」と探しに外に飛び出すのです。「やすし」は赤ちゃんになっているのでしょう。「ぼけ」の深まりは時間、場所、人の順でわからなくなるのが普通です。

三部作の最後「雪の面」は、八九歳で亡くなった母の葬儀に集まった子ども、孫たちの回想です。作者はこんなことを思い出します。ある日、作者の部屋に来て「この間までそこで毎日書きものをしていた人は亡くなりましたね」と言います。三日前のことだと言うので、どうしてそう思うのかと尋ねる、「大勢の人が来ているでしょう」と答えます。作者は「母はいま状況感覚の中に生きているのではないか」と感じます。

そう考えると、そういう「感覚データ」はたしかにあります。「私の仕事机は、そこに坐る人が坐らなくなって三日経ったくらいの整頓を見せていたし、主人が亡くなって丁度三日目ぐらいはかくあろうかと思われるくらいの人の出入りがあった。まだその他に、私には気付かれないが、母は同じようなデータをいくつか拾っているかもしれなかった。そして、そうしたデータによって、母は自分だけの世界を造り上げ、そのドラマを生き始めているのではないか。このように考えると母の老耄の世界は、急に私にはこれまでとは少し異なったものに見えてきた」と書いています。

そうですね。「ぼけ」の人は、一つひとつの言葉や刺激というより、自分が置かれた状況に反応されるのではないでしょうか。言葉というより、言葉の背景にある「何か」が伝わるともいえます。

母の骨壺を持って車に乗り、「母は長く烈しい闘いをひとりで闘い、闘い終って、いま何個かの骨片になってしまったと、その時私は思った」という文章で、この小説は終わっています。

9 真野さよ『黄昏記』
（岩波同時代ライブラリー、一九九〇年）

これは、母を看取った真野さん（小説では「三和」）の長編記録小説です。一三年来介護にあたってきた母（やえ）を亡くし、翌年、この小説を書き、昭和四二年、昭和五六年ミネルヴァ書店から上梓、平成二年に岩波書店から出版されました。介護保険はむろん、社会資源さえまったくといってよいほどなかった時代の介護記録です。

この小説の冒頭の文章がすばらしいのです。駅から自宅までの坂を、二人は登っていきます。「夕暮れは裾のほうから深めていくものか、街路や生け垣のあたりはすでに灰色の影にひたされているのに、木立の上の空は明るく、薔薇色にかがやく雲が群羊のように、柔らかい背をつらねてゆっくり移ってゆく。……躓きがちな母親をささえながら、三和はこの日はじめて、夕暮れが夜にかわる容易ならぬ順序というものを知った」のです。染織作家らしい風景描写ですが、二人が辿るこれからの運命を予告しているようでもあります。

亡夫の一三回忌をすませたころから、やえは「ぼけ」はじめます。五二歳になった娘の三和と二人暮らしです。何度も時刻を訊ねに、三和の仕事部屋にやってきます。「自分で（時計を）見なさいよ」と三和が言うと、「あんたは冷たい。あんたも今にこうなる。その時わかるわ」と「先覚者の威をもって宣告をくだす」のです。置いたところを忘れ、「なくなった」と言うのは日常茶飯事。そのうち、三和が盗ったのでは、と疑わしい目で見るようになります。電話のベルと門の呼び鈴を間違え、門のほうへ何度も出ていきます。そこで、ほとんど三和にしかかかってこない電話を三和の部屋に移すと、「電話を取り上げた」と激しく怒ります。

やえは、長年やってきた裁縫ができなくなって退屈したのか、いつも三和の後を追い回すようになります。三和の言葉が荒くなると、親戚への電話で「毎日、三和にいじめられとるんよ。あのひと、ほんまに鬼みとうなんよ。あたしゃもう死んだがましじゃ」と言うのです。

「退屈で相手を求める不満が家中のありとあらゆる物の中にかくれていて、三和めがけてとびかかろうとしている」と感じます。それは、やえにもわかっているらしく「あたしゃ、淋しゅうて淋しゅうて、あんたの邪魔をしてはいけんと思うても、我慢できんのよ」と、涙をぼろぼろこぼします。「ごめんなさい。わたしも仕事が運ばんので」と三和も泣くのです。

そのうち隣家から大男がのぞいているという幻視が現れ、三和の部屋に男が忍んできて話しているという幻聴も始まります。「誰にも言わんから自分にだけはうち明けて」とやえは言うのですが、身に覚えがない三和は困り果てます。夜の徘徊も始まります。さらに、深夜、寂しさのあまりでしょうか、泣き声が聞こえるようになります。三和は、それを聞いて「肉親というよりも一個の人間の底知れぬ生を」思うのです。そのうち、やえの「ぼけ」が進み、子どもたちの顔さえおぼろになっていきます。

失禁が始まり、三和は生まれてはじめて、母の下着を洗います。

「そのことは少しも厭わしくはなく、むしろ今こそ限りなく、やえをいとおしく思う気持ちに、涙ぐんでいた。……三和は自分が試されるのだと思っていた。それは三和自身というよりも〝老い〟にたいする〝まだ老いざる者〟の思いの試し」です。

後半は、骨折し、在宅介護の限界がきて、精神病院の、緑色の鉄の重い扉の向こう、それも鍵がかかり、内側からは開かない保護室と呼ばれる部屋に監禁されたやえを見舞い、洗濯物を届ける三和たちのやるせない想いが描かれています。徐々に弱っていく母。食べなくなったやえの口に食餌（という字を当てたほうがいいですね）を放り込み、鼻をつまんで、苦しさのあまり飲み込ませ「自分の親ならこんなことはようしません」という看護婦の行為に不満を抱きながら「では、連れ帰ってください」と言われそうで、何も言えない三和。激しく逆らうやえに「自分の親にできないことを敢えてする他人に対して、やえもまた、命の限り闘えばいい」と思うのです。

亡くなったやえを前に、子どもたちは「これでお母ちゃんは楽にならはったんや」とつぶやくのです。長年、「ぼけ」ゆく人たちのケアにあたってきた私は、読み進めるのさえつらく、このような扱いを受けた人たちには、ひたすら頭を下げるしかありません。

では、よいお年を。

［小澤注…この文章は十二月号に掲載されました］

10 — 谷川俊太郎・文、三輪滋・絵『おばあちゃん』（ばるん社、一九八一年）

明けましておめでとうございます。今年もよろしくお願いします。

お正月ですから、今回はまったく趣向を変えて、絵本を紹介します。小学校低学年と思われる、孫の目から見た「ぼけ」のおばあちゃんが淡々と描かれています。この絵本は現在絶版状態ですが、出版社に問い合わせると、近々重版予定とのことです。

おばあちゃんの「ぼけ」は、かなり深いようで、「うちのおばあちゃんは　あかちゃんみたい。いつもねどこに　ねています」「おむつを　しています」「ごはんもひとりでは　たべられない」のです。

「でも　あかちゃんとは　ちがって　おなかがすいても　なきません。〈ごはんは　まだかい〉と　おおきなこえで　いいます」「〈いま　たべたばかりじゃない〉とおかあさんは　おこります」

お母さんが怒ると、お父さんがお母さんを怒るのです。おばあちゃんはお父さんの母親ですが、おそらく自分ではほとんど介護にあたらず、お母さんに任せ、お母さんがやさしくないと腹を立てるのは、気持ちはわからないでもないのですが、やはり間違ってますよね。

「ときどき　おとうさんにむかって　あなたはどなたでしたっけ　なんてきいたりします」。いつも傍にいて介護にあたってくれている人は、名前や関係を忘れても「いつも世話になっている人」などと言い、忘れないのですが、自分の息子であってもこころが離れてしまった人は、記憶から消し去られるのです。

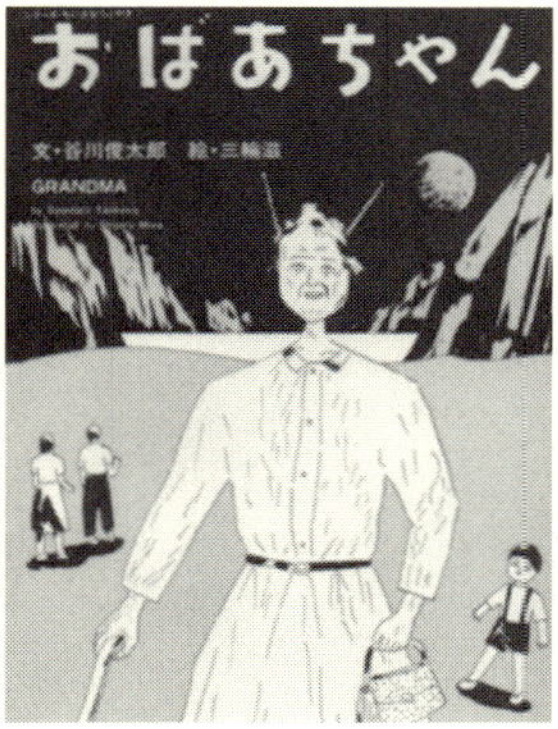

「ときどき　おばあちゃんは　おかあさんのことを〈どろぼう!〉と　いいます」

これだけ「ぼけ」が深まると妄想はなくなるのが普通ですが、おばあちゃんはむかしは美人だったらしく、このような人は、嫁に介護を受けているという現状をなかなか受け入れることができず、それが相手を非難する妄想を生むのでしょう。「もっとやさしくしてよ」という思いも隠されています。

「おかあさんは　ひとりで　ないていることがある」のです。介護に疲れ果て、連れ合いにさえ、そのつらさをわかってもらえないお嫁さんは、泣くしかないのでしょう。それを見て、「ぼくが〈おばあちゃんなんか　しんじゃえばいい〉と　いうと　おかあさんは　じいっとしたをむいて　だまっています」

お母さんもふとそう思うことがあるのかもしれませんね。それを責めることなんて、だれにもできません。しかし、「そうだね」と言うこともできず、じっと下を向くしかないのでしょう。お医者さんは「この病気は、どんな薬も効かない」と言うのですが、それ以上のことは何も言ってくれないようです。医学はこれまで生活に出会ってこなかったのです。

そのようなおばあちゃんを見ていて、孫は「うちゅうじんに　なったんじゃないか」と思うのです。「うちゅうじんといっしょに　くらすのは　むずかしい」とも感じます（表紙の絵をご覧ください）。宇宙人は人間そっくりでも、人間とはどこか違うと感じるからです。そうですね。ときどき「ぼけ」の人は「異界の人」ではないかと思うことがあります。

「でも　うちゅうじんも　いきものです。せんせいは　いきものを　ころすのは　よくない　といった」のです。

ここまでだと、暗い話で終わるところですが、最後のページには「おとうさんや　おかあさんも　としをとると　うちゅうじんに　なります。ぼくも　いまにうちゅうじんに　なります」と書かれています。

「ぼけ」もまた老いの一つの姿と感じているのでしょう。老いと向き合った体験のない人が増えているなかで、このお孫さんに刻み込まれた記憶は、将来、必ずや彼のこころに豊かさと深さをもたらすことでしょう。

11　ジェームス・カーカップ、玉城周・選歌・英訳『斉藤史歌集・記憶の茂み』（三輪書店、二〇〇二年）

最近、「ぼけ」を詠んだ歌がたくさん発表されています。介護のなかから詠まれた歌集も何冊かあり、介護の歌を特集した短歌雑誌もあります。しかし、私にとって斉藤史《ふみ》さんの歌は特別です。過日、亡くなった、現代を代表する歌人の一人塚本邦雄は、この本の帯に《天には夕刻の空が／夕映えから刻々にかはって／朱でも緋でもなく／黄昏にうつろひつつある／斉藤史は／一首という一種の／凶器をもってこの天を／みつめつづけてきた／歌人である／彼女の歌はその「嘆き」のきらびやかさゆゑに／讀者の胸奥に必ずや立つ／否、立ちつくすであらう》と書いていますが、私も同じように感じます。

拙著『痴呆を生きるということ』のなかで「おいとまをいただきますと戸をしめて出てゆくようにゆかぬなり生は」という、少し軽みを感じる歌を冒頭に置き、盲い、「ぼけ」た母を歌った三首「老《おい》不気味　わがははそはは人間《ひと》以下のえたいの知れぬものとなりゆく」「老い果てて盲母《はは》が語るは鬼語ならむ　われの視えざるものに向ひて」「老い呆けし母を叱りて涙落つ　無明無限にわれも棲みゐて」、そして絶唱「死の側《がは》より照明《てら》せばことにかがやきてひたくれなゐの生《せい》ならずやも」の五首を紹介しましたので、他の方のものをと思いましたが、どうしても斉藤史の呪縛から逃れられませんでした。彼女には、ほかにもとてもいい歌があるので紹介させてください。私が『痴呆を生きるということ』を書いている最中に、斉藤史の訃報に接しました（二〇〇二年四月逝去）。

ただ、今回は彼女の歌を右ページに、英訳したものを見開きで左ページにという凝った編集の本を紹介します。短歌を英訳なんて、とお考えかもしれません。私もはじめはそう思いました。ところが、これがなかなかにいいのです。「老母《はは》すでに在らざるごとし　ころ伏して眠れるものは小さきぬけがら」の英訳は「My old mother seems/no longer part of this world-she is laid sleeping/on the bed-just a little/discarded husk of herself」です。英訳自体が詩として優れていると思いますが、原詩の「ころ伏して」は、少しわかりにくい言葉です。「ころ」には自分自身でという意味もあるようですが、前後の文脈からどうも違いそうだ、と思って英訳をみると、「横たえられて」と訳されています。なるほど、と納得がいきます。斉藤史さんが生前、みずからすべての英訳に目を通されたようです。

「我を生みしはこの鳥骸のごときものか　さればよ生《あ》れしことに黙す」と末期に近づいた母を歌います。「ぼけ」が深まると、どんなに食べてもやせていかれる方が多いのです。久しぶりに抱き上げると、腕にまるで重みを感じないほどになっておられ、「この世ならざる者」になられたと感じることがあります。そのような母を見て彼女は「老醜の母を視てゐるかなしみと嫌悪のはざま夜の雨降る」と歌います。

私も、老い果て、深い「ぼけ」に陥った父を数年、自宅で介護した経験がありますが、若いころの父は厳しく、わがままな人で、複雑な家族背景もあって、私の父親への感情にはとても複雑なものがありました。しかし、「ぼけ」が深まり、「鳥骸」のようになった父には、やはり「かなしみと嫌悪のはざま」を感じました。「聲も姿も母ならぬものとなりはてし　老の無明の底邊《そこべ》知らずも」という歌もあります。これが、あのすばらしい、娘のあこがれの的でもあった母なのだろうか、あるいは逆に、私をいじめ抜いた義母なのだろうかと、寝姿を見つめられた方も多かったのではないでしょうか。

ほかにも「まぼろしの誰と語りてゐる母か　ときに聲なく笑ひなどする」「夜も晝も區別のつかぬ母と棲み身のうらおもて失ひにける」「人の名を忘れ川の名を忘れざる　夏野を貫きて遠く光れり」という、体験したものでないと詠めない歌もあります。

斉藤さんはどうだったのかわかりませんが、ひどくつらい体験をそのまま真正面から受けとめることは、だれにもむずかしいでしょう。でも、その体験を歌にすることで、いくらか自分の体験が対象化されて、というのでしょうか、距離ができて受け止めやすくなるのでは、と思います。歌でなくても、同じ悩みをかかえているもの同士が、ほかでは話せないこころの内をそれぞれがうち明け合うと、問題が解決するわけではないのに、こころは癒されますね。家族の会は、ずっとそのような場を提供しつづけてこられたのだと思います。

12 藤川幸之助『マザー』（ポプラ社、二〇〇〇年）

この連載は、昨年四月に、長崎在住の藤川幸之助さんの文章を引用して始めました。しかし、それは詩集のあとがきに書かれていた文章で、詩人の詩を紹介せず、あとがきだけを引用するという失礼をしました。そこで連載の最後になる今回は、藤川さんの第一詩集「マザー」から彼の詩を紹介しましょう。

当時は、「母もすでに七二歳。アルツハイマー病と診断されたのは六〇歳のころ。もう一〇年以上たちます。言葉もなくなり、歩くこともままならなく、車椅子の生活が始まりました。……先日、撮ったレントゲン写真で、縮んだ小さな脳とその縮んだ分を埋める沢山の水、こんな状態で母はよく頑張っているなあと感心しました。そんなに病気が進んでも、そんな事実を突きつけられても、まだこの事実が嘘っぱちのような気がするのです。母と二人っきりになった時フッと『幸ちゃん誰にも言うなよ、ホントはお母さんは呆けたふりしとるとよ…』と私に話しかける気がするのです」と書かれています。

いまでは、発病後一七年経ち、飲み込むこともむずかしくなり、胃ろうから栄養をとっておられるようです。六〇歳という若年発症だと、「ぼけ」の進行はどうしても早くなりがちで、身体を巻き込むことも多く、けいれん発作がみられる方も稀ならず、あります。

いけない、いけない。また、あとがきの文章を引用してしまいました。今度こそ、彼の詩を紹介しましょう。

「母は人の話を聞かなくなった／母は言葉の入ってくる場所を／念入りにふさいで／まず言葉を捨てた／そして／母は女を捨てた／母は母であることを捨てた／母は妻であることを捨てた／母はみえを捨てた／母は父を捨てた／母は過去を捨てた／母は私を捨てた／母はすべてを捨て去った／そして一つの命になった／でも私には／母は母のままだった」（「捨てる」の一部。原詩は／で行カエ、ここで改行した部分は原詩では一行アケ）

「母は可愛そうだという／子どもを育て上げ／今からゆっくりしようというときに／可愛そうだとみんながい

う／
　いや母は今が一番幸せな気もする／本当の母がここにはいる／いつも周りを気に掛けていた母／自分自身をすり減らして／本当の自分を押し殺して／母の体の中で／本当の母は小さく小さくなって／息を潜めていた／心の襞《ひだ》の陰に隠れていた／本当の母がここにはある／自分の思うままに生きる／天衣無縫《てんいむほう》の母がいる／
　父が用意した／病気が進まなくするだろう薬がある／病気がよくなるかもしれないという薬がある／その薬を飲むとき／決まって母は／一瞬／いやな顔を見せる／
　誰のために生きているのか／母さん／おれのためだけに生きているなら／もう大丈夫だ」（「薬」）

　差しはさむべき言葉は何もありません。私は、この詩集を何度読み返したでしょう。そのたびに言葉を失い、涙があふれてきます。詩心からはほど遠い私ですが、詩は言葉を失くした地点から湧き出すのではないか、と感じます。それに、藤川さんの詩を読んでいると、どこか時間がゆっくり、ゆったり流れているような気がします。まさに「ぽ～れぽ～れ」ですね。
　一年間、私の拙い文章におつきあいいただき、ありがとうございました。みなさんに励まされてようやく最終回まで辿り着くことができ、ほっとしています。ほんとうにありがとうございました。また、どこかでお会いしたいですね。

少し長いあとがきと「遺言」、そして感謝

あとがきに書くべきことの大半をまえがきで書いてしまったので、あとがきには、いま、私が考えていることを書いておく。本来なら、もっと勉強して、実践のなかで検証し、思考を重ねて書くべきなのだが、生命の限りが近づいている私には、それだけの時間、エネルギーが残されていない。だから、とても中途半端な記述で、お叱りを受けることを覚悟して書き残す。いままでの私の思考とはかなり違っているので、戸惑われる方もあるだろうが、後に続く若い人たちへの私の「遺言」と考えて、ご寛容いただきたい。

こころの構造

人のこころの構造は、次頁の図1のような階層性をもっている。むろん、この図はきわめて単純化したものである。また、「意識」「感情」「認知」は画然と分かたれているわけではなく、それぞれのあいだに複雑で力動的な関係がある。

意識

まず、意識だが、これは哲学的意味あいで使っているのではなく、眠っているのか、はっきり覚醒しているのか、覚醒度が落ちている（ぼんやりしている）状態なのか、という生理的レベルのことであ

る。いうまでもないことだが、眠っているときや昏睡状態では認知機能は極端に落ちる。意識はもっとも生物学的基盤に近く位置づけられる。

認知症が最重度になると、睡眠・覚醒のリズムも損なわれて、日中もウトウトしているような状態になる。だから、食事介助の際にはまずはっきり目覚めてもらう必要がある。そうしないと誤嚥が起きやすい。食事とデザートとを逆にし、まずアイスクリームや氷片を口に入れ、冷たさで覚醒したことを確認してから食事介助に移る。

感情

ついで感情。私が密かに尊敬する神経心理学者・山鳥重先生は「感情こそが認知過程のいちばんの基本で、そこまで掘り下げて考えないと、本当の意味での人間行動は理解できない」とも「感情は認知過程のいちばんの土台、われわれが物を認知するときの、もっとも基本的な反応である」とも言われている。

認知
感情
意識

図1　人の心の構造

このように考えると、感情は脳のどの部分と関係しているかという問いは意味がなくなるのだろうが、あえていえば扁桃体を中心にした辺縁系である、と考えられている。これは脳のもっとも古い部分である。それに対して大脳皮質は人間でもっとも発達している新しい脳で、そこを中心に認知過程が営まれている。とすれば、これまで私がずっと言いつづけてきた「認知症をかかえる人は、認知機能が衰えても、感情機能は保たれる」という事実は、脳生理学的にみても当然のことになる。対談していただいた滝川先生も、違った視点からだが、同じことを言われていた。

また「自分は自分になる」のであって、はじめから「自分」があるわけではない。赤ちゃんが自分の手を自分の手と認知するには、それなりの時間と体験が必要となる。その体験は赤ちゃんが一人で身につけるものではなく、「人」と「人」そして「認知する対象」という三者関係のなかから生まれる。先験的に「私」があって、別の「私」とのあいだに関係が生まれるのではない。むしろ、まず関係があって、そこから「私」が生まれると考えておくほうがよい。

関係と感情とは表裏一体である。感情は関係である、といってもいい。感情が人と人とのつながりを生み、人と人とのつながりが感情を生む。

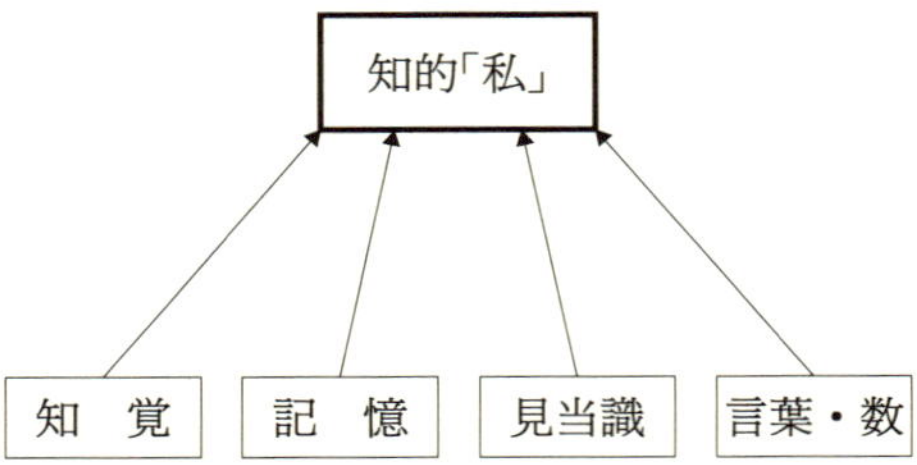

図2　要素的機能・管理的機能

むろん、落雷の音におびえるというような原始的感情反応は、人と人との関係から生まれるのではない。しかし、人間の発達過程において重要なのは、やはり人と人とのつながりのなかから生起する感情だろう。たとえば、赤ちゃんが喃語で「ママママ……」と発声したとき、母親が「誤解」だろうが「あっ、いま、ママって言った」と大喜びするというような反応がなければ、コトバを覚えることもできないに違いない。

認知の構造

これらを基盤にして認知過程が営まれる。その認知にも、おそらく階層があって（図2）、知覚、記憶、見当識、言葉や数を操るというような「道具的認知（知能）」あるいは「要素的認知（知能）」と、それらを統合、管理する機能があるに違いない。生活の場面場面で、要素的認知が個々ばらばらに使用されているわけではない。必要な、いくつかの機能を統合して事態に対応し、暮らしているのだ。それが管理的機能である。

この機能に不具合が生じてはじめて、要素的機能の障害、たとえば記憶障害は認知症独特の記憶障害になり、暮らしのなかでの不自由を生む。その管理的機能を、私はこれまで「知的『私』」「知的主体」などとよび、オーケストラの指揮者にたとえて、オーケストラのパートパートにも問題があるのだが、指揮者が曲想に従って、うまくタクトを振れないことが混乱を生む、というような比喩でも述べてきた。「知能のスーパーバイザー」「本来の知能」「反省的知能」などとさまざまな学者が苦労して名づけている。

不自由の神経心理学的記載

ここまでは、すでに他の本でだが、書いてきた。しかし、私が「認知症の人がかかえる不自由」として記載してきたことの多くが失語、失認、失行として理解できる。そのことはあまりていねいに書いてこなかった。

アルツハイマー型認知症にもある巣症状

脳の局所的損傷と対応、関係している症状を巣《そう》症状とよぶ。失語、失認、失行は代表的な巣症状である。脳血管性認知症には脳の局所的損傷があることが多いから、失語、失認、失行のような症状があることは当然である。ところが、アルツハイマー型認知症には脳の全般的萎縮があるとされてきたから、巣症状があることは見逃されてきた。しかし、全般的萎縮といっても、頭頂葉から側頭葉に萎縮が進むのが通常で、前頭葉にも損傷がある。こう考えると、アルツハイマー型認知症にも巣症状がみられることに何の不思議もない。

彼らのかかえる不自由に神経心理学的ラベルをつけて何の意味があるのかとお叱りを受けるかもしれない。しかし、ケアに役立つことも少なくない。

半側空間無視

半側空間無視という症状がある。認知症をかかえている人にも稀ならずみられる症状である。大半が左側半側空間無視だから、それで説明しよう。左側にあるものは、視力には何の障害もなく、見えているはずなのに見えていないかのように振る舞う。このような病態があることは知っておかねばならない。知らないと見逃すこともあり、「不思議だなあ」で終わってしまってケアの工夫に至らないことにもなりかねない。たとえば、食事するときに左側に置かれたおかずなどは食べていただけない。左側に座って食事介助するとうまくいかない。このような病態があることを知らないと「食欲がないのね」ですまされてしまうこともある。しかし、食事を右側に置き、右側から介助すれば食べてくれる。

着衣失行

着衣失行という症状がある。認知症が進めば、着衣できなくなるのは当然だろうと以前、私は考えていた。しかし、そうではない。かなり認知症が深まっても着衣はなんの苦労もなくできる人もいれば、それほど深い認知症ではないのにうまく着衣できなくなる人もいる。

目の前にある物が衣服であることはわかっている。そうでなければ、上下を間違え、セーターをズボンのように履いてしまうというような行為さえ生じないだろう。自分の身体図式（自分の手、脚、頭などの空間定位についてのイメージ）があり、目の前にある衣服についてのイメージもあって、それらを合致させて着衣する、ということができないのだ。

失行のリハビリテーションは可能なのだろうか。考えてみれば、失語などの言語障害のリハビリテーションをおこなう言語聴覚士は国家資格としてあるが、行為療法士という言葉は寡聞にして知らない。もっとも、作業療法士で熱心に着衣失行などに取り組んでおられる方はある。数は少ないようだが論文もある。しかし、認知症と合併している場合は、ほとんど対象から除かれているようだ。

認知症のケア現場では、さまざまな工夫がなされている。着衣失行が軽い人には、膝の上にシャツの背中側を上にし、首側を前方に置いて広げ、着るように声をかけるとうまくいく場合もある。もう少し重い人でも、シャツの首を通せば、あるいはズボンの片方を介助して履いてもらうと、あとは自分でやってもらえる人も多い。おそらく、このように自分でできることはやってもらうという介助の仕方がリハビリテーションにもなっているに違いない。なかには介助量が減っていく人もいる。

自然な発語と意図的発語

質問に答えるというような場面ではほとんど答えられない人がいる。ところが、意図するとほとんど話せない人が、自発的にふっと出てくる言葉がある。「それ取って」などと言い、私たちを驚かせる。頭をぶつけると「あっ、痛っ」と叫ぶ。「馴染みの仲間」では、内容はともかく、かなり話せているのに、診察室での質問にはまったくといってよいほど答えていただけない。とすれば、うまく状況をしつらえ、情動を高めると、自発的に話していただけるだろう。この現象も神経心理学は記載している。

言葉がなくなってから言葉のリハビリテーションを考えるのでは遅い。そこに至るまでに、言葉を引き出すようなケアが必要である。いうまでもないことだが、失語とは言葉がなくなることをいうのではない。

注意

ある事物に注意を向けるということは、当面不必要な刺激を捨てるということでもある。これが彼らにはむずかしい。それができないと認知することもむずかしかろう。認知とは、他の物あるいは「こと」を複雑な情報から切り離して、ある情報だけを残すということが前提になるからである。それができないと、さまざまな刺激が飛び込んできて、情報が氾濫し、混乱する。だから、音楽療法中に「うるさーい！」と怒鳴る人も出てくる。私は「感覚のスクリーニング障害」とよんできた。彼らには、静かな、一人でそっと過ごせる場所と時間が必要になるのだ。

不思議なことに、統合失調症のさまざまな症状を「刺激のスクリーニングに障害がある」という唯一の仮説から、その成り立ちを説明する学者がいる。さらに自閉症者の施設「れんげの里」の主宰者、柳誠四郎さんは私の旧《ふる》くからの畏友だが、彼は「感覚のスクリーニング障害」にとどまらず、私が述べる認知症をかかえる人の不自由は自閉症者のそれととても似ているという。

統合失調症、自閉症、認知症というまったく異なる病態の基底に共通した障害があるのだろうか。そうだとすると、その共通の障害から、どうしてまったく異なる病態が生成されるのだろうか。今後の課題になるかもしれない。

空間的定位

自分が現在いる空間と自分の関係がつかめなくなる人もいる。診察室に入ってきて、出て行こうとすると、狭い診察室なのに出口が見つからない。ピック病にはこのような人が少なくない。廊下や部屋に色を変えて太い線を引き、その線を伝って行けば目的の場所に辿り着けるようにして、それを繰り返し教え、自室やトイレなどを発見しやすくするような工夫が必要だろう。

同時失認

二つ以上の物が描かれている絵は、一つひとつは「見える」のに、同時に見ることができない人がいる。だから、その絵全体にある物語も読めない。絵だけではない。「＊＊さーん、ご飯ですよ、ベッドから降りて、転ばないように気をつけて、食堂に行ってください。今日はあなたの好きなちらし寿司ですからね」という言葉かけには、五つ六つの情報が含まれている。それが同時に与えられたのだから、それを理解するのにはかなりの時間が必要になる。ようやくわかって、微笑むと、もうスタッフの視線は別の方に向いていたり、部屋にいなかったりする。ふっと笑みが消える。そのことを知ってかかわらないと、こころに深い傷を与えてしまう。

同時失認である。もっとも神経心理学者はこの概念を嫌う。それは個々の認知はできても全体の認知ができないというが、個々の認知自体にも問題があることが多いからである。しかし、私たちはなにも純粋な失認の典型例を求めているのではない。ケアに際して気をつけておくべきことがわかるだけでいい。

知的「私」の崩れ

いずれにしても、このように認知症のかかえる不自由を、失語、失認、失行としてできる限りていねいに記載する。ここまで書いてきたことは、そのほんの一端である。しかし、認知症の不自由はそのような要素的機能の障害にはとどまらない。先に「知的『私』」の崩れと述べた管理的機能の障害が残る。これが認知症を認知症たらしめている根幹だろう。これが明確になって初めて「知的『私』」と漠然としか呼べなかった機能とは何か、その障害をどう補えばよいのかが見えてくるに違いない。

ケアからみた管理的機能

要素的機能と管理的機能の関係を神経心理学的に考察する能力は私にはないので、ケアの場面で考えてみる。

肉じゃがをつくるとする。ジャガイモと包丁を差し出し「皮をむいて」と言うだけではできない人がいる。包丁が「切る道具」、ジャガイモは皮をむいて下ごしらえするのが普通であるということはわかっているのだが、できないのだ。このような人には見本にむいてみせることで、それでも駄目なら、はじめは手を添えてむき出すことで、あとはやっていただけることが多い。ここまでは要素的機能の損傷に対する援助である。

しかし、彼らはこのような一つひとつの行為は、それが「昔取った杵柄《きねづか》」であれば、できる人が多い。ところが一つひとつの行為はできるのに、それらを目標（この場合は肉じゃが）に向けて、柔らかくなったか、味付けはうまくいっているかどうかなどにフィードバックをかけながら、うまくつなげて達成するのは、かなり困難なのである。

そのために、一つひとつの行為をつなぐ援助が必要になる。このようなことが日常生活でたくさんある。これが管理的機能であろう。管理的機能の援助に対して、かつて私は「補助自我」という言葉で述べたことがある。認知症の場合は、ケア側が「補助自我」になる必要が出てくるのだ。

そのみごとな例は、やはりクリスティーン・ブライデンさんと、ケアパートナーとみずからを位置づける夫のポールさんとの関係だろう。クリスティーンさんは一つひとつの仕事（講演や取材への応答など）はみごとにこなすのだが、一日のスケジュールを組み、それを順におこなうようにリードするのはポールさんの役割である。

彼らに限らず、「補助自我」となる人と認知症をかかえる人とのあいだには「この人に任せておけば、私がやりたいことがやり遂げられる」という信頼関係が必要だろう。それが肉じゃがづくりであろうとも、である。

今後

ひどく大雑把だが、こんなことを考えている。この後を継いで考え、実践のなかで検証し、思考を深めていただける人が出てきてくれることを願っている。最近、神経心理学会でも認知症に関する演題が増えていると聞く。

ただ、ここまで書いてきたことは、神経心理学者にとってはひどく幼稚なレベルであるに違いない。また、神経心理学はむしろここから出発して、それが脳のどの部位の、どのような機能によるものかを考察するのが本分であろう。たとえば、着衣失行は右（劣位）大脳半球の頭頂葉から後頭葉にかけての損傷で生じるといわれている。だが、私には、ほとんどそのような素養はない。神経心理学が行き着いた結果をケアに利用できればいい、と考えている。

今後、認知症のケアにあたる人は神経心理学だけではなく、さまざまな分野の成果を取り入れてケアに役立てることを考えていただきたい。

転向？

これまで私の本をお読みいただいた方は、このあとがきを読まれて戸惑われたのではないだろうか。かなり違和感をもたれて「小澤はどうなってしまったのだ」とお叱りを受けるかもしれない。しかし、私は考察の軸足を神経心理学に置こうと考えているわけではなく、そのように「転向」したのでもない。

これまで、何度か書いてきたように、彼らは自分がかかえている不自由に対処しようとして成功せず、さまざまな道筋を通って症状や「異常行動」に行き着く。その成り立ちを、その人のかかえる不自由、人柄、生きてきた軌跡、いま暮らしておられる状況や人間関係などから「物語」として読み解き、症状としてではなく、彼らの表現や訴えととらえてケアにあたる、という考えはまったく捨ててはいない。ここまで書いてきたことは、いわば「物語」の素材を精緻にする作業の一つである。そのことを書き加えておく。

感謝

最後に、対談に応じてくださった方々、文章をいただいた方々に深く感謝します（私への評価が高すぎるのは、ちょっと気になりますが）。なごやかで、笑いの絶えない対談でした。私には新たに見えてきたこと、「あぁ、自分はこのように考えていたんだ」と気づいたことがたくさんありました。対談、インタビューしていただいた方々の、今後の新たな展開に少しでも役立ったとすれば、望外の幸せです。

対談の場所を提供していただいた「高齢者総合施設ももやま」にも感謝します。病いをかかえた私を支えつづけてくれた先輩、同僚、友人、私の家族にもこころから感謝しています。なにより認知症をかかえて懸命に生きておられる方、彼らとともに生きてこられたご家族や現場のスタッフには言葉にならないほど感謝しています。万感の思いをこめて「ありがとう」と申し上げるしかありません。

編集にあたり、対談してくださるすばらしい人を選び、ときには鋭い意見を頂戴した白石正明さん、あなたがいなければ、この本はできあがりませんでした。ありがとう。

二〇〇六年三月

小澤　勲

著者紹介

小澤　勲（おざわ・いさお）
1938年神奈川県生まれ。京都大学医学部卒業。精神科医。京都府立洛南病院勤務。同病院副院長、介護老人保健施設「桃源の郷」施設長を経て、種智院大学教授・客員教授を務めた後、退職。2008年11月逝去。享年70。
主な著書▶『痴呆老人からみた世界：老年期痴呆の精神病理』岩崎学術出版社、『痴呆を生きるということ』『認知症とは何か』ともに岩波新書、『物語としての痴呆ケア』（土本亜理子との共著）三輪書店、「認知症と診断されたあなたへ」（黒川由紀子との共編著）医学書院、などがある。また2007年には『自閉症とは何か』が洋泉社より復刊された。

JASRAC 出 0603034-601
写真提供毎日新聞社（p.096）

シリーズ ケアをひらく

ケアってなんだろう

発行――――2006年 5月 1日 第1版第1刷©
2019年11月 1日 第1版第7刷

編著者―――小澤 勲

発行者―――株式会社 医学書院
代表取締役 金原 俊
〒113-8719 東京都文京区本郷1-28-23
電話03-3817-5600(社内案内)

装幀――――松田行正＋中村晋平＋日向麻梨子
印刷・製本―㈱アイワード

ISBN 978-4-260-00266-0

シリーズ ケアをひらく ❶

下記価格は本体価格です。

本シリーズでは、「科学性」「専門性」「主体性」
といったことばだけでは語りきれない地点から
《ケア》の世界を探ります。

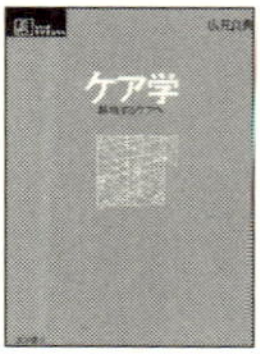

ケア学：越境するケアへ●広井良典●2300円●ケアの多様性を一望する———どの学問分野の窓から見ても、〈ケア〉の姿はいつもそのフレームをはみ出している。医学・看護学・社会福祉学・哲学・宗教学・経済・制度等々のタテワリ性をとことん排して〝越境〟しよう。その跳躍力なしにケアの豊かさはとらえられない。刺激に満ちた論考は、時代を境界線引きからクロスオーバーへと導く。

気持ちのいい看護●宮子あずさ●2100円●患者さんが気持ちいいと、看護師も気持ちいい、か?———「これまであえて避けてきた部分に踏み込んで、看護について言語化したい」という著者の意欲作。〈看護を語る〉ブームへの違和感を語り、看護師はなぜ尊大に見えるのかを考察し、専門性志向の底の浅さに思いをめぐらす。夜勤明けの頭で考えた「アケのケア論」!

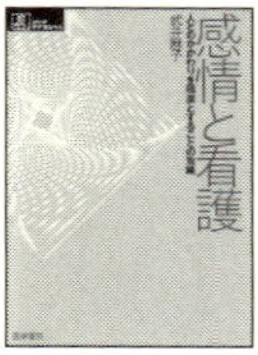

感情と看護：人とのかかわりを職業とすることの意味●武井麻子●2400円●看護師はなぜ疲れるのか———「巻き込まれずに共感せよ」「怒ってはいけない!」「うんざりするな!!」。看護はなにより感情労働だ。どう感じるべきかが強制され、やがて自分の気持ちさえ見えなくなってくる。隠され、貶められ、ないものとされてきた〈感情〉をキーワードに、「看護とは何か」を縦横に論じた記念碑的論考。

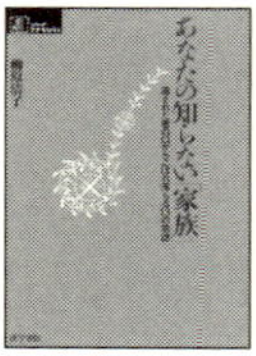

あなたの知らない「家族」：遺された者の口からこぼれ落ちる13の物語●柳原清子●2000円●それはケアだろうか———幼子を亡くした親、夫を亡くした妻、母親を亡くした少女たちは、佇む看護師の前で、やがて「その人」のことを語りはじめる。ためらいがちな口と、傾けられた耳によって紡ぎだされた物語は、語る人を語り、聴く人を語り、誰も知らない家族を語る。

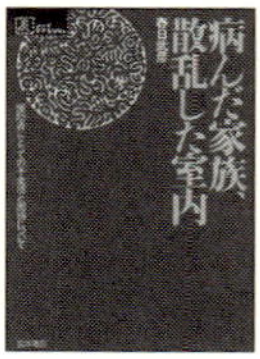

病んだ家族、散乱した室内：援助者にとっての不全感と困惑について●春日武彦●2200円●善意だけでは通用しない———一筋縄ではいかない家族の前で、われわれ援助者は何を頼りに仕事をすればいいのか。罪悪感や無力感にとらわれないためには、どんな「覚悟とテクニック」が必要なのか。空疎な建前論や偽善めいた原則論の一切を排し、「ああ、そうだったのか」と腑に落ちる発想に満ちた話題の書。

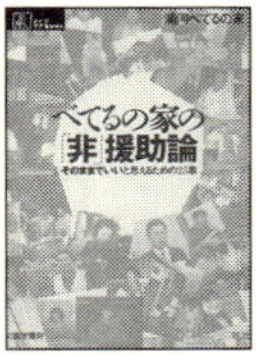

べてるの家の「非」援助論：そのままでいいと思えるための25章●浦河べてるの家●2000円●それで順調！――「幻覚＆妄想大会」「偏見・差別歓迎集会」という珍妙なイベント。「諦めが肝心」「安心してサボれる会社づくり」という脱力系キャッチフレーズ群。それでいて年商1億円、年間見学者2000人。医療福祉領域を超えて圧倒的な注目を浴びる〈べてるの家〉の、右肩下がりの援助論！

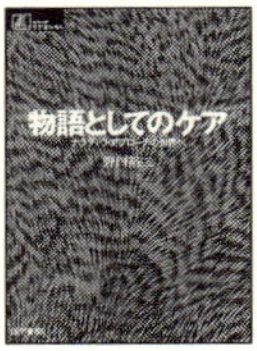

物語としてのケア：ナラティヴ・アプローチの世界へ●野口裕二●2200円●「ナラティヴ」の時代へ――「語り」「物語」を意味するナラティヴ。人文科学領域で衝撃を与えつづけているこの言葉は、ついに臨床の風景さえ一変させた。「精神論vs.技術論」「主観主義vs.客観主義」「ケアvs.キュア」という二項対立の呪縛を超えて、臨床の物語論的転回はどこまで行くのか。

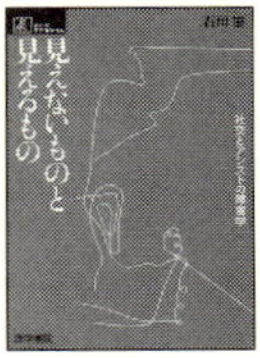

見えないものと見えるもの：社交とアシストの障害学●石川准●2000円●だから障害学はおもしろい――自由と配慮がなければ生きられない。社交とアシストがなければつながらない。社会学者にしてプログラマ、全知にして全盲、強気にして気弱、感情的な合理主義者……〝いつも二つある〟著者が冷静と情熱のあいだで書き下ろした、つながるための障害学。

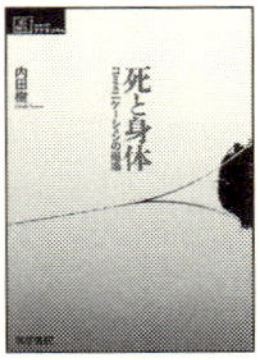

死と身体：コミュニケーションの磁場●内田 樹●2000円●人間は、死んだ者とも語り合うことができる――〈ことば〉の通じない世界にある「死」と「身体」こそが、人をコミュニケーションへと駆り立てる。なんという腑に落ちる逆説！「誰もが感じていて、誰も言わなかったことを、誰にでもわかるように語る」著者の、教科書には絶対に出ていないコミュニケーション論。読んだ後、猫にもあいさつしたくなります。

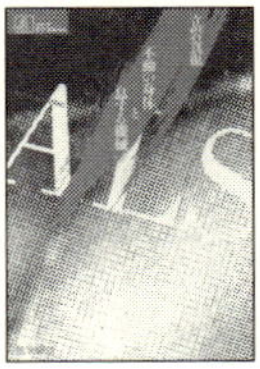

ALS 不動の身体と息する機械●立岩真也●2800円●それでも生きたほうがよい、となぜ言えるのか――ALS当事者の語りを渉猟し、「生きろと言えない生命倫理」の浅薄さを徹底的に暴き出す。人工呼吸器と人がいれば生きることができると言う本。「質のわるい生」に代わるべきは「質のよい生」であって「美しい死」ではない、という当たり前のことに気づく本。

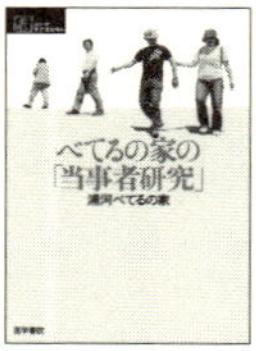

べてるの家の「当事者研究」●浦河べてるの家●2000円●研究？ ワクワクするなあ———べてるの家で「研究」がはじまった。心の中を見つめたり、反省したり……なんてやつじゃない。どうにもならない自分を、他人事のように考えてみる。仲間と一緒に笑いながら眺めてみる。やればやるほど元気になってくる、不思議な研究。合い言葉は「自分自身で、共に」。そして「無反省でいこう！」

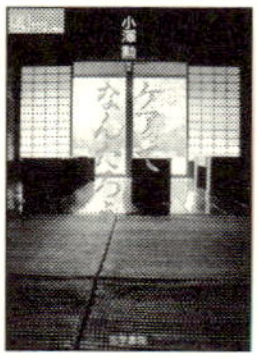

ケアってなんだろう●小澤勲編著●2000円●「技術としてのやさしさ」を探る七人との対話———「ケアの境界」にいる専門家、作家、若手研究者らが、精神科医・小澤勲氏に「ケアってなんだ？」と迫り聴く。「ほんのいっときでも憩える椅子を差し出す」のがケアだと言い切れる人の《強さとやさしさ》はどこから来るのか———。感情労働が知的労働に変換されるスリリングな一瞬！

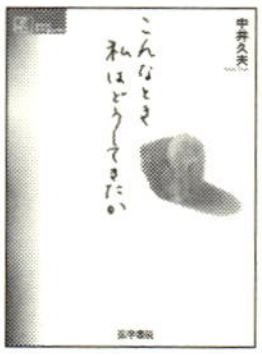

こんなとき私はどうしてきたか●中井久夫●2000円●「希望を失わない」とはどういうことか———はじめて患者さんと出会ったとき、暴力をふるわれそうになったとき、退院が近づいてきたとき、私はどんな言葉をかけ、どう振る舞ってきたか。当代きっての臨床家であり達意の文章家として知られる著者渾身の一冊。ここまで具体的で美しいアドバイスが、かつてあっただろうか。

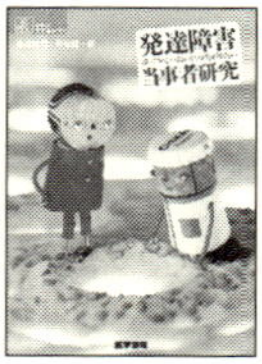

発達障害当事者研究：ゆっくりていねいにつながりたい●綾屋紗月＋熊谷晋一郎●2000円●あふれる刺激、ほどける私———なぜ空腹がわからないのか、なぜ看板が話しかけてくるのか。外部からは「感覚過敏」「こだわりが強い」としか見えない発達障害の世界を、アスペルガー症候群当事者が、脳性まひの共著者と探る。「過剰」の苦しみは身体に来ることを発見した画期的研究！

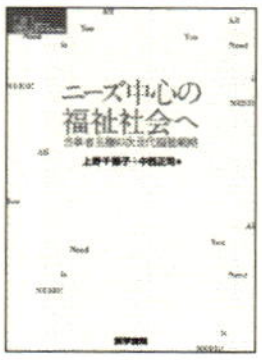

ニーズ中心の福祉社会へ：当事者主権の次世代福祉戦略●上野千鶴子＋中西正司編●2100円●社会改革のためのデザイン！ ビジョン!! アクション!!!———「こうあってほしい」という構想力をもったとき、人はニーズを知り、当事者になる。「当事者ニーズ」をキーワードに、研究者とアクティビストたちが「ニーズ中心の福祉社会」への具体的シナリオを提示する。

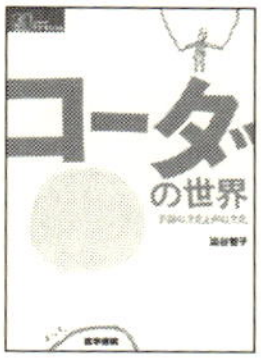

コーダの世界：手話の文化と声の文化●澁谷智子●2000円●生まれながらのバイリンガル？———コーダとは聞こえない親をもつ聞こえる子どもたち。「ろう文化」と「聴文化」のハイブリッドである彼らの日常は驚きに満ちている。親が振り向いてから泣く赤ちゃん？ じっと見つめすぎて誤解される若い女性？ 手話が「言語」であり「文化」であると心から納得できる刮目のコミュニケーション論。

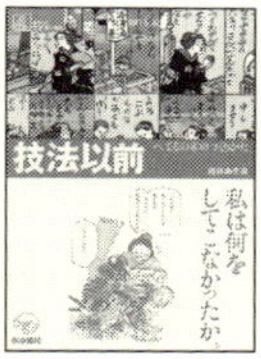

技法以前：べてるの家のつくりかた●向谷地生良●2000円●私は何をしてこなかったか———「幻覚&妄想大会」をはじめとする掟破りのイベントはどんな思考回路から生まれたのか？ べてるの家のような〝場〟をつくるには、専門家はどう振る舞えばよいのか？ 「当事者の時代」に専門家にできることを明らかにした、かつてない実践的「非」援助論。べてるの家スタッフ用「虎の巻」、大公開！

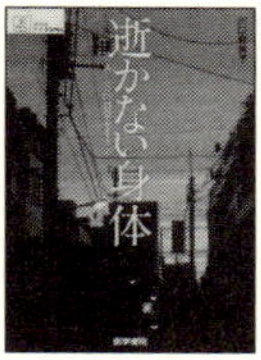

逝かない身体：ALS的日常を生きる●川口有美子●2000円●即物的に、植物的に——言葉と動きを封じられたALS患者の意思は、身体から探るしかない。ロックトイン・シンドロームを経て亡くなった著者の母を支えたのは、「同情より人工呼吸器」「傾聴より身体の微調整」という究極の身体ケアだった。重力に抗して生き続けた母の「植物的な生」を身体ごと肯定した圧倒的記録。

第41回大宅壮一ノンフィクション賞受賞作

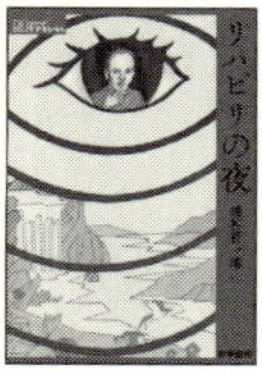

リハビリの夜●熊谷晋一郎●2000円●痛いのは困る——現役の小児科医にして脳性まひ当事者である著者は、《他者》や《モノ》との身体接触をたよりに、「官能的」にみずからの運動をつくりあげてきた。少年期のリハビリキャンプにおける過酷で耽美な体験、初めて電動車いすに乗ったときの時間と空間が立ち上がるめくるめく感覚などを、全身全霊で語り尽くした驚愕の書。

第9回新潮ドキュメント賞受賞作

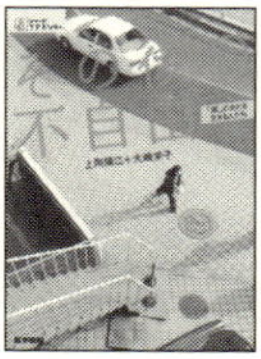

その後の不自由●上岡陽江＋大嶋栄子●2000円●〝ちょっと寂しい〟がちょうどいい——トラウマティックな事件があった後も、専門家がやって来て去っていった後も、当事者たちの生は続く。しかし彼らはなぜ「日常」そのものにつまずいてしまうのか。なぜ援助者を振り回してしまうのか。そんな「不思議な人たち」の生態を、薬物依存の当事者が身を削って書き記した当事者研究の最前線！

第２回日本医学ジャーナリスト協会賞受賞作

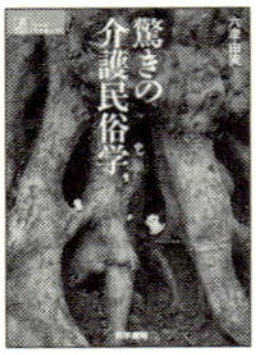

驚きの介護民俗学●六車由実●2000円●語りの森へ——気鋭の民俗学者は、あるとき大学をやめ、老人ホームで働きはじめる。そこで流しのバイオリン弾き、蚕の鑑別嬢、郵便局の電話交換手ら、「忘れられた日本人」たちの語りに身を委ねていると、やがて新しい世界が開けてきた……。「事実を聞く」という行為がなぜ人を力づけるのか。聞き書きの圧倒的な可能性を活写し、高齢者ケアを革新する。

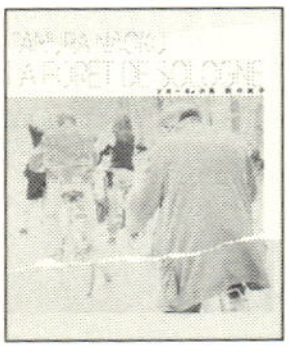

ソローニュの森●田村尚子●2600円●ケアの感触、曖昧な日常——思想家ガタリが終生関ったことで知られるラ・ボルド精神病院。一人の日本人女性の震える眼が掬い取ったのは、「フランスのべてるの家」ともいうべき、患者とスタッフの間を流れる緩やかな時間だった。ルポやドキュメンタリーとは一線を画した、ページをめくるたびに深呼吸ができる写真とエッセイ。B5変型版。

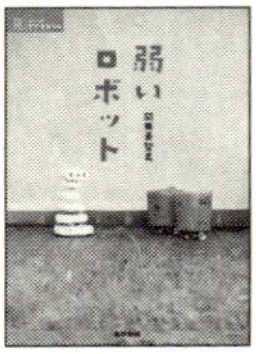

弱いロボット●岡田美智男●2000円●とりあえずの一歩を支えるために——挨拶をしたり、おしゃべりをしたり、散歩をしたり。そんな「なにげない行為」ができるロボットは作れるか？　この難題に著者は、ちょっと無責任で他力本願なロボットを提案する。日常生活動作を規定している「賭けと受け」の関係を明るみに出し、ケアをすることの意味を深いところで肯定してくれる異色作！

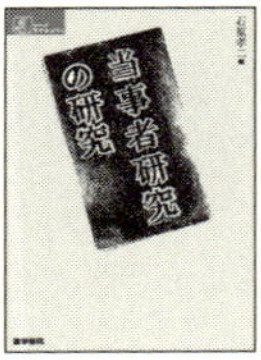

当事者研究の研究●石原孝二編●2000円●で、当事者研究って何だ?——専門職・研究者の間でも一般名称として使われるようになってきた当事者研究。それは、客観性を装った「科学研究」とも違うし、切々たる「自分語り」とも違うし、勇ましい「運動」とも違う。本書は哲学や教育学、あるいは科学論と交差させながら、“自分の問題を他人事のように扱う”当事者研究の圧倒的な感染力の秘密を探る。

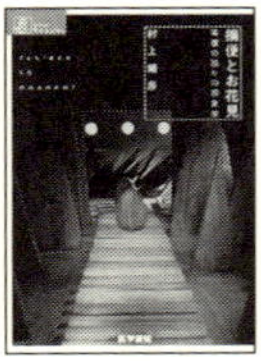

摘便とお花見：看護の語りの現象学●村上靖彦●2000円●とるにたらない日常を、看護師はなぜ目に焼き付けようとするのか——看護という「人間の可能性の限界」を拡張する営みに吸い寄せられた気鋭の現象学者は、共感あふれるインタビューと冷徹な分析によって、その不思議な時間構造をあぶり出した。巻末には圧倒的なインタビュー論を付す。看護行為の言語化に資する驚愕の一冊。

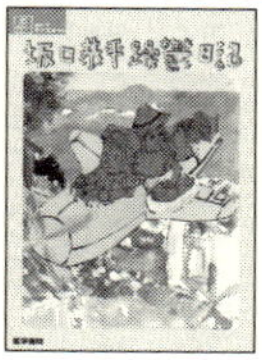

坂口恭平躁鬱日記●坂口恭平●1800円●僕は治ることを諦めて、「坂口恭平」を操縦することにした。家族とともに。――マスコミを席巻するきらびやかな才能の奔出は、「躁」のなせる業でもある。「鬱」期には強固な自殺願望に苛まれ外出もおぼつかない。この病に悩まされてきた著者は、あるとき「治療から操縦へ」という方針に転換した。その成果やいかに！　涙と笑いと感動の当事者研究。

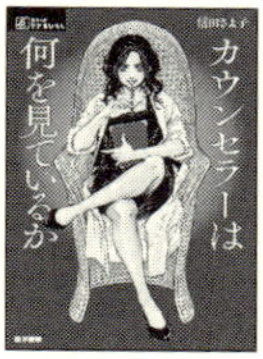

カウンセラーは何を見ているか●信田さよ子●2000円●傾聴？ ふっ。――「聞く力」はもちろん大切。しかしプロなら、あたかも素人のように好奇心を全開にして、相手を見る。そうでなければ〈強制〉と〈自己選択〉を両立させることはできない。若き日の精神科病院体験を経て、開業カウンセラーの第一人者になった著者が、「見て、聞いて、引き受けて、踏み込む」ノウハウを一挙公開！

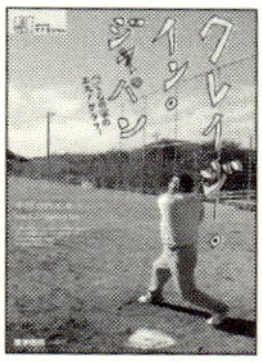

クレイジー・イン・ジャパン：べてるの家のエスノグラフィ●中村かれん●2200円●日本の端の、世界の真ん中。――インドネシアで生まれ、オーストラリアで育ち、イェール大学で教える医療人類学者が、べてるの家に辿り着いた。7か月以上にも及ぶ住み込み。10年近くにわたって断続的に行われたフィールドワーク。べてるの「感動」と「変貌」を、かつてない文脈で発見した傑作エスノグラフィ。付録DVD「Bethel」は必見の名作！

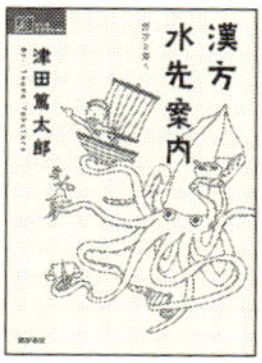

漢方水先案内：医学の東へ●津田篤太郎●2000円●漢方ならなんとかなるんじゃないか？―― 原因がはっきりせず成果もあがらない「ベタなぎ漂流」に追い込まれたらどうするか。病気に対抗する生体のパターンは決まっているならば、「生体をアシスト」という方法があるじゃないか！　万策尽きた最先端の臨床医がたどり着いたのは、キュアとケアの合流地点だった。それが漢方。

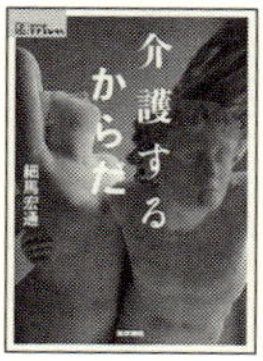

介護するからだ●細馬宏通●2000円●あの人はなぜ「できる」のか？―― 目利きで知られる人間行動学者が、ベテランワーカーの神対応をビデオで分析してみると……、そこには言語以前に〝かしこい身体〟があった！　ケアの現場が、ありえないほど複雑な相互作用の場であることが分かる「驚き」と「発見」の書。マニュアルがなぜ現場で役に立たないのか、そしてどうすればうまく行くのかがよーく分かります。

第 16 回小林秀雄賞受賞作
紀伊國屋じんぶん大賞 2018 受賞作

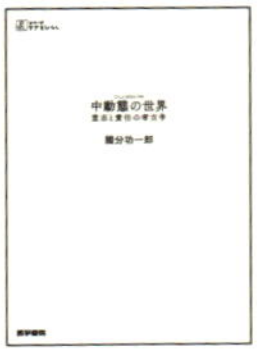

中動態の世界：意志と責任の考古学●國分功一郎●2000円●「する」と「される」の外側へ――強制はないが自発的でもなく、自発的ではないが同意している。こうした事態はなぜ言葉にしにくいのか？ なぜそれが「曖昧」にしか感じられないのか？ 語る言葉がないからか？ それ以前に、私たちの思考を条件付けている「文法」の問題なのか？ ケア論にかつてないパースペクティヴを切り開く画期的論考！

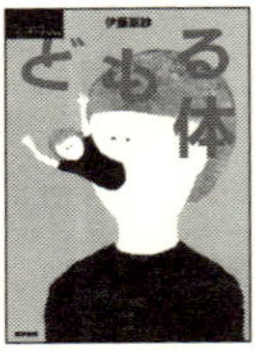

どもる体●伊藤亜紗●2000円●しゃべれるほうが、変。――話そうとすると最初の言葉を繰り返してしまう(＝連発という名のバグ)。それを避けようとすると言葉自体が出なくなる(＝難発という名のフリーズ)。吃音とは、言葉が肉体に拒否されている状態だ。しかし、なぜ歌っているときにはどもらないのか？ 徹底した観察とインタビューで吃音という「謎」に迫った、誰も見たことのない身体論！

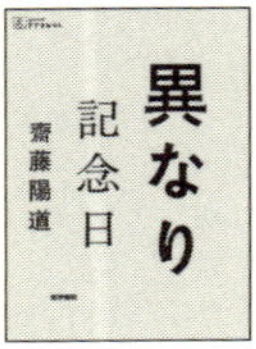

異なり記念日●齋藤陽道●2000円●手と目で「看る」とはどういうことか――「聞こえる家族」に生まれたろう者の僕と、「ろう家族」に生まれたろう者の妻。ふたりの間に、聞こえる子どもがやってきた。身体と文化を異にする3人は、言葉の前にまなざしを交わし、慰めの前に手触りを送る。見る、聞く、話す、触れることの〈歓び〉とともに。ケアが発生する現場からの感動的な実況報告。

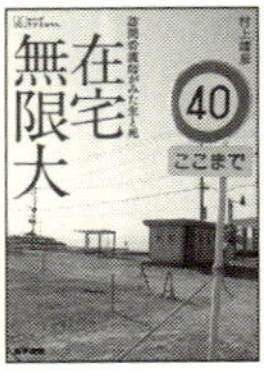

在宅無限大：訪問看護師がみた生と死●村上靖彦●2000円●「普通に死ぬ」を再発明する――病院によって大きく変えられた「死」は、いま再びその姿を変えている。先端医療が組み込まれた「家」という未曾有の環境のなかで、訪問看護師たちが地道に「再発明」したものなのだ。著者は並外れた知的肺活量で、訪問看護師の語りを生け捕りにし、看護が本来持っているポテンシャルを言語化する。

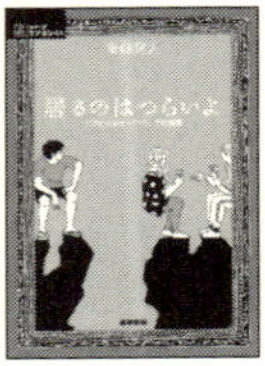

居るのはつらいよ：ケアとセラピーについての覚書●東畑開人●「ただ居るだけ」vs.「それでいいのか」――京大出の心理学ハカセは悪戦苦闘の職探しの末、沖縄の精神科デイケア施設に職を得た。しかし勇躍飛び込んだそこは、あらゆる価値が反転する「ふしぎの国」だった。ケアとセラピーの価値について究極まで考え抜かれた、涙あり笑いあり出血(！)ありの大感動スペクタル学術書！